GRUNDRISS DER MEDIZIN DER ALTEN ÄGYPTER IV 1

HILDEGARD VON DEINES   HERMANN GRAPOW
WOLFHART WESTENDORF

ÜBERSETZUNG DER MEDIZINISCHEN TEXTE

AKADEMIE-VERLAG · BERLIN
1958

Erschienen im Akademie-Verlag GmbH, Berlin W 8, Mohrenstraße 39
Lizenz-Nr. 202 · 100/495/58
Satz und Druck: IV/2/14 · VEB Werkdruck Gräfenhainichen · 892
Bestell- und Verlagsnummer: 3014/IV 1
Printed in Germany

Vorwort

Dieser Band IV des Grundrisses der Medizin der Alten Ägypter bildet dessen Kernstück: er enthält die Übersetzungen der Texte als Band IV 1 und als Band IV 2 die Noten zu den Übersetzungen nebst einer Konkordanz der Paralleltexte sowie einem Verzeichnis der Nachweise, an welchen Stellen unserer Anordnung die Texte aufgenommen und zu finden sind, und endlich eine Liste der in den Noten abgekürzt erwähnten Literatur. Diese Teilung des Bandes IV haben wir aus praktischen Gründen vorgenommen: der Benutzer hat Übersetzung und Kommentar nebeneinander in zwei Büchern. Eine Ergänzung zu den Übersetzungen enthält Band V mit den hieroglyphischen Texten, in der Anordnung der Übersetzung.

Über die Neuordnung der Texte haben wir schon in Band II Seite 142 bis 144 kurz und in der Abhandlung: von Deines-Westendorf, Zur ägyptischen Wortforschung V auf Seite 3–5, ausführlicher berichtet. Die im vorliegenden Bande in endgültiger neuer Folge übersetzten Texte haben wir noch durch den Veterinär-Papyrus als „Anhang: Tierheilkunde" ergänzt. Die Aufnahme ist berechtigt, schon deshalb, weil die Sprache und der Stil der Diagnosen für kranke Tiere im Grundsätzlichen mit den Diagnosen für den kranken Menschen übereinstimmen. Im übrigen hat sich bei der Verteilung der Texte auf unsere Gruppen I–XIV (XV) gezeigt, daß sich fast alle Texte so oder so ohne Zwang unterbringen ließen.

Jeder Text erscheint nur einmal in Übersetzung. Wo es uns wünschenswert oder notwendig erschien, einen Text in zwei oder mehreren Gruppen zu erwähnen, ist durch Verweise die Stelle erkennbar gemacht, an der die vollständige Übersetzung zu finden ist. Von einem Register haben wir abgesehen. Es hätte nur Sinn, wenn es sehr ausführlich gehalten wäre, und in solcher Form hätte es die vorbereiteten Wörterbücher und deren Register vorweggenommen. Das Inhaltsverzeichnis ist so eingehend, daß wir hoffen, dürfen, es werde sich alles Wesentliche leicht auffinden lassen.

Beide Teile dieses Bandes sind in jedem Wort unser gemeinsames Werk, für das wir uns gemeinsam verantwortlich fühlen. Wir haben uns nach besten Kräften bemüht, der vielfach außerordentlichen Schwierigkeiten, welche die medizinischen Texte bieten, Herr zu werden. Wir haben unsere Übersetzungen immer wieder überprüft und berichtigt und uns so sehr um sie bemüht und mit ihnen gequält, daß wir sie mit gutem Gewissen in der vorliegenden Fassung veröffentlichen können.

Die Übersetzungen beruhen auf dem überlieferten Text, den wir bis auf sehr wenige Fälle offenbarer Verderbnis mit Respekt vor dem, was die alten Schreiber uns darbieten, behandelt haben. Aber wir sind uns bewußt, daß wahrscheinlich öfter, als wir angenommen haben, Auslassungen, Versehen allerlei Art vorliegen oder doch vorliegen könnten. Den Papyrus Ebers konnten wir am Original kollationieren, soweit er noch vorhanden ist (etwa ein Fünftel der Handschrift ist infolge der Verlagerung vernichtet worden); das Ergebnis der Kollation werden wir auch anderen Ortes mitteilen. Die übrigen Texte mußten wir nach den Veröffentlichungen bzw. den Lichtdrucken der Ausgaben benutzen. Alle Abweichungen von den früheren Lesungen usw. haben wir in den Noten vermerkt. Wir haben für die Bezeichnungen der Papyri und Ostraka Abkürzungen verwendet, die unten Seite XV zusammengestellt und erklärt sind.

Den Einzeltexten haben wir ihre Bezifferung gelassen, wie sie von den Herausgebern oder Bearbeitern vorgenommen worden ist: für Eb, Bln, H, L von Wreszinski (dessen Gliederung mit a b c gleichfalls beibehalten ist, auch da, wo sie nicht zu unserer Einteilung des betreffenden Textes stimmt, wie auch seiner Bezifferung der Texte Versehen unterlaufen sind); für Kah von Griffith; für Sm von Breasted; für Bt von Jonckheere; für Ram V von Barns; für Mutt. u. Kind. von Erman; für Carlsberg von Iversen; für Pap. Leiden von Massart. Zugleich ist bei jedem Text Seite und Zeile des Papyrus angegeben, allerdings nur summarisch in der Überschrift; die Zeilenziffern innerhalb des Textes ließen sich in den Übersetzungen nicht geben und auch nicht eine Kenntlichmachung der Rubra. Beides ist aus dem hieroglyphischen Text in Band V ersichtlich. – Die Paralleltexte (zweimalige oder auch dreimalige Aufnahme derselben Diagnose oder desselben Rezeptes in verschiedenen Papyri oder auch in der gleichen Handschrift) haben wir in der Übersetzung teils in einen Text zusammengefaßt, teils nacheinander gegeben (mit Einrückung der parallelen Texte). Bei den Übersetzungen zweier zu einer Einheit verschmolzener Parallelen sind alle wesentlichen Abweichungen voneinander in den Noten vermerkt. Band V gibt alle Paralleltexte jedesmal im vollen Wortlaut zeilenweise untereinander.

Die verschiedenen Grade der Parallelität (Gleichheit, Ähnlichkeit, entfernte Verwandtschaft) sind in der Konkordanz der Paralleltexte in Band IV 2 deutlich gemacht.

Von der Übersetzung selbst ist zunächst dies zu sagen: wir haben nach Möglichkeit genau übersetzt, aber wir haben nicht im landläufigen Sinne „schön“ übersetzt. Wir haben das nicht getan, weil wir es nicht konnten, sondern weil wir es nicht wollten. Unser Wunsch war, dem Benutzer der Übersetzung, und gerade auch dem nichtägyptologischen Benutzer, in etwas eine Vorstellung von dem Stil der Texte mit ihren immer wiederkehrenden gleichen Wörtern, Wendungen und Verbalformen zu vermitteln. Wir haben bewußt ein Verbum wie etwa *ỉrj* „machen“ nicht bald mit „bereiten“, bald mit „herstellen“, bald mit „tun“ oder noch anders wiedergegeben, sondern wir haben in jedem Fall „machen“ übersetzt. Wir haben immer „werde gegeben“ übersetzt, auch da, wo man in gutem Deutsch besser „werden“ (mit Bezug auf einen Plural) sagen würde. Die *sḏm.ḫr-k*-Form ist mit „du sollst“, die *sḏm.ỉn-k*-Form mit „du mußt“, *gmm-k* mit „und du findest“ übersetzt und was ähnlicher Fälle noch mehr sind. Wir wissen, daß damit eine gewisse Steifheit in die Übersetzungen hinein gekommen ist, aber sie entspricht dem Ägyptisch dieser stilgebundenen, formelhaften Texte sowohl der Diagnosen als auch der Rezepte. Andererseits geben wir beispielsweise *pẖr.t nt* nicht wörtlich mit „Heilmittel des“ wieder, sondern mit „Heilmittel für“; *nḏ sn*“ nicht mit wörtlichem „werde zerrieben, werde glatt gemacht“, sondern mit „werde fein zerrieben“; *wt ḥr-s* nicht mit „werde über es ein Verband gemacht“, sondern mit „werde damit verbunden“.

Bei den ägyptischen Wörtern synonymer oder doch verwandter Bedeutung sind wir verschieden verfahren. Eine Anzahl von Standardwörtern wie z. B. *ꜣmj* „mischen“ oder *šw.tj* „Seiten“ haben wir ohne Beigabe des ägyptischen Wortes in Transkription mit „mischen“ und mit „Seiten“ wiedergegeben, aber einem *šbn* „mischen“ oder *ḏrww* „Seiten“ jedesmal die Transkription in Klammern zugefügt. In anderen Fällen haben wir jedesmal die Wörter auch ägyptisch mitgeteilt wie z. B. bei „Herz“ (*ỉb*) und „Herz“ (*ḥꜣ.tj*) oder bei „salben“ (*wrḥ*) und „salben“ (*gs*) oder bei „(zer)brechen“ (*sḏ*) und „(zer)brechen“ (*ḥsb*).

Bei den Drogenbezeichnungen haben wir besondere Vorsicht beobachtet und mehrere Stufen der Sicherheit bzw. Unschärfe der Bedeutungsangaben unterschieden:

1. Wörter, deren Bedeutung als gesichert gelten kann, sind nur übersetzt: z. B. „Honig“.
2. Wörter mit nicht so bekannter oder allgemein anerkannter Bedeutung geben wir so wieder wie z. B.: „Sellerie (*mꜣt.t*)“.
3. Wörter noch größerer Nicht-Sicherheit machen wir so kenntlich wie z. B. „*ḫꜣsj.t* (Bryonia)“ oder auch noch mit Fragezeichen wie „*šꜣšꜣ* (Baldrian?)“.
4. Drogen, die wir nur nach der Gattung bestimmen können, sehen so aus: „*ỉšd*-Frucht“ oder „*ḥtm*-Mineral“ oder „*šꜣms*-Pflanze“.
5. Drogen, die ganz unbestimmbar sind, geben wir entweder nur in Transkription oder wir fügen ihr Determinativ bei wie z. B. „*mhwj* (𓏌𓏥)“ oder „*ḳsntj* (𓈒𓏥)“.
6. Können wir uns nicht für die eine oder andere Bedeutung entscheiden, so stellen wir sie sozusagen zur Auswahl in der Form „Öl/Fett“ oder „Vogel/Insekt“.

Was die Quantenangaben betrifft, so müssen wir bekennen, daß es uns nicht gelungen ist, die Unterteile des Scheffels (in der Schrift durch die Teile des Horusauges wiedergegeben) mit den Quanten $\frac{1}{4}$, $\frac{1}{16}$ usw. in Einklang zu bringen (es scheinen zwei verschiedene Systeme angewendet zu sein) und daß wir auch für die nur mit einem senkrechten roten Strich bezeichneten Quanten keine zulängliche Erklärung finden können. Wir haben die Scheffelteile in ro umgesetzt als 5 ro, 10 ro, 20 ro, 40 ro, 80 ro und 160 ro. Wir geben die *r*-Quanten mit $\frac{1}{4}$, $\frac{1}{8}$, $\frac{1}{16}$, $\frac{1}{32}$ und $\frac{1}{64}$ wieder, und die roten Striche mit 1.

Innerhalb der Übersetzungen, die bei den Zaubersprüchen auf das uns medizinisch wesentlich Erscheinende beschränkt worden sind, während wir sonst alles, was übersetzbar war, übersetzt haben, waren folgende Siglen notwendig:

. . . . . = für uns unübersetzbarer vorhandener ägyptischer Text (in einem Verweis für diesen unwesentliche nicht übersetzte Wörter)

[ ] = Auslassung im Original

[Wort] = von uns ergänzte Auslassung

⌜. . . . .⌝ = Zerstörung im Original

⌜Wort⌝ = Ergänzung der zerstörten Stelle durch uns (nur teilweise erhaltene, aber sicher ergänzbare Wörter werden ohne besondere Kennzeichnung des Fehlenden übersetzt)

⟨Wort⟩ = Zusatz von uns zum besseren Verständnis der Übersetzung

(Wort) = erklärender nachgesetzter Zusatz, auch gegebenenfalls mit Transkription darin.

Wir möchten diesen Band nicht herausgehen lassen, ohne der Druckerei und der Herstellungsabteilung des Verlages für ihre verständnisvolle Mitarbeit zu danken.

Berlin, im Juli 1958

Hildegard von Deines, Hermann Grapow, Wolfhart Westendorf

Inhaltsverzeichnis

I. Das Gefäßsystem 1

A. Herz und Gefäße 1

1. Aussagen über Anatomie und Physiologie des Herzens und des Gefäßsystems 1

2. Glossen zu Ausdrücken über krankhafte Zustände des Herzens 3

B. Die Gefäße als Verbreiter der Schmerzstoffe (*wḫdw*) und Rezepte für die Behandlung der Schmerzstoffe (*wḫdw*) 7

1. Die Gefäße als Verbreiter der Schmerzstoffe mit beigefügten Rezepten (Eb 856 = Bln 163) 7

2. Sonstige Rezepte für die Behandlung der Schmerzstoffe 11

3. Trankmittel als erster Teil von kombinierten Rezepten 15

C. Rezepte für die Behandlung der *mt.w* (Gefäße oder Stränge) 16

1. Vorbehandlung der *mt.w* 16

2. Verschiedene Behandlungen 16

a) Gefäße 16

b) Stränge (?) 20

3. Behandlung ausdrücklich genannter krankhafter Zustände . . . 23

a) Gefäße 23

b) Stränge (?) 25

4. Rezepte zu 2 oder 3 mit teilweise oder völlig zerstörten Überschriften 30

5. Behandlung des *štw*-Gefäßes 32

6. Unklares 32

a) *šw.t nt mt* 32

b) *ỉb n mt* 33

II. Krankheiten im Bereich des Kopfes 34

A. Kopf und Schädel als Ganzes 34

1. Schmerzen im allgemeinen 34

2. Migräne 36

3. Verschiedene äußerliche Krankheiten 36

ḫnsj.t-Krankheit 36

nssḳ-Krankheit 38

tpꜣ.w 39
mššw.t 40
ḫnt-Krankheit 40
mḥs-Krankheit 40
dꜣw.t-Zittern 41

B. Augen 41

1. Krankheiten, krankhafte Erscheinungen, Verletzungen (nach den ägyptischen Bezeichnungen geordnet) 41
ꜣd.t-Krankheit 41
iḫ.t ḏw.t (schlechte Dinge) 43
ʿḫ.t (Stauung) 43
wḥꜣ.t-Krankheit 44
wḫdw (Schmerzstoffe) 44
bjdj-Krankheit 45
pds.t (Kügelchen) 45
nḥꜣ.t-Krankheit 45
nsj.t-Krankheit 46
rd.t nt wḫdw (Gewächs von Schmerzstoffen) 46
ḥꜣrw (*ḥl*) (Schwachsichtigkeit) 46
ḥꜣtj (Verschleierung) 46
ḫnt-Krankheit 47
ḫsf.w nw ḥʿw-Krankheit 47
s.t-ʿ (Einwirkung) 47
snf (Blut) 47
sḥḏw (Albugines) 48
šꜣrw (*šl*)-Krankheit 49
šp.w-Krankheit 50
šp.t (Blindheit) 50
šsmw.t (Entzündung) 51
ḳn.t (Fettes) 51
ḳnj.t-Verletzung 51
kkw (Dunkelheit) 52
tꜣw (Hitze) 52
thm-Verletzung 53
tḫn-Verletzung 53
ḏfḏf.t (Tränen) 54

2. Verschiedene Behandlungen 54
a) Behandlung der Sehfähigkeit 54
b) Schminkmittel 56
c) Kühlmittel 57

3. Behandlung von Teilen des Auges 57
a) Wimperhaare 57
b) Behandlung der Iris 59

4. Verschiedenes 59

5. Unklares 59

6. Zaubersprüche 60

C. Ohr 61

D. Nase 64

E. Mund – Zähne – Zunge 65
1. Mund 65
2. Zähne 65
a) Allgemeine Behandlungen (Plombieren, Festmachen und ähnlich) 65
b) Besondere Krankheiten 66
3. Zunge 67
F. Nacken 68
III. Krankheiten an den Gliedmaßen 70
A. Finger – Zehen 70
1. Allgemeine Behandlungen 70
2. Krankhafte Erscheinungen im besonderen 72
B. Beine 76
1. Beine (*rd.wj*) 76
a) *šfw.t*-Schwellung und Verwandtes 76
b) *wḫdw*-Schmerzstoffe und Verwandtes 78
2. Kniestück (*mȝs.t*) 79
3. Knie (*pȝḏ*) 81
4. Verschiedenes 81
a) *ỉns.t* (Unterschenkel) 81
b) *wʿr.t* (Bein) 82
c) *mn.t* (Oberschenkel) 82
d) *ḥȝ.t-sḏḥ* (Schienbein?) 82
e) *sst* (Teil des unteren Beines) 82
f) *sḏȝ* (Bein? Teil des Beines?) 83
C. Arm und Schulter 83
1. Arm (*gȝb*) 83
2. Schulter (*ḳʿḥ*) 84
D. Gelenke 84
IV. Krankheiten der inneren Organe 85
A. Brustraum (*šnb.t*) 85
B. Lunge (*smȝ*) 86
C. Leber (*mjs.t*) 87
D. Magen – Herz 88
1. *rȝ-ỉb* 88
a) Diagnosen 88
b) Rezepte 95
2. *ỉb* 96
a) Mittel zur Anregung der Nahrungsaufnahme 96
b) Verschiedene Behandlungen 97
3. *ḥȝ.tj* 98
E. Rechte (Bauch-)Hälfte und linke (Bauch-)Hälfte 100
1. Rechte (Bauch-)Hälfte 100
a) *gs wnmj* 100
b) *gs n ẖ.t* (Hälfte des Bauches) 102
2. Linke (Bauch-)Hälfte (*gs ỉȝbj*) 102
F. Bauch 103
1. Krankhafte Erscheinungen 103

a) Krankheiten . . . 103
mr.t-Krankheit . . . 103
wḫdw (Schmerzstoffe) . . . 104
st.t (Schleimstoffe) . . . 108
šnᶜ (Verstopfung) . . . 109
šfw.t (Schwellung) . . . 109
ḥs-mr (kranker Kot) . . . 109
wrmj.t . . . 110
b) Würmer . . . 110
ḥfꜣ.t-Wurm . . . 110
ḥfꜣ.t-Wurm/*pnd*-Wurm . . . 114
pnd-Wurm . . . 114
c) Zauber; Dämon . . . 117
2. Sonstige Abführmittel . . . 118
a) Verschiedene Verben (*wḫꜣ*, *pḫꜣ*, *spḫꜣ*, *smꜣᶜ*, *srwḫ*) mit Objekt des Bauches . . . 118
b) Verschiedene Verben (*fgn*, *ḫꜣᶜ*, *wsš*) ohne Erwähnung des Bauches . . . 121
G. After . . . 124
1. Verschiedene Krankheiten . . . 124
2. Verschiedene Behandlungen . . . 128
a) Kühlen (*sḳbb*) . . . 128
b) Behandeln (*srwḫ*) . . . 131
c) Lindern (*snḏm*) . . . 132
d) Beruhigen (*sḥtp*) . . . 132
H. Blase und Harn . . . 132
1. Blase . . . 132
2. Harn . . . 133
a) Krankheiten und krankhafte Zustände . . . 133
Stauungen und Verhaltungen . . . 133
Überfluß an Harn . . . 134
Allgemeines . . . 136
b) Behandlungen ohne Krankheitsangaben . . . 136
Regeln (*smꜣᶜ*) . . . 136
Zusammenhalten (*sꜣḳ*) . . . 138
J. Seiten . . . 138
1. *ḏrww* . . . 138
2. *šw.tj* . . . 139
K. Verschiedene Teile des Unterleibes . . . 139
1. Unterleib (*ẖrj-ẖ.t*) . . . 139
2. Beckenraum (*npḥw*) . . . 140
3. Schamgegend (*kns*) . . . 140
L. Innere Krankheiten und Krankheitserscheinungen, die entweder an mehreren Organen auftreten oder unlokalisiert erwähnt werden . . . 141
1. Hitzeerscheinungen . . . 141
a) *tꜣw* . . . 141
Herz (*ḥꜣ.tj*) . . . 141
Herz (*ḥꜣ.tj*) und After . . . 141

After . . . 142
After und Blase . . . 143
Blase . . . 143
Unterleib (*ẖrj-ẖ.t*) . . . 144
b) *kꜣpw* . . . 145
Herz (*ḥꜣ.tj*) . . . 145
Herz (*ḥꜣ.tj*) und After . . . 145
After . . . 146
c) *ꜣmw* . . . 146
2. Krankheiten dämonischer Herkunft . . . 146
a) *ꜥꜣꜥ*-Giftstoff . . . 146
b) *nsj.t* . . . 153
c) *dḥr.t* . . . 156
3. Auftreten von Blut . . . 157
4. Schleimstoffe . . . 159
5. Verstopfung . . . 160
6. Hustenbeschwerden . . . 161
a) *srj.t* (Husten) . . . 161
Einnehmemittel . . . 161
Inhalationsmittel . . . 166
b) *gḥw* . . . 167
7. Verschiedenes . . . 169
a) *mr.t ḳsn.t* . . . 169
b) *ḫꜣj.t mr.t* . . . 169
c) *whj* . . . 169
d) Unklar . . . 169
M. Zerstörtes und Unklares . . . 170
V. Verletzungen . . . 172
A. Die Diagnosen des Pap. Smith („Wundenbuch" Fall 1–48) . . . 172
B. Rezepte . . . 200
1. Knochenbrüche . . . 200
2. *wbnw*-Wunden . . . 203
a) Wundbehandlungen . . . 203
im allgemeinen . . . 203
„sich überziehen lassen" . . . 204
„trocken machen" . . . 204
b) Absonderungen . . . 205
Sekret (*sṯꜣ*) . . . 205
Blut . . . 207
ꜥꜣgj.t-Absonderung . . . 208
ꜣšj.t-Absonderung . . . 208
c) Sonstige Erscheinungen . . . 208
Geschwüre . . . 208
Schmerzstoffe . . . 208
d) Verschiedenes . . . 208
3. Verletzungen durch Schläge, Bisse und Stiche . . . 209
a) Schläge . . . 209
b) Bisse . . . 210
c) Stiche . . . 212

4. Verbrennungen 214
a) Brandwunden 214
Verbrennung im allgemeinen 214
Verbrennung mit Zusatz „am ersten Tage" 215
Verbrennung mit offener Wunde 216
Verbrennung ~ Verbrennung am ersten Tage ~ Verbrennung mit offener Wunde 216
b) Besondere Zustände und ihre Behandlung 218
sḥḏw „weiße Stelle" 218
skm.t „schwarz machen" 220
ḥwꜣ „faulig werden" 220
kꜣkꜣ.w.t „Blasen" (?) 220
c) Zerstörte Texte 221

VI. Geschwüre, Geschwülste, Schwellungen 222
A. Diagnosen 222
1. Geschwür: *ḥnḥn.t* 222
2. Geschwulst 224
a) *ꜥꜣ.t* 224
b) *sft* eines Gefäßes 229
3. Schwellung: *ꜥnw.t* 229
B. Rezepte 230
1. *šfw.t* (Schwellung) 230
a) Allein 230
b) Auftreten von Flüssigkeit (Eiter, Wasser) 234
Eiter 234
Wasser 234
c) In Verbindung mit Fressen (*wšꜥ.w*) 235
d) In Verbindung mit *ẖsd*-Geschwulst 236
e) Auftreten von Resistenz-Erscheinung (*rḳw.t*) 238
2. *twꜣ.w* (Erhebungen) 238
3. Geschwülste 239
a) *bsj* 239
b) *ḥmꜣ* 239
c) *sẖ* „Schlaggeschwulst" 240
d) *wꜣšš* „Bluterguß" 240
e) *ꜥꜣ.t*-Geschwulst 240
4. Geschwüre 241
a) *bnw.t* 241
b) *wnm-snf* 242
5. Verderbtes 243

VII. Ausschläge und Entzündungen 244
A. *wḥꜣ.w* 244
B. *srf.t* 247
C. *šmm.t* 249
D. *mšpn.t* 250
E. *ꜣkw.t* und *kꜣkꜣ.w.t* 251
1. *ꜣkw.t* 251
2. *kꜣkꜣ.w.t* 252

VIII. Nicht lokalisierbare Krankheiten 253
A. Verschiedene Krankheiten 253
1. *mr.t*-Krankheit 253
2. *fnṯ*-Wurm 254
3. *tmj.t*-Krankheit 254
4. *dꜣw.t*-Zittern 256
5. *nkn*-Krankheit 256
6. *sr*-Krankheit 257
7. *sʿš.t*-Krankheit 257
8. *sšpn*-Krankheit 257
9. *mḥꜣ*-Krankheit 257
10. *ḥꜣw*-Krankheit 257
11. *sr.t*-Krankheit 257
B. Besondere Krankheitsbezeichnungen 258
1. Krankheiten mit fremdländischen Namen 258
a) *ỉrwtn*-Krankheit 258
b) *tꜣ-nt-ʿꜣmw*-„Asiaten"-Krankheit 258
c) *smn*-Krankheit 258
d) *ḥmkt*-Krankheit 259
2. Krankheiten dämonischer Art 259
a) Die sogenannten Göttermittel 259
b) Räuchermittel gegen Dämonen 261
c) Salbmittel gegen Dämonen 262
d) Sonstiges 264
s.t-ʿ-Einwirkung 264
ʿḫw-Krankheit 264
ỉꜣd.t-Seuche (?) 266
ḥmw.t-sꜣ 266
IX. Gynäkologie und Kosmetik 267
A. Gynäkologisches 267
1. Diagnosen 267
a) aus Pap. Kahun 267
b) aus Pap. Ebers 271
c) aus Pap. Smith 272
d) aus Pap. Ram 272
2. Prognosen 272
3. Rezepte 277
a) Verhütung der Empfängnis 277
b) Entbindung, Abort, Nachgeburt 278
c) Blutungen 279
d) Gebärmutter 280
e) Brust 284
f) Verschiedenes 286
4. Unklares und Verderbtes 288
B. Schönheitspflege 289
1. Haar 289
2. Gesicht 290
3. Verschiedenes 290

X. Prognosen und Rezepte für Kinder 291
A. Prognosen und Schutzzauber 291
B. Rezepte 292
1. Geschrei 292
2. Durst 292
3. *b*ʿʿ-Krankheit 293
4. Husten 294
5. Schleim 294
6. Harn und Kot 294
7. *tmj.t*-Krankheitsdämonin 295
C. Unklares und Verderbtes 295

XI. Haarbehandlung und Körperpflege 296
A. Haare 296
1. Mittel gegen Ergrauen 296
a) Beseitigen des Ergrauens 296
b) Verhindern des Ergrauens 296
2. Haarwuchsmittel 298
3. Haarentfernungsmittel 300
B. Körper 301
1. Gesicht 301
2. Haut 302
3. Körpergeruch 303
4. Abführmittel 304

XII. Hausmittel gegen schädliche Tiere 305

XIII. Von der Verwendung der Rizinuspflanze (*dgm*) 307

XIV. Allgemeine Begleitsprüche 308
A. Anwendung der Mittel 308
1. Auflegen und Abnehmen der Verbände 308
2. Einnehmen der Heilmittel 309
B. Bereitung der Mittel 310
1. Drogen 310
2. Maße 311

XV. Nicht einzugliedernde Texte 312
A. Rezeptfolgen 312
1. Bln 21–28 312
2. H 5 und H 6 313
3. H 256–259 313
4. Pap. Louvre E 4864 Rs. 1,4—2,1 314
5. Ostrakon Berlin 5570 315
6. Ram IV C 10–11 und 11–12 315
7. L 11 und L 12 315
B. Einzeltexte 316

XVI. Anhang: Tierheilkunde (Veterinärpapyrus Kahun) 317

Liste der Kurzbezeichnungen der verarbeiteten Quellen:

Bln	Pap. Berlin 3038 ed. Wreszinski
Bt	Pap. Chester Beatty VI ed. Gardiner
Carlsberg	Pap. Carlsberg Nr. VIII ed. Iversen
Eb	Pap. Ebers ed. Ebers; Transkription Wreszinski
H	Pap. Hearst ed. Reisner; Transkription Wreszinski
Kah	Pap. Kahun (med.) ed. Griffith (pl. V–VI)
Kah. Veter.	Pap. Kahun (veter.) ed. Griffith (pl. VII)
L	Pap. London (Brit. Museum 10059) ed. Wreszinski
Mutt. u. Kind	Pap. Berlin 3027 (ed. Hierat. Pap. III Tafel 17–25); Transkription Erman
Ostrakon Berlin 5570	Ostrakon Berlin P 5570 ed. Hierat. Pap. III Tafel 27
Ostrakon Kairo (ODM 1062)	Ostrakon Deir el Medineh 1062 ed. Posener
Ostrakon Kairo (ODM 1091)	Ostrakon Deir el Medineh 1091 ed. Posener
Ostrakon Louvre	Ostrakon Louvre ed. Spiegelberg (Rec. trav. 15, 1893, 67)
Pap. Beatty V	Pap. Chester Beatty V ed. Gardiner
Pap. Beatty VIII	Pap. Chester Beatty VIII ed. Gardiner
Pap. Beatty XV	Pap. Chester Beatty XV ed. Gardiner
Pap. Leiden	Pap. Leiden I 343 + I 345 ed. Massart
Pap. Louvre E 4864	Pap. Louvre E 4864 Verso unveröffentlicht (nach Photo und Transkription von Posener)
Pap. Turin 31 + 77	Pap. Turin. Pleyte und Rossi, 31 + 77 (nach Möller, Hieratische Lesestücke II 30)
Ram III	Pap. Ramesseum III ed. Gardiner; Transkription Barns
Ram IV	Pap. Ramesseum IV ed. Gardiner; Transkription Barns
Ram V	Pap. Ramesseum V ed. Gardiner; Transkription Barns
Sm	Pap. Edwin Smith ed. Breasted

Die genauen Bezeichnungen der Büchertitel ergibt die „Liste der Abkürzungen“ in Band IV 2.

I. Das Gefäßsystem

A. Herz und Gefäße

1. Aussagen über Anatomie und Physiologie des Herzens und des Gefäßsystems

Eb 854 (99,1)[1]

Anfang vom Geheimwissen des *swnw*-Arztes: die Kenntnis[2] vom Gehen des Herzens (*ḥꜣ.tj*), die Kenntnis[2] vom Herzen (*ḥꜣ.tj*).

Eb 854a (99,2—5)[1]

Es sind Gefäße in ihm (dem Mann[2]) zu jeder Körperstelle. Was diese (die Gefäße) betrifft: gibt in bezug auf sie[3] irgendein *swnw*-Arzt, irgendein Sachmet-Priester, irgendein Zauberer (*sꜣ*) [seine] beiden Hände[4], seine Finger auf den Kopf, auf den Hinterkopf, auf die Hände, auf die Stelle des Herzens (*ỉb*), auf die beiden Arme, auf die beiden Beine[5], so gilt seine Messung[6] dem Herzen (*ḥꜣ.tj*). Denn seine (des Herzens) Gefäße ⟨führen⟩ zu jeder seiner (des Mannes) Körperstelle[7]. Es ist der Fall: es (das Herz) spricht vorn[8] in den Gefäßen jeder Körperstelle.

Eb 854b (99,5–6)

Es sind 4 Gefäße in seinen beiden Nasenmuscheln. 2 sind es, die Schleim geben; 2 sind es, die Blut geben.

Eb 854c (99,6–10)

Es sind 4 Gefäße im Innern seiner beiden Schläfen, die es letzten Endes[1] sind, die veranlassen, daß die beiden Augen Blut[2] enthalten, daß alle Leiden der beiden Augen durch sie entstehen, durch die Tatsache, daß sie offen sind zu den beiden Augen. Was anbetrifft: das Wasser, das aus ihnen (den Augen) herabfällt. Die beiden Iris[3] der beiden Augen sind es, die es geben. Eine andere Aussage: der Schlaf in den beiden Augen ist es, der es macht.

Eb 854d (99,10–12)

Es sind 4 Gefäße, die sich zum Kopf hin verteilen, deren Verknüpfung[1] am Hinterkopf ist und die es letzten Endes sind, die eine „kahle Stelle"[2] schaffen. Das ist es was sie nach außen[3] schaffen.

Eb 855a (99,12–14)

Was anbetrifft: die Luft, die in die Nase eintritt. Sie tritt ein zum Herzen (*ḥ3.tj*) und zur Lunge; sie sind es, die ⟨die Luft⟩ zum gesamten[1] Bauch geben.

Eb 854e (99,14–17)

Was anbetrifft: Das, wovon die beiden Ohren taub werden: 2 Gefäße, die zu der Wurzel des Auges leiten, sind es, die es machen.

Eine andere Aussage: Was anbetrifft: Dieses, wovon die beiden Ohren taub werden: das sind diese (Gefäße), die auf den beiden Schläfen des Mannes sind mit[1] *nšš.w*-Luft. Das bedeutet, daß der Köpfungs-Dämon ⟨die Luft⟩ in den Mann gibt. Und so empfängt er (der Mann) für sich[2] seine (des Dämons) Hauche.

Eb 854 zu c (99,19–21)

Eine andere Aussage: dem gesamten Auge[1]. Wenn er[2] taub[3] ist und sich sein Mund nicht öffnen kann, dann kommt dabei heraus, daß alle seine Körperteile schwach sind infolge jener ⟨Dinge⟩, von[4] denen das Herz (*ḥ3.tj*) empfangen hat.

Eb 854f (100,2–5)

Es sind 4 Gefäße zu seinen 2 Ohren und ⟨zwar⟩ 2 Gefäße auf seiner rechten Schulter, 2 zu seiner linken Schulter. Es tritt der Lebenshauch ein in das rechte Ohr; es tritt der Todeshauch ein in das linke Ohr[1]. Eine andere Aussage: er (der Lebenshauch) tritt ein in die rechte Schulter; es tritt ein der Todeshauch in die linke Schulter.

Eb 854g (100,5–6)

Es sind 6 Gefäße, die zu den beiden Armen leiten, 3 zum Rechten, 3 zum Linken, die ⟨weiter⟩ leiten zu seinen Fingern.

Eb 854h (100,6–7)

Es sind 6 Gefäße, die zu den beiden Beinen leiten, 3 zum rechten Bein, 3 zum linken Bein, bis zum Erreichen der Fußsohle.

Eb 854i (100,7)

Es sind 2 Gefäße zu seinen beiden Hoden. Sie sind es, die Samen geben.

Eb 854k (100,7–8)

Es sind 2 Gefäße zu den Hinterbacken, 1 zu einer Hinterbacke, das andere zu einer Hinterbacke.

Eb 854l (100,8–10)

Es sind 4 Gefäße zur Leber. Sie sind es, die ihr (der Leber) Wasser ⟨und⟩ Luft geben, und die sind es letzten Endes, die veranlassen, daß alle Leiden an ihr entstehen durch Überflutetsein mit Blut.

Eb 854m (100,10)

Es sind 4 Gefäße zur Lunge[1] ⟨und⟩ zur Milz. Sie sind es, die Wasser ⟨und⟩ Luft geben jeder einzeln gleichermaßen[2].

Eb 854n (100,11)

Es sind 2 Gefäße zur Blase. Sie sind es, die Harn geben.

Eb 854o (100,11–14)

Es sind 4 Gefäße, die offen sind zum After. Sie sind es, die ihm geben ⟨und⟩ schaffen[1] Wasser ⟨und⟩ Luft. Der After, er ist auch offen zu jedem Gefäß der[2] rechten Seite ⟨und⟩ linken Seite mit den beiden Armen, mit den beiden Beinen[3]. ⟨Jedes Gefäß⟩ ist überflutet mit Kot.

I A 2. Glossen zu Ausdrücken über krankhafte Zustände des Herzens

Eb 855w (102,9–11)

Was anbetrifft: sein Herz (*ib*), es ist umnachtet; er (der Mann) schmeckt sein Herz (*ḥ3·tj*).
Das bedeutet, daß sein Herz (*ib*) beengt ist ⟨und⟩ dunkel ist in seinem Bauch infolge von *dnwd*[1]; er macht Fälle von Ohnmächtigwerden[2].

Eb 855t (102,2–4)

Was anbetrifft: es ist sein Herz (*ib*) bewölkt wie ein Mann, der *k3.w*-Früchte[1] der Sykomore gegessen hat.
Das bedeutet, daß sein Herz (*ib*) verhüllt ist wie ein Mann, der *k3.w*-Früchte der Sykomore gegessen hat.

Eb 855x (102,11–14)

Was anbetrifft: es ist sein Fleisch insgesamt heiß[1] wie das Herz (*ib*) eines Mannes müde wird, den der Weg mitgenommen[2] hat.
Das bedeutet, daß sein Fleisch infolgedessen müde ist, wie das Fleisch eines Mannes müde wird infolge von weit Gehen.

Eb 855s (101,20–102,2)

Was anbetrifft: der Magen[1], er ist heiß und sticht. Was anbetrifft: das Herz (*ib*) sticht[2].

Das bedeutet, daß *ṯ3w*-Hitze ⟨umher⟩ gezogen ist auf seinem Herzen (*ḥ3.tj*). Das bedeutet, daß sein Herz (*ib*) heiß ist wegen Glut wie ein Mann, den ein stechendes Insekt gequält[3] hat.

Eb 855r (101,20)

Was anbetrifft: sein Magen ist behindert.
Das bedeutet, daß sein Magen groß[1] ist.

Eb 855o (101,14–15)

Was anbetrifft: viel ist das Bittersein (*dḥr*) seines Herzens (*ib*).
Das bedeutet, daß sein Herz (*ib*) eingesunken ist, indem es nach unten gegangen ist. Nicht ist es an seiner ⟨richtigen⟩ Stelle.

Eb 855h (100,18–101,2)

Was anbetrifft[1]: jede Art von Bitternis (*dḥr.t*)[2]. Sie tritt ein in das linke Auge, sie geht heraus aus dem Nabel; es ist der Hauch der ⟨schädlichen⟩ Tätigkeit eines *wᶜb*-Priesters[3].

Das Herz (*ḥ3.tj*) ist es, das sie (die Bitternis) in seine[4] Gefäße eintreten läßt. Sie kocht[5] ein Kochen in seinem gesamten Fleisch. Das Herz (*ḥ3.tj*) macht dabei *nḏḥḏḥ*[6] ihretwegen, wegen der Tatsache, daß es schließlich gekocht ist[7]. Es zittern die Gefäße seines Herzens (*ḥ3.tj*) dabei von etwas. Wenn sie (die Gefäße) die Oberhand erhalten[8], so bedeutet es, daß sie die Bitternis umhüllen. Wenn dabei seine (des Herzens) Bitternis überlegen[9] ist, so bedeutet es, daß sie (die Gefäße) überschwemmt sind.

Eb 855i (101,2–5)

Was anbetrifft: das Herz (*ib*) macht *nḏḥḏḥ*[1].
Das bedeutet, das Herz (*ib*) macht *ḥt3*[2] als Herz (*ḥ3.tj*)[3]. Eine andere Aussage: das Herz (*ib*) macht *ḥ3ḥ3*[4] als Herz (*ḥ3.tj*). Es geht auf und ab; nachdem es seinen Hals (?)[5] erreicht hat, enthält sein Herz (*ib*) *wj3.t*[6].

Eb 855k (101,5–8)

Was anbetrifft: die Kniestellung[1] des Herzens (*ib*).
Das bedeutet, daß sein Herz (*ib*) zusammengeschnürt ist; sein Herz (*ḥ3.tj*) ist auf seiner ⟨richtigen⟩ Stelle mit dem Blut[2] der Lunge. Es kommt dabei ein Kleinwerden heraus infolgedessen. Das bedeutet, daß das Herz (*ḥ3.tj*) heiß ist, und so wird sein Herz (*ib*) müde infolgedessen. Seine Eßlust ist gering, er ist wählerisch[3].

Eb 855 l bis (101,8–10)[1]

Was anbetrifft: das Herz (*ib*) geht in Kniestellung wegen der Schmerzstoffe.

Das bedeutet, daß sein Herz (*ib*) klein wird im Innern seines Bauches. Schmerzstoffe sind auf sein Herz (*ḥ3.tj*) gefallen. Und so wird es *i3r*[2], und so geht es in Kniestellung.

Eb 855m (101,11)

Was anbetrifft: Schwäche wegen des Alters (*wj3wj.t*).
Das sind Schmerzstoffe auf seinem Herzen (*ḥ3.tj*)[1].

Eb 855b (99,17–18)

Was anbetrifft: das Herz (*ib*) ist überschwemmt.
Das ist die Flüssigkeit des Mundes[1]. Seine Körperteile insgesamt werden matt (*ʿmd*).

Eb 855e (100,14–16)

Was anbetrifft: das Herz (*ib*) wird matt (*ʿmd*).
Das bedeutet, daß das Herz (*ḥ3.tj*) nicht spricht oder daß die Gefäße des Herzens (*ḥ3.tj*) stumm sind. Nicht sind ihre Bekundungen (*śs3.w*) unter deinen beiden Händen[1], die ⟨normalerweise⟩ geschehen wegen der Luft, mit der sie angefüllt sind[2].

Eb 855c (99,18–19)

Was anbetrifft: das Herz (*ib*) ist matt (?) (*śs*).
Ein Gefäß mit Namen „Empfänger" ist es, das es macht. Es ist es, das dem Herzen (*ḥ3.tj*) Wasser gibt.

Eb 855f (100,16–17)

Was anbetrifft: das Herz (*ib*) ist überdrüssig[1].
Das bedeutet, daß das Herz (*ḥ3.tj*) schwach ist wegen Hitze (*hh*) des Afters. Du findest es[2] groß, indem Dinge in seinem (des Mannes) Magen rollen wie die Iris[3].

Eb 855g (100,17–18)

Was anbetrifft: sein Herz (*ib*), es breitet sich aus.
Das bedeutet, daß die Gefäße des Herzens (*ḥ3.tj*) Kot enthalten.

Eb 855 l (101,8)

Was anbetrifft: das Herz (*ib*) ist trocken.
Das bedeutet, daß das Blut im Herzen (*ḥ3.tj*) zusammengepackt[1] ist.

Eb 855u (102,4–5)

Was anbetrifft: Das Vergehen des Herzens (*ib*) ⟨und⟩ die Vergeßlichkeit[1] des Herzens (*ib*).

Der Hauch der ⟨schädlichen⟩ Tätigkeit eines Cherheb-Priesters[2] ist es, der es macht. Er tritt ein in die Lunge als Krankheitsfall[3], und es kommt dabei heraus, daß das Herz (*ib*) infolgedessen abgelenkt[4] ist.

Eb 855z (102,15–16)

Was anbetrifft: sein Herz (*ib*) ist überflutet (*mḥj*).

Das bedeutet, daß sein Herz (*ib*) vergeßlich ist wie einer, der an etwas anderes denkt.

Eb 855y (102,14–15)

Was anbetrifft: das *nbꜣ*-sein[1] wegen etwas, das von außen eingetreten ist.

Das bedeutet, daß sein Herz (*ib*) *nbꜣ* ist infolge von etwas, das von außen eingetreten ist[2].

Eb 855n (101,11–14)

Was anbetrifft: die Tanzbewegung des Herzens (*ḥꜣ.tj*).

Daß bedeutet, daß es sich entfernt[1] von seiner linken Brust. Und so stößt es ⟨sich ab⟩ auf seiner Unterlage und so entfernt es sich von[2] seiner ⟨richtigen⟩ Stelle. Das bedeutet, daß seine (des Herzens) Fettmasse in seiner linken Seite[3] sich befindet bis zum Vereinigen mit seiner Schulter[4].

Eb 855p (101,15–18)

Was anbetrifft: sein Herz (*ḥꜣ.tj*) ist auf seiner ⟨richtigen⟩ Stelle.

Das bedeutet, daß sich die Fettmasse des Herzens (*ḥꜣ.tj*) in seiner linken Seite[1] befindet[2]. Nicht steigt es nach oben auf ⟨und⟩ nicht steigt es nach unten ab infolge von irgend etwas, ⟨sondern⟩ bleibt an seiner ⟨richtigen⟩ Stelle.

Eb 855q (101,18–20)

Was anbetrifft: sein Herz (*ḥꜣ.tj*), es flattert[1] übermäßig[2]; die Fettmasse ist unter seiner linken Brust.

Das bedeutet, daß sein Herz (*ḥꜣ.tj*) ein geringes Herabsteigen nach unten macht[3]. Und so breitet sich sein Leiden aus.

Eb 855d (99,21–100,1)

Was anbetrifft: das Mattsein (*ꜣd*),das im Herzen (*ḥꜣ.tj*) entstanden ist.

Das bedeutet seine Auswölbung[1] bis zur Angrenzung an Lunge und Leber. Dabei kommt heraus[2], daß ihm[3] seine Gefäße taub werden, indem sie gefallen[4] sind infolge ihrer Hitze (*hh*); *ẖꜣs-f sfḫ-ḫr*[5].

Eb 855v (102,6–9)

Was anbetrifft: Eine Ballung (*swš*) ist gefallen auf sein Herz (*ḥ3.tj*). Das bedeutet, daß eine Ballung von *t3w*-Hitze auf sein Herz (*ḥ3.tj*) gefallen ist. Das ist häufige Schwäche. Das bedeutet, daß er ohnmächtig wird[1] infolge von *d̲nd̲*[2]. Das Vollsein seines Herzens (*ḥ3.tj*) mit Blut ist es, das es macht. Es entsteht durch Trinken von Wasser; ⟨und⟩ das Essen von *sbj.t*-Fischen[3] in heißem Zustand[4] ist es, das es entstehen läßt.

IB. Die Gefäße als Verbreiter der Schmerzstoffe (*wḫdw*) und Rezepte für die Behandlung der Schmerzstoffe (*wḫdw*)

1. Die Gefäße als Verbreiter der Schmerzstoffe (*wḫdw*)[1] mit beigefügten Rezepten (Eb 856 = Bln 163)

Eb 856a (103,1–2)

Anfang vom Buch des Umherziehens (*hbhb*) der Schmerzstoffe in jeder Körperstelle des Mannes als etwas, das gefunden ist in Schriften unter den Füßen des Anubis[1] in Letopolis. Es wurde gebracht zu der Majestät des Königs von Ober- und Unterägypten Usaphais, dem Seligen.

Bln 163a (15,1–5)

Anfang von der Sammelhandschrift des Umherziehens (*ht*) der Schmerzstoffe, die gefunden ist in alten Schriften in einem Kasten mit Büchern unter den Füßen des Anubis in Letopolis zur Zeit der Majestät des Königs von Ober- und Unterägypten Usaphais, des Seligen, nachdem er elend geworden war. Es wurde gebracht zu der Majestät des Königs von Ober- und Unterägypten Sendi[1], dem Seligen, wegen seiner (des Buches) Vortrefflichkeit. Dies Buch hat damals[2] die beiden Füße gelöst, die geschlossen[3] waren, ⟨und zwar⟩ durch einen Schreiber der Gottesworte ⟨und⟩ Großen der Ärzte, einem vortrefflichen, der den Gott befriedigt[4]. Was man damals [wegen des] Buches machte, war eine Prozession bei Sonnenaufgang[5] ⟨und⟩ ein Opfer [bestehend aus] Brot, Bier, Terebinthenharz (*snṯr*) auf Feuer[6], auf den Namen von Isis der Großen, Horus-Chentechtai[7], Chons-Thoth, dem Gott, der im Bauch ist[8].

Eb 856b (103,2–3)

Was den Mann anbetrifft: Es sind 22 Gefäße[1] in ihm zu seinem Herzen (*ḥ3.tj*). Sie sind es, die allen seinen Körperteilen ⟨Luft⟩ geben.

Bln 163b (15,5–6)

Die Leitungen[1] des Menschen ⟨und⟩ alle Krankheiten, die in ihm entstehen. Sein Kopf hat 22 Gefäße in ihm (dem Menschen). Sie ziehen die Luft zu seinem Herzen (*ḥ3.tj*). Sie sind es, die allen seinen Körperteilen[2] Luft geben.

Eb 856c (103,3–5)

Es sind 2 Gefäße in ihm als *štw*[1] zu seiner Brust. Sie sind es, die *t3w*-Hitze im After machen.

Was man dagegen macht: frische Datteln; *ḥm.w*-Teile des Rizinus[2]; *tp3w.t*-Teile der Sykomore; werden zerstoßen zu einer Masse auf Wasser[3], werde durchgepreßt, werde veranlaßt, daß es getrunken wird an vier Tagen.

Bln 163c (15,6–8)

Es sind 2 Gefäße zu seiner Brust[1]. Sie sind es, die *t3w*-Hitze auf dem After geben.

Was man dagegen macht als ein Heilmittel: frische Datteln; *ḥm.w*-Teile des Rizinus[2]; *tp3w.t*-Teile der Sykomore; Wasser; werde zerstoßen zu einer Masse, werde getrunken [vom] Manne, [so daß] es ihm besser geht, an vier Tagen.

Eb 856d (103,5–8)

Es sind 2 Gefäße in ihm zu seinem Oberschenkel. Wenn er an seinem Oberschenkel leidet, seine beiden Beine zittern, dann sollst du dazu sagen: dies Gefäß *štw* seines Oberschenkels ist es; es hat eine Krankheit empfangen.

Was man dagegen macht: Pflanzenschleim (*ḥs3*); *sʿ3m*-Pflanze; Natron; werde gekocht zu einer Masse, werde getrunken vom Manne an vier Tagen.

Bln 163d (15,8–9)

Es sind 2 Gefäße in seinen beiden Oberschenkeln. Wenn er an seinen beiden Oberschenkeln leidet, seine beiden Arme sind schwach (*bdš*): dies Gefäß *štw* seiner beiden Oberschenkel [ist es][1]; es hat eine Krankheit empfangen[2].

Eb 856e (103,8–11)[1]

Wenn er an seinem Nacken leidet, seine beiden Augen sind trübe (*ḥ3r*), dann sollst du dazu sagen: diese Gefäße seines Nackens sind es; sie haben eine Krankheit empfangen.

Was man dagegen macht: *ḫt-ds*-Baum; Waschwasser des Wäschers; *pr.t-šnj*-Frucht; Frucht der *š3ms*-Pflanze; werde gemischt mit Honig, werde gegeben an seinen Nacken, werde darauf verbunden an vier Tagen.

Bln 163e (15,9–10)

Was man dagegen macht als ein Heilmittel: *ḥt-ds*-Baum; Waschwasser des Wäschers; Frucht des Dill (*ỉms.t*); werde gemischt mit Honig, werde der Nacken damit verbunden, [so daß] es [ihm] besser geht, an vier Tagen.

Eb 856f (103,11–13)

Es sind 2 Gefäße in ihm zu seinem Oberarm (*gꜣb*). Wenn er an seiner Schulter (*ḳꜥḥ*) leidet, seine Finger zittern, dann sollst du dazu sagen: es sind Schleimstoffe.

Was man dagegen macht: ihn Erbrechenlassen[1] durch Fische in Bier und (*ḥr*) *ḏꜣs*-Pflanze oder Fleisch und Verbinden seiner Finger mit *bddw-kꜣ*-Pflanze, so daß er gesund wird.

Bln 163f (15,10–16,1)

Es sind 2 Gefäße in seinem Oberarm (*gꜣb*). Wenn er an seinem Oberarm (*gꜣb*) leidet, Schleimstoffe sind in seinen Fingern, dann sollst du dazu sagen: es ist einer mit Schleimstoffen.

Was man dagegen macht als ein Heilmittel[1]: ein Erbrechen erfolgt, indem [er] Fische ißt und (*ḥr*) *ḏꜣs*-Pflanze oder Fleisch. *ỉrr sw ḏd.ḥr-k*. Ein Heilmittel, das man dafür macht. Dann sollst du seine Finger[2] verbinden [mit] *bddw*[-*kꜣ*]-Pflanze und (*ḥr*) *ḏsr.t*-Bier; dann wird es ihm sofort besser gehen[3] an vier Tagen.

Eb 856g (103,13–16)

Es sind 2 Gefäße in ihm zu seinem Hinterkopf.
Es sind 2 Gefäße in ihm zu seiner Stirn.
Es sind 2 Gefäße in ihm zu seinem Auge.
Es sind 2 Gefäße in ihm zu seiner Augenbraue.
Es sind 2 Gefäße in ihm zu seiner Nase (*šr.t*).
Es sind 2 Gefäße in ihm zu seinem rechten Ohr; es tritt der Lebenshauch in sie ein.
Es sind 2 Gefäße in ihm zu seinem linken Ohr; es tritt der Todeshauch in sie ein.

Bln 163g (16,1–3)

Es sind 2 Gefäße seines Hinterkopfes.
Es sind 2 Gefäße seiner Stirn.
Es sind 2 Gefäße in seinen beiden Augen.
Es sind 2 Gefäße in seinen beiden Augenbrauen.
Es sind 2 Gefäße in seiner Nase (*šr.t*).
Es sind 2 Gefäße in seinem rechten Ohr; es tritt der Lebenshauch in sie ein.

Es sind 2 Gefäße in seinem linken Ohr; es tritt der [Todes]-hauch in sie ein.

Eb 856h (103,16–18)

⟨Die Gefäße⟩ kommen sämtlich zu seinem Herzen (*ḥ3.tj*), verteilen[1] sich zu (*n*) seiner Nase (*šr.t*), vereinigen sich sämtlich zu (*n*) seinem After[2]. Es entsteht Krankheit des Afters durch sie. Die Ausscheidungen[3] (*wsš.t*) sind es, die [ihr] (der Krankheit) Kommen[4] leiten. Die Gefäße der beiden Beine sind es, die zu sterben anfangen[5].

Bln 163h (16,3–16,5)

⟨Die Gefäße⟩ kommen sämtlich [zu] seinem Herzen (*ḥ3.tj*), verteilt zu (*r*) seiner Nase (*šr.t*), sie vereinigen sich zu (*r*) seinem After. Es entsteht Krankheit in seinem After durch sie. Die Ausscheidungen (*wsš.t*) sind es, die ihr (der Krankheit) Kommen leiten. Das Gefäß seiner beiden Beine ist es, das zu sterben anfängt.

Bln 163h (16,5–7)[1]

Was man [gegen] sie macht als Heilmittel mit Heilmitteln[2] als Kunst eines *swnw*-Arztes, eines vortrefflichen, der den Gott befriedigt[3]. Beim ersten Mal[4]: Milch des Rindes 40 ro; werde in einen Kessel gegeben. Wenn es das erste Mal aufwallt, nachdem es erhitzt (*wbd*) ist, werde *p3wr*-Flüssigkeit hinzugefüllt; werde durch Tücher geseiht; werde ihm Honig (zu)gegeben $\frac{1}{4}$; werde getrunken an vier Tagen.

(16,7–9)

Was man danach macht: Milch des Kleinviehs, gewärmt[5] 25 ro[6]; Honig $\frac{1}{4}$; ebenso[7]. Dann sollst du geben: *mhwj*-Teil von Öl/Fett $2\frac{1}{2}$ ro oder Milch des Menschen $2\frac{1}{2}$ ro; werde in seinen After eingegossen. Dann soll er liegen bis[8] zum Tagesanbruch.

(16,9–10)[9]

Was man danach macht: frisches Behen-Öl $\frac{1}{4}$; Honig $\frac{1}{4}$; gegorener Pflanzenschleim (*ḥs3 n ʿw3j.t*) 20 ro[10]; unterägyptisches Salz $\frac{1}{16}$; werde in den After gegossen an vier Tagen.

(16,10–11)

Was man danach macht: Honig $2\frac{1}{2}$ ro; frisches Behen-Öl $2\frac{1}{2}$ ro; gegorener Pflanzenschleim (*ḥs3 n ʿw3j.t*) 20 ro; süßes

Bier 5 ro; unterägyptisches Salz $\frac{1}{8}$; werde in den After eingegossen an vier Tagen.

(16,11—12)

Was man danach macht: frisches Behen-Öl $2\frac{1}{2}$ ro; süßes Bier 25 ro; unterägyptisches Salz $\frac{1}{8}$; werde in den After eingegossen an vier Tagen.

(16,12—17,1)[11]

Was man danach macht: Honig $2\frac{1}{2}$ ro; Behen-Öl $\frac{1}{4}$; süßes Bier 10 ro; werde in den After eingegossen an vier Tagen.

I B 2. Sonstige Rezepte für die Behandlung der Schmerzstoffe

Eb 98 (24,12–13)

Ein anderes (Heilmittel) für das Töten der Schmerzstoffe.

psḏ (𓈒𓏥) $\frac{1}{16}$; Datteln 5 ro; Bier . . . .[1] 10 ro; geritzte Sykomorenfrüchte $\frac{1}{8}$; Wein 5 ro; Milch vom Esel 20 ro; werde gekocht, werde durchgepreßt, werde getrunken an vier Tagen.

H 42 (3,11–13)

Heilmittel für das Töten der Schmerzstoffe in allen Körperteilen.

fettes Fleisch 10 ro; die beiden Hälften von *psḏ* (𓈒𓏥) $7\frac{1}{2}$ ro; Melilotus (*ʿfȝ*) 5 ro; *ỉnnk*-Pflanze $\frac{1}{16}$; Früchte des Wacholder (*wʿn*) $\frac{1}{16}$; Terebinthenharz (*snṯr*) $\frac{1}{16}$; *ḏsr.t*-Bier 15 ro; süßes Bier 25 ro; werde gekocht, werde durchgepreßt, werde getrunken an vier Tagen. Eindickung[1] bis zu 10 ro.

H 43 (3,13–14)

Ein anderes (Heilmittel).

Terebinthenharz (*snṯr*) $\frac{1}{64}$; Kümmel $\frac{1}{64}$; frisches Brot $\frac{1}{8}$; Fett (*mrḥ.t*) der Gans $\frac{1}{16}$; Honig $\frac{1}{16}$; süßes Bier 20 ro; werde gekocht, werde durchgepreßt, werde getrunken an vier Tagen.

H 44 (3,14–15)

Ein anderes (Heilmittel).

Dill (*ỉms.t*) $\frac{1}{32}$; Datteln $\frac{1}{8}$; Rosinen $\frac{1}{8}$; Wein 5 ro; werde gekocht, werde durchgepreßt, werde getrunken an vier Tagen.

H 45 (3,15–17)

Ein anderes (Heilmittel).

ḥmȝr.t (𓈒𓏥) gekocht 20 ro; Wasser der Koloquinthe (*ḏȝr.t*) 20 ro; (Rinder-) Fett $\frac{1}{4}$; Honig $\frac{1}{4}$; werde zerstoßen zu einer Masse, werde durchgeseiht durch Tücher, werde durchgepreßt, werde getrunken an vier Tagen. Du mögest veranlassen, daß der Honig hinzukommt, bevor man es ⟨vom Feuer⟩ nimmt.

H 46 (3,17–4,1)

Mittel für das Töten der Schmerzstoffe in allen Körperteilen.

Gerste, zerstampft ⟨und⟩ *sšš*-gemacht[1] $2\frac{1}{2}$ ro; die beiden Hälften von *psḏ* (○|||) 5 ro; *tjꜥm*-Pflanze $\frac{1}{8}$; *gjw* (Zyperngras) $\frac{1}{8}$; Früchte des Wacholder (*wꜥn*) $\frac{1}{16}$; Wasser 120 ro; werde gekocht, werde nachts dem Tau ausgesetzt, werde durchgepreßt, werde getrunken an vier Tagen.

H 41 (3,10–11) = Eb 584 (75,4–5)[1]

Heilmittel[2] für das Beseitigen der Schmerzstoffe, die sich bewegen (*nhp*)[3] in allen Körperteilen des Mannes.

ẖꜥꜥ.w (○|||) von *šꜣmj*[4]-Flüssigkeit; Kot vom Kater; Kot des Windhundes; Früchte (*ỉšd.t*) des *ḫt-ds*-Baumes; werde damit verbunden.

Das ist ein Beseitigen von Schwellung.

H 37 (3,7–8)

Was man macht gegen die *nhp*-Krankheit[1] in den Körperteilen.

nḥꜣs-ꜥwj-Harz; werde zerrieben in Öl/Fett, werde zu ⌈einer⌉ Masse gekocht, werde gegeben an die *nhp*-Krankheit in allen Körperteilen des Mannes oder der Frau.

Eb 121 (27,5–7)

Ein anderes (Heilmittel) für das Beseitigen der Schmerzstoffe.

ḥsꜣj.t-Balsam 1; roter Ocker (*mnš.t*) 1; Ocker (*stj*) 1; Honig 1; *sskꜣ* (○|||) 1; Samenkorn des Emmer (*mjmj*) 1; Gummi 1; *snn*-Balsam 1; Ladanum 1; (Rinder-)Fett 1; werde zu einer Masse gemacht, werde daran gegeben.

Eb 123 (27,11–14)[1]

Ein anderes (Heilmittel) für das Beseitigen der Schmerzstoffe.

Öl, das man macht aus der Frucht der Rinzinuspflanze (*dgm*). Werde gesalbt (*gs*) damit ein Mann, welcher ⟨hat⟩ *wḥꜣ.w*-Hautkrankheit ⟨und⟩ behaftet ist mit *ỉṯṯ.t* ⟨und⟩ *ḥwꜣ.w*, indem es schlimm ist. Es kommen die *rjwm.w*[2] zum Stillstand wie bei einem, an dem nichts geschehen ist.

Er werde aber auch behandelt (*ẖnm*)[3] durch Salben (*wrḥ*)[4] entsprechend den zehn Tagen[5], indem man salbt (*wrḥ*) sehr früh, so daß sie beseitigt werden.

Wirklich vorzüglich, millionenmal.

Eb 124 (27,14–16)

Ein anderes (Heilmittel) für das Beseitigen der Schmerzstoffe.

Schale der Schildkröte 1; Natron 1; frisches Behen-Öl 1; Föhrenöl (*sft*) 1; werde zu einer Masse gemacht, werde erwärmt, werde damit gesalbt (*gs*).

Eb 129 (30,2–4)[1]

Ein anderes (Heilmittel) für das Brechen der Schmerzstoffe.

Mehl von Weizen 1; Mehl von Gerste 1; Mehl vom Samenkorn des Emmer (*mjmj*) 1; *ḫt-ds*-Baum 1; Honig 1; werde damit verbunden.

Bln 168 (17,10–18,1)[1]

Heilmittel für das Fortnehmen der Schmerzstoffe.

frisches Behen-Öl $\frac{1}{8}$; Honig $\frac{1}{8}$; Blätter der Dornakazie $\frac{1}{8}$; Blätter des Christdorns $\frac{1}{8}$; *ḫt-ds*-Baum[2] $\frac{1}{8}$; süßes Bier 25 ro; werde eingegossen in den After an vier Tagen.

Bln 74 (7,1–2)

Räuchermittel für das Beseitigen der Schmerzstoffe ⟨und⟩ jeder Krankheit[1].

ḫt-ds-Baum; *kꜣ.t-šw.t*-Flechte (?); werde der Mann damit beräuchert.

Ram III A 27

Beseitigen der Schmerzstoffe (?) ⌜. . . .⌝.

Eb 126 (27,17–19)[1]

Ein anderes (Heilmittel) für das Beseitigen von *inw.t*-Krankheitserscheinung der Schmerzstoffe[2].

Feigen $\frac{1}{8}$; Fladen von Weizen[3] $\frac{1}{32}$; *išd*-Frucht $\frac{1}{8}$; Ocker (*stj*) $\frac{1}{32}$; Wasser 25 ro; werde nachts dem Tau ausgesetzt, werde eingenommen an vier Tagen.

Eb 127 (27,19–21)

Ein anderes Heilmittel für das Beseitigen von *inw.t*-Krankheitserscheinung der Schmerzstoffe.

šnf.t (…) 1; Inneres der Koloquinthe (*ḏꜣr.t*) 1; Ocker (*stj*) 1; *šꜣšꜣ* (Baldrian?) 1; Blatt der Dornakazie 1; Blatt des *ʿrw*-Baumes 1; Milch des Rindes 1; werde gekocht zu einer Masse, werde getrunken an vier Tagen.

Behandlungen der *inw.t*-Krankheitserscheinung der Schmerzstoffe siehe auch bei III A 2 „Finger“ Bln 119; Bln 161; Bln 162 (Seite 75)
III B 1b „Bein“ Bln 120; Bln 121 (Seite 78).

Eb 131 (30,6–17)

Beschwörung der Schmerzstoffe.

Die Schmerzstoffe sind es, die aus *bḳn*[1] gekommen sind, zweimal[2]; – ein Buch, das keine Schrift hat[3] –; durch meine beiden Arme[4]. Ich zertrete (die Stadt) Busiris, ich bringe (die Stadt) Mendes zum Einsturz. Ich steige auf zum Himmel, daß ich sehe, was dort geschieht. Nicht wird etwas in (der Stadt) Abydos getan, um zu beseitigen die Einwirkung eines Gottes, die Einwirkung einer Göttin, die Einwirkung von männlichen[5] Schmerzstoffen, die Einwirkung von weiblichen[5] Schmerzstoffen, die Einwirkung eines Toten, die Einwirkung einer Toten, beliebig fortzusetzen[6], die Einwirkung von sonstigen[7] schlechten Dingen, die sind in diesem meinem Körper (*ḥ*ʿ*w*), in diesem meinem Fleisch, in diesen meinen Körperstellen.

Wenn sich[8] aber ⟨von selbst⟩ beseitigen die Einwirkung eines Gottes, die Einwirkung einer Göttin, die Einwirkung von männlichen Schmerzstoffen, die Einwirkung von weiblichen Schmerzstoffen, die Einwirkung eines Toten, einer Toten, beliebig fortzusetzen, die Einwirkung von sonstigen[7] schlechten Dingen, die[8] sind in diesem meinem Fleisch, in diesem meinem Körper (*ḥ*ʿ*w*), in diesen meinen Körperstellen; dann werde ich nicht sagen, dann werde ich nicht wiederholt sagen: brich dich aus! speie dich aus! vergehe wie entstanden!

Werde viermal gesprochen; werde auf die schmerzende Stelle des Mannes gespien[9].

Wirklich vorzüglich, millionenmal.

L 26 (10,1–5)

⌜. . . .⌝[1]

⌜. . . .⌝ große Neunheit. Sie sollen nicht Erfolg haben[2] ⌜. . . .⌝ sie sollen nicht fallen gegen ⌜. . . .⌝ in diesem ⌜meinem⌝ Fleisch, in diesem meinem Körper (*ḥ*ʿ*w*), in ⌜diesen meinen⌝ Körperstellen.

Es werde ⌜gesagt⌝ dieser Spruch über Erde von ⌜. . . .⌝. Es werden die Schmerzstoffe damit beschworen viermal.

⌜Ich habe⌝ gesehen[3]; ⌜es ist durch mich geschehen⌝.

Behandlung der Schmerzstoffe siehe auch bei

I C 3a „Gefäße“: Bln 174–178 (Seite 23–24).
II A 1 „Kopf“: Eb 253; Eb 254 (Seite 34).
II E 1 „Mund“: Eb 122 (Seite 65).
II E 2 „Zähne“: Eb 741 (Seite 67).
IV A „Brustraum“: Eb 187; H 30 (Seite 85–86).
IV D 3 „*ḥ*ꜣ*.tj*-Herz“: Eb 233 (Seite 99).
IV F 1a „Bauch“: viele Rezepte (Seite 104–108).

IV G 1 „After“: Eb 141; H 4; Bln 164 (Seite 124–125).
IV L 1c „Hitzeerscheinungen“: Bt 31; 32 (Seite 146).
IV L 3 „Auftreten von Blut“: Bln 187; 188 (Seite 158).
VI A 1 „Geschwür“: Eb 858 (Seite 222).
VI A 2a „Geschwulst“: Eb 871 (Seite 227).
VI B 1e „Schwellung“: H 138 (Seite 238).

I B 3. Trankmittel als erster Teil von kombinierten Rezepten[1]

Bln 184 (19,7–11)

Heilmittel [für] das Trinken, das man macht, wenn man ⟨die⟩ Heilmittel macht[1].

Grütze von Weizen 5 ro; Wasser 150 ro; Öl/Fett $\frac{1}{8}$; Honig $\frac{1}{8}$; dann mußt du sein[2] Wasser in einen Kessel hineintun. Wenn [es] zum ersten Mal aufgewallt ist, nachdem es erhitzt (*wdd*) ist, [dann mußt du hineintun][3] ⟨die⟩ Grütze von Weizen. Wenn es nochmals aufwallt, nachdem es ⟨wieder⟩ erhitzt (*wdd*) ist, dann mußt[4] du sein[2] Öl/Fett hineintun, so daß es darin gekocht wird. Du mögest ⟨den⟩ Honig hineintun, bevor[5] es ⟨vom Feuer⟩ genommen wird. Eindickung bis zu 30 ro[6]; werde nachts dem Tau ausgesetzt; werde getrunken vom Manne.

Bln 185 (19,11–20,4)[1]

Rotes Öl.

Was man macht als etwas Angenehmes für das Herz (*ỉb*), nachdem es[2] heiß geworden ist.

dšr.w-Pflanze[3] $\frac{1}{8}$; Grütze von Weizen 5 ro; Inneres der Koloquinthe (*ḏ3r.t*) $\frac{1}{32}$; Honig $\frac{1}{8}$; Öl/Fett $\frac{1}{8}$; Wasser 150 ro; dann mußt[4] du sein[5] Wasser ⟨und⟩ seinen[5] Weizen in einen Kessel hineintun. Wenn es zum ersten Mal aufgewallt ist, nachdem es erhitzt (*wdd*) ist, dann mußt[4] du ⟨die⟩ *dšr.w*-Pflanze hineintun. Wenn es danach nochmals erhitzt ist (*wdd*), dann mußt[4] du ⟨das⟩ Innere der Koloquinthe (*ḏ3r.t*) hineintun. Wenn es danach nochmals erhitzt (*wdd*) ist, dann mußt[4] du sein[5] Öl/Fett hineintun, so daß es gekocht wird[6]. Du mögest ⟨den⟩ Honig hineintun, bevor es ⟨vom Feuer⟩ genommen wird. Eindickung bis zu 30 ro[7]; werde nachts dem Tau ausgesetzt, werde durch Tücher geseiht, werde getrunken vom Manne an vier Tagen.

Bln 186 (20,4–6)

Ein anderes (Mittel): grünes Öl.

wʿḥ-Hülsenfrucht 5 ro; frische Datteln 5 ro; *ỉḫw*-Frucht $\frac{1}{8}$; Samenkorn des Emmer (*mjmj*) 5 ro; Wasser 20 ro; werde nachts dem Tau ausgesetzt, werde auf der Hand verrieben[1], werde durch Tücher geseiht, werde nachts dem Tau ausgesetzt, werde getrunken an vier Tagen[2].

IC. Rezepte für die Behandlung der *mt.w* (Gefäße oder Stränge)

1. Vorbehandlung[1] der *mt.w*

Eb 642 (80,15–17) = H 111 (8,12–13)

Ein anderes (Heilmittel) für das Veranlassen, daß die Gefäße ein Heilmittel aufnehmen[1].

Milch einer, die einen Knaben geboren hat; unterägyptisches Salz[2]; werde nachts stehen gelassen in einem neuen[3] Topf, bis sich die zugehörige Dickmilch bildet; werde jede schmerzende Stelle damit gesalbt (*gs*).

Eb 643 (80,17–18) = H 112, (8,13)

Ein anderes (Heilmittel)
srm.t (Hefe?)[1]; *šfw* (Schlamm?) von Bier; werde damit gesalbt (*gs*)[2].

I C 2. Verschiedene Behandlungen

a) Gefäße

H 122 (9,1–2)

Beleben der Gefäße.
ʿntjw-Harz; Terebinthenharz (*snṯr*); *šȝb.t*-Pflanze; *pr.t-šnj*-Frucht; werde gemacht zu einer Masse, werde damit verbunden.

Bt 18 (6,13–7,2)

Beleben der Gefäße
siehe bei IV D 3 (Seite 99).

Eb 652 (81,17–20) = H 101 (8,5–6)

Ein anderes (Heilmittel) für das Beleben der Gefäße, das Erfrischen der Gefäße[1].

ỉhm.t-Harz[2] 1; Terebinthenharz (*snṯr*) 1; Föhrenöl (*sfṯ*) 1; Wachs 1; Sägemehl von *tj-šps* (Zimtbaum?) 1; Sägemehl[3] von Wacholder (*wʿn*) 1; Früchte von Koriander (*šȝw*) 1; Fett (*ʿḏ*) des Schweines[4] 1; Fett (*ʿḏ*) des Rindes[5] 1; werde gekocht, werde damit verbunden, werde zuvor mit *ʿntjw*-Harz gesalbt (*gs*)[6].

Eb 631 (79,10–14)

Behandeln (*srwḫ*) des Gefäßes in der linken (Bauch-) Hälfte
siehe bei IV E 2 (Seite 102).

H 104 (8,7–8)

Beruhigen der Gefäße.

Terebinthenharz (*snṯr*); Honig; Öl/Fett; *prš* (Rötel); *ỉbsꜣ*-Pflanze; *ḥtm*-Mineral; trockenes *ꜥntjw*-Harz; werde damit verbunden.

H 105 (8,8)

Ein anderes (Heilmittel).

Samenkorn des Emmer (*mjmj*); Mehl von Weizen; *sẖr.t*-Körnerfrucht; werde zerrieben, werde gekocht, werde damit verbunden.

H 106 (8,8–9)

Ein anderes (Heilmittel).

sꜣ-wr-Harz; *sskꜣ* ( ); Kümmel; werde zerrieben, werde damit verbunden.

H 107 (8,9–10) [1]

Ein anderes (Heilmittel).

Wachs; *pr.t-šnj*-Frucht; frisches Terebinthenharz (*snṯr*); *gjw* (Zyperngras); Früchte vom Koriander (*šꜣw*); Früchte von *ḫꜣsj.t* (Bryonia); *sꜣr*-Pflanze; *ẖt-ds*-Baum; Bleiglanz (*msdm.t*); werde damit verbunden, werde zuvor mit *ꜥntjw*-Harz gesalbt (*gs*).

H 108 (8,10) [1]

Ein anderes (Heilmittel).

tj-šps (Zimt?); Terebinthenharz (*snṯr*); Samenkorn des Emmer (*mjmj*); unterägyptisches Salz; Honig; werde damit verbunden.

H 109 (8,10–11) [1]

Ein anderes (Heilmittel).

Fett (*ꜥḏ*) des Rindes; Wachs; geschmeidiges *ꜥntjw*-Harz; *ỉbsꜣ*-Pflanze; Blutstein (*djdj*); Bleiglanz (*msdm.t*); Terebinthenharz (*snṯr*); werde gekocht zu einer Salbe (*nwd.t*), werde einmal zum Aufwallen gebracht, werde damit verbunden.

Eb 687 (85,2–3)

Eine andere Salbe (*nwd.t*) für das Beruhigen der Gefäße.

Bleiglanz (*msdm.t*) 1; Wachs 1; Terebinthenharz (*snṯr*) 1; *tj-šps* (Zimt?) 1; trockenes *ꜥntjw*-Harz 1; Fett (*ꜥḏ*) des Rindes 1; geschmeidiges Behen-Öl 1; werde damit verbunden an vier Tagen.

Bt 2 (1,8–2,9)

Beruhigen der Gefäße des Afters
siehe bei IV G 1 (Seite 127).

Eb 686 (84,20–85,1)

Ein anderes (Heilmittel) für das Stärken[1] der Gefäße.

Fett (*ꜥḏ*) des Rindes 1; Terebinthenharz (*snṯr*) 1; Wachs 1; Früchte des Wacholder (*wꜥn*) 1; Früchte von *ẖꜣsj.t* (Bryonia) 1; *tj-šps* (Zimt?) 1; Kümmel 1; werde zu einer Masse gemacht, werde damit verbunden an vier Tagen.

Eb 630 (79,8–9)

Ein anderes (Heilmittel) für das In-Bewegung-Bringen[1] von irgend welchen Dingen.

Fladen von Gerstenbrot 1; Früchte der Erbse (*tḥwj*) 1; *ḏꜣs*-Pflanze 1; werde damit verbunden.

Eb 695 (85,13–14) = H 142 (10,1–2)

Ein anderes (Heilmittel) für das In-Bewegung-Bringen von irgend welchen Dingen[1].

Statuen-Ton 1; *ỉbsꜣ*-Pflanze 1; *šꜣšꜣ* (Baldrian?) 1; Öl/Fett 1; Wachs 1; werde gekocht, werde durchgepreßt, werde getrunken an vier Tagen.

Eb 627 (79,5–7) = H 96 (8,1–2)

Anfang von der Salbe (*nwd.t*) für das Stärken der Gefäße[1]. Heilmittel für das Lindern[2] der Gefäße.

Fett (*mrḥ.t*) vom Kater 1; *ḫt-ꜥwꜣ* (𓈒𓏥) 1; Harz vom *ỉḳrw*-Baum 1; werde zerrieben[3], werde zu einer Masse gemacht, werde damit gesalbt (*gs*).

Eb 628 (79,7–8) = H 97 (8,2)

Ein anderes (Heilmittel).

Früchte vom Koriander (*šꜣw*) 1; Leder des Schusters 1; *ssḳꜣ* (𓈒𓏥) 1; werde zerrieben zu einer Masse, werde damit gesalbt (*gs*)[1].

Eb 629 (79,8)

Ein anderes (Heilmittel).

Fett (*mrḥ.t*) von einer Schlange[1]; werde damit gesalbt (*gs*).

H 98 (8,3)

Ein anderes (Heilmittel).

Fett (*mrḥ.t*) von einer Schlange[1] 1; *sꜥm*-Pflanze 1; Bleiglanz (*msdm.t*) 1; Honig 1; werde zu einer Masse gemacht[2], werde gesalbt (*gs*) mit *ꜥntjw*-Harz zuvor.

Eb 651 (81,14–17)

Ein anderes (Heilmittel) [für] das Lindern der Gefäße in allen Körperstellen.

Wachs 1; Fett (*ʿḏ*) des Rindes 1; *pr.t-šnj*-Frucht 1; *šfšf.t* (Schlamm?) 1; *sʿꜣm*-Pflanze 1; *ns-š* (𓋴) 1; Bleiglanz (*msdm.t*) 1; Honig 1; werde zu einer Masse gemacht, werde damit verbunden; ⟨nachdem⟩ mit *ʿntjw*-Harz gesalbt ist (*gs*).

Eb 653 (81,20–82,1)

Ein anderes Salbmittel (*wrḥ.t*) für das Lindern der Gefäße.

Ladanum 1; *ḫnt.t* von (*m*) Terebinthenharz (*snṯr*) 1; Früchte der *tntj*-Pflanze 1; Früchte vom Koriander (*šꜣw*) 1; werde damit gesalbt (*gs*) an vielen, vielen Tagen.

H 102 (8,6)

Heilmittel für das Lindern der Gefäße.

Zweige der Tamariske 1; *wꜣm*-Pflanze 1; werde damit verbunden.

H 103 (8,7)

Ein anderes (Heilmittel).

Datteln 1; *ḥm.w*-Teile des Rizinus[1] 1; Früchte des Wacholder (*wʿn*) 40 ro; Honig $\frac{1}{16}$; Terebinthenharz (*snṯr*) $\frac{1}{8}$; werde zu einer Masse gemacht, werde damit verbunden.

H 228 (15,6–8)[1]

Heilmittel für das Lindern der Gefäße in allen Körperstellen des Mannes.

Wachs 1; (Rinder-)Fett 1; *pr.t-šnj*-Frucht 1; *gjw* (Zyperngras) 1; Terebinthenharz (*snṯr*) 1; Früchte vom Koriander (*šꜣw*) 1; [Früchte von] *ḫꜣsj.t* (Bryonia) [1]; [ ][2] von *tj-šps* (Zimtbaum?) 1; Früchte der *sꜣr*-Pflanze 1; *ḫt-ds*-Baum 1; Bleiglanz (*msdm.t*) 1; werde zu einer Masse gekocht, werde damit verbunden, werde zuvor mit *ʿntjw*-Harz gesalbt (*gs*).

H 229 (15,8–10)

Ein anderes Heilmittel.

Terebinthenharz (*snṯr*) 1; Wachs 1; Honig 1; Fett (*mrḥ.t*) der Gans 1; *prš* (Rötel) 1; *ỉbsꜣ*-Pflanze 1; Bleiglanz (*msdm.t*) 1; *ḥtm*-Mineral 1; trocknes *ʿntjw*-Harz 1; bestes Öl von *ʿntjw*-Harz 1; werde zu einer Masse gekocht, werde damit verbunden, so daß[1] er gesund wird.

H 230 (15,10)[1]

Ein anderes Heilmittel für das Lindern der Gefäße in allen Körperstellen ⌜des⌝ Mannes.

tj-šps (Zimt?) 1; Terebinthenharz (*snṯr*) 1; Samenkorn des Emmer (*mjmj*) 1; Natron 1; Honig 1; werde gekocht, werde damit verbunden.

H 231 (15,10–11)[1]

Ein anderes Heilmittel.

Wachs 1; (Rinder-)Fett 1; *ꜥntjw*-Harz 1; *ỉbsȝ*-Pflanze 1; Blutstein (*djdj*) 1; Bleiglanz (*msdm.t*) 1; Terebinthenharz (*snṯr*) 1; werde gekocht, werde damit verbunden an vier Tagen.

H 237 (16,1–2)[1]

Ein anderes Heilmittel für das Lindern der Gefäße.

(Rinder-)Fett 1; Bodensatz (*tȝḥ.t*) von Wein 1; Zwiebeln 1; Ruß von der Mauer 1; Früchte von *ḫȝsj.t* (Bryonia) 1; Früchte von Porree (*ỉȝḳ.t*) 1; oberägyptisches *sjȝ*-Mineral 1; frisches Terebinthenharz (*snṯr*) 1; geschmeidiges *ꜥntjw*-Harz 1; werde zu einer Masse gekocht, werde damit verbunden.

Bln 51 (4,12–5,1)

Ein anderes gutes[1] Heilmittel für das Lindern der Gefäße.

ḫt-ds-Baum; frisches *ꜥntjw*-Harz; Honig; geschmeidiges Behen-Öl; Terebinthenharz (*snṯr*); *tj-šps* (Zimt?); Mehl der *bȝj*-Frucht; Wein; werde damit verbunden an vier Tagen.

Lindern der Gefäße bestimmter Körperteile:

Zehen (Eb 647) siehe bei III A 1 (Seite 72).
Schulter (Eb 650) siehe bei III C 2 (Seite 84).
Unterschenkel (Bln 122) siehe bei III B 4 a (Seite 82).
After (Eb 161) siehe bei IV G 2 c (Seite 132).

I C 2 b) Stränge(?)[1]

Eb 693 (85,10–12) = H 121 (8,18–9,1)

Ein anderes (Heilmittel) für das Kühlen der Gefäße[1].

Fett (*ꜥḏ*) des Rindes[2] 1; Fett (*ꜥḏ*) des Esels 1; Fett (*ꜥḏ*) des Widders[3] 1; *psḏ* (…)[4] 1; Erbsen (*tḫwj*) 1; *ḫȝsj.t* (Bryonia) 1; unterägyptisches Salz 1; werde damit verbunden[5].

H 95 (7,16–8,1)

Kühlen der Gefäße[1].

Blatt des Christdorns 1; Blatt der Weide 1; Blatt der Dornakazie 1; *ḏȝs*-Pflanze 1; unterägyptisches Salz 1; Zwiebeln 1; werde fein zerrieben, werde zu einer Masse gemacht, werde damit verbunden.

H 238 (16,2–4)

Ein anderes Heilmittel für das Kühlen der Gefäße in allen Körperteilen[1].
Blatt des Christ⸢dorns 1⸣[2]; Blatt der Weide 1; Blatt der Dornakazie 1; unterägyptisches Salz 1; Früchte von Porree (*iꜣḳ.t*) 1; werde fein zerrieben, werde damit verbunden an vier Tagen.

H 249 (16,13–14)

⸢Ein anderes Heilmittel⸣ für das Kühlen der Gefäße.
⸢. . . . .⸣ ⸢. . . . .⸣[1] 1; Mehl vom *ꜥmꜥꜥ*-Teil ⟨des Getreides⟩ 1; Blatt der Dornakazie 1; Mehl von ⸢. . . .⸣; ⸢. . . .⸣ ⸢1⸣; werde damit verbunden.

H 250 (16,14–17).

Ein anderes Heilmittel.
⸢. . . .⸣[1] 1; Früchte von Koriander (*šꜣw*) 1; *šb.t* (Maische?) 1; Blatt der Sykomore ⸢1⸣; ⸢. . . .⸣[2] 1; Kerne (*inj.t*) von Datteln 1; Natron 1; ⸢. . . .⸣[2] 1; Blatt vom *iḥj*-Baum[3] ⸢1⸣ ⸢. . . .⸣[2]; werde damit verbunden.

H 251 (16,17–17,3)

Ein anderes Heilmittel für das Kühlen ⸢. . . .⸣[1].
⸢. . . .⸣; *ṯwn*-Pflanze; ⸢. . . .⸣; süßes ⸢Bier⸣; (Rinder-)Fett zusammen mit Fett (*ꜥḏ*) ⸢von . . . .⸣[2]; ⸢. . . .⸣; männlicher Ton[3]; Salz ⸢. . . .⸣[4] Sykomore; ⸢. . . .⸣.

Ram V Nr. XII

Kühlen der Gefäße, Steifmachen von Weichheit
siehe bei I C 3b (Seite 30).

Pap Louvre E 4864 Rs. 1,7–8

Ein anderes (Heilmittel) für das Kühlen der Gefäße
siehe bei XV A 4 (Seite 314).

Eb 649 (81,7–10)[1]

Ein anderes (Heilmittel) für das Erweichen der Gefäße.
Wachs 1; Fett (*ꜥḏ*) des Rindes 1; *pr.t-šnj*-Frucht 1; frisches Terebinthenharz (*snṯr*) 1; *gjw* (Zyperngras) 1; Früchte von Koriander (*šꜣw*) 1; Früchte von *ḫꜣsj.t* (Bryonia) 1; Früchte der *sꜣr*-Pflanze 1; *ḫt-ds*-Baum 1; Bleiglanz (*msdm.t*) 1; werde gekocht, werde damit verbunden, ⟨nachdem⟩ mit *ꜥntjw*-Harz gesalbt[2] ist (*sgnn*).

Eb 688 (85,3–5)

Ein anderes (Heilmittel) für das Erweichen der Gefäße.

geschmeidiges *ʿntjw*-Harz 1; Sägemehl der Föhre 1; Mehl von Datteln 1; Öl/Fett des Wäschers 1; werde gekocht zu einer Masse, werde damit verbunden an vier Tagen.

H 94 (7,14–16) = Eb 657 (82,10–13) = Ram V Nr. V[1]

Anfang von der Sammelhandschrift für das Lindern jeder schmerzenden Stelle[2]. Heilmittel für das Erweichen der Gefäße[3].

Fett (*ʿḏ*) des Rindes[4] 1; Bodensatz (*tꜣḫ.t*) von Wein 1; Zwiebeln 1; Ruß von der Mauer[5] 1; Früchte von *ḫꜣsj.t* (Bryonia) 1; Früchte der Erbse[6] (*tḫwj*) 1; Früchte der *ḏꜣs*-Pflanze 1; oberägyptisches[7] *sjꜣ*-Mineral 1; Terebinthenharz[8] (*sntr*) 1; *ʿntjw*-Harz[9] 1; werde gekocht zu einer Masse[10], werde der Körper (*ḫʿw*) gesalbt (*gs*), werde an die Sonne gegeben[11].

H 232 (15,11–13)

Heilmittel für das Erweichen der Gefäße in allen Körperstellen des Mannes oder der Frau.

Fett (*mrḥ.t*) der Gans 1; Terebinthenharz (*sntr*) ⌜1⌝; Wachs 1; geschmeidiges *ʿntjw*-Harz 1; trockenes *ʿntjw*-Harz 1; *gjw* (Zyperngras) 1; Blutstein (*djdj*) 1; Bleiglanz (*msdm.t*) 1; werde zu [einer] Masse gemacht, werde gekocht, werde damit verbunden an vier Tagen.

Ram V Nr. XVIII

Erweichen der Gefäße.

Fett (*ʿḏ*) des (männlichen) Rindes 1; Zunge des (männlichen) Rindes 1; Milz des (männlichen) Rindes 1; Kerne (*inj.t*) der Dattel 1; Terebinthenharz (*sntr*) ⌜1⌝; *ʿmʿʿ*-Teil des Emmer 1; Knochenmark (*tbn*) des (männlichen) Rindes 1; werde gemischt, werde damit verbunden vier Tage.

Eb 648 (81,4—6)

Ein anderes (Heilmittel) für das Erweichen der Gefäße der Zehe
siehe bei III A 1 (Seite 72).

Eb 634 (79,19–22)

Ein anderes (Heilmittel) für das Erweichen des Gefäßes des Kniestücks
siehe bei III B 2 (Seite 81).

I C 3. Behandlung ausdrücklich genannter krankhafter Zustände

a) Gefäße

Eb 662 (82, 20–22) = H 120 (8,17–18)

Ein anderes (Heilmittel) für das Stillen des Fressens (*wšᶜ.w*) eines Gefäßes[1].

ḏᶜ.t (Art Erde ?)[2] 1; getrockneter Dattelsaft[3] 1; unterägyptisches Salz 1; Bodensatz (*tꜣḥ.t*) von süßem Bier 1; werde damit verbunden[4].

H 113 (8,13–14)

Beseitigen von Schwellung eines[1] Gefäßes.

Sellerie (*mꜣt.t*); werde zerrieben in Öl/Fett, werde das Gefäß damit gesalbt (*gs*).

Eb 684 (84,18–20)

Ein anderes (Heilmittel) für das Beseitigen von *šp.t* eines Gefäßes[1].

wᶜḥ-Hülsenfrucht 1; werde gekaut vom Manne.

sḫt einer Gans[2]; werde in den After gegeben.

Eb 685 (84,20)

Ein anderes (Heilmittel).

ḫpr-wr-Pflanze 1; Wachs 1; Honig 1; werde damit verbunden.

Bln 174 (18,7–9)

Ein anderes (Heilmittel) für ein Gefäß, wenn es von selbst zuckt (*nr*), schwierig ist das Gehen[1]; ⟨und für das⟩ Brechen der Schmerzstoffe.

Behen-Öl 5 ro; Honig $\frac{1}{4}$; Öl/Fett 5 ro; unterägyptisches Salz $\frac{1}{16}$; süßes Bier 5 ro; werde eingegossen in den After an vier Tagen.

Ein anderes (Heilmittel) nach ihm[2]: Behen-Öl $\frac{1}{4}$; Honig $\frac{1}{4}$; süßes Bier 5 ro; werde eingegossen in den After an vier Tagen.

Bln 175 (18,10—11)

Ein anderes (Heilmittel).

bsbs-Pflanze, zerrieben in Wasser, durchgeseiht 10 ro[1]; Honig $2\frac{1}{2}$ ro[2]; Behen-Öl $2\frac{1}{2}$ ro; süßes Bier 5 ro; werde fein zerrieben, werde eingegossen in den After an vier Tagen.

Bln 176 (18,11–12)

Ein anderes (Heilmittel).

Wasser von Koloquinthe (*ḏꜣr.t*) 10 ro; Honig $2\frac{1}{2}$ ro; frisches Behen-Öl $2\frac{1}{2}$ ro; süßes Bier 10 ro; werde eingegossen in den After an vier Tagen.

Bln 177 (18,12–19,1)

Ein anderes (Heilmittel).
Honig $\frac{1}{4}$; Behen-Öl $\frac{1}{8}$; unterägyptisches Salz $\frac{1}{4}$; süße *dbj*-Flüssigkeit von *srm.t* (Hefe?)[1] 15 ro; werde eingegossen in den After an vier Tagen.

Bln 178 (19,1–2)

Ein anderes (Heilmittel).
Honig $\frac{1}{4}$; unterägyptisches Salz $2\frac{1}{2}$ ro; süße *dbj*-Flüssigkeit von *srm.t* (Hefe?)[1] 15 ro; werde eingegossen in den After an vier Tagen.

Eb 681 (84,13–15)[1]

Ein anderes Heilmittel, das man macht gegen ein Gefäß, wenn es sich bewegt (*nhp*) in irgendwelchen Körperstellen.
gegorener Pflanzenschleim (*ḥsꜣ n ꜥwꜣj.t*) 1; das Innere von *šb.t* (Maische?) 1; werde zu einem Kloß gemacht, werde erhitzt, werde damit verbunden.

Eb 682 (84,15–17)

Ein anderes (Heilmittel).
nḥd (𓈒𓏪) 1; Terebinthenharz (*snṯr*) 1; Früchte von *ḫꜣsj.t* (Bryonia) 1; *ḥpꜥpꜥ.t*-Pflanze 1; *sskꜣ* (𓈒𓏪) 1; *nstj*[1] von *bšꜣ*-Körnerfrucht 1; Sellerie (*mꜣt.t*) 1; *gjw* (Zyperngras) 1; Harz (*ꜥḏ*) der Föhre 1; werde gekocht, werde damit verbunden.

Eb 683 (84,17–18)

Ein anderes (Heilmittel).
Früchte (*išd.t*) der Sykomore 1; Bodensatz (*tꜣḥ.t*) von süßem Bier 1; werde gekocht, werde damit verbunden.

Eb 644 (80,18–19) = H 99 (8,3–4)

Was man macht gegen[1] ein Gefäß, wenn es sich bewegt (*nhp*) in irgendwelchen Körperstellen.
ḫs-Teil vom *imꜣ*-Laubbaum 1; *ṯwn*-Pflanze 1; Gärungsprodukt des[2] Honigs 1; werde zu einer Masse gemacht, werde damit verbunden[3].

Eb 645 (80,19–21)[1]

Ein anderes (Heilmittel).
Fleisch des Rindes 1; (Rinder-)Milz[2] 1; unterägyptisches Salz 1; Grütze von Weizen 1; Blutstein (*djdj*) 1; Fett (*ꜥḏ*) des Steinbocks 1; Gekröse (*ꜣs*) des Rindes 1; werde damit verbunden.

Eb 646 (80,21–81,1)

Ein anderes (Heilmittel).
Behen-Öl 1; Terebinthenharz (*snṯr*) 1; unterägyptisches Salz 1; *sskꜣ*

(𓈒𓏥) 1; Ladanum 1; Honig 1; Fleisch des Rindes 1; werde damit verbunden.

Eb 387 (61,3–4)

Beseitigen von „Blutgefäßen“ in den beiden Augen
siehe bei II B 1 (Seite 48).

I C 3 b) Stränge (?)

Eb 694 (85,12) = H 110 (8,11–12)

Was man macht gegen ein Gefäß, wenn es steif ist.
njꜣjꜣ-Pflanze[1] 1; Laichkraut 1; werde zerkleinert, werde damit verbunden, so daß es ihm besser geht[2].

Ram V Nr. II = Eb 656 (82,7–10)

Heilmittel für das Erweichen von Steifheit jeder Art[1].
Natron 1; Bohnen 1; *ṯwn*-Pflanze[2] 1; weißes Öl[3] 1; Fett (*mrḥ.t*) des Nilpferdes 1; Fett (*mrḥ.t*) des Krokodils 1; Fett (*mrḥ.t*) des Welses[4] 1; Fett (*mrḥ.t*) des *ꜥḏw*-Fisches[4] (*bûri*) 1; Terebinthenharz (*snṯr*) 1; Wachs[2] 1; geschmeidiges *ꜥntjw*-Harz 1; Honig 1; werde gekocht zu einer Masse[5], werde verbunden damit jeden Tag, so daß es ihm besser geht[6].

Eb 670 (83,15–18)

Ein anderes (Heilmittel) [für] das Erweichen von Steifheit in irgendwelchen Körperstellen.
ḏꜥ.t (Art Erde?) 1; Dattelsaft 1; unterägyptisches Salz 1; Bodensatz (*tꜣḥ.t*) von Wein 1; Natron 1; Fett (*ꜥḏ*) des Rindes 1; Feigen 1; Melilotus (*ꜥfꜣ*) 1; Honig 1; Kot des Esels 1; frische (*ꜥnḫ*) *tpꜣ.w*-Teile ⟨eines Baumes⟩ 1; *šnf.t* (𓈒𓏥) 1; *sskꜣ* (𓈒𓏥) 1; werde gekocht, werde damit verbunden.

Eb 671 (83,18–19)

Ein anderes (Heilmittel).
ṯwn-Pflanze 1; Koloquinthe (*ḏꜣr.t*) 1; *psḏ* (𓈒𓏥) 1; Bohnen 1; Öl/Fett 1; Honig 1; werde zerrieben, werde damit verbunden.

Eb 672 (83,19–20)

Ein anderes (Heilmittel).
ḫt-ds-Baum 1; Fett (*ꜥḏ*) des Rindes 1; Bohnen 1; Terebinthenharz (*snṯr*) 1; werde damit verbunden.

Eb 673 (83,20–22)

Ein anderes (Heilmittel).
psḏ (𓋔) 1; Bohnen 1; *šps*-Pflanze 1; schwarzer Feuerstein 1; *ns-š* (𓋔) 1; Koloquinthe (*ḏꜣr.t*) 1; Terebinthenharz (*snṯr*) 1; *ḫt-ds*-Baum 1; Gummi 1; roter Ocker (*mnš.t*) 1; Blutstein (*djdj*) 1; unterägyptisches Salz 1; Honig[1]; werde zerrieben, werde damit verbunden.

Eb 674 (83,22–84,1)

Ein anderes (Heilmittel).
Bodensatz[1] (*tꜣḥ.t*) 1; Dattelsaft 1; unterägyptisches Salz 1; werde gekocht, werde damit verbunden.

Eb 675 (84,1–5)

Ein anderes (Heilmittel) [für] das Erweichen von Steifheit in irgendwelchen Körperstellen.
Honig 1; Wachs 1; Koloquinthe (*ḏꜣr.t*) 1; *sꜥꜣm*-Pflanze 1; Früchte vom Wacholder (*wꜥn*) 1; Früchte von Sellerie (*mꜣt.t*) 1; *mw.t*-Teile von *gjw* (Zyperngras) 1; *ibsꜣ*-Pflanze 1; Öl/Fett 1; *pšn.t* (𓋔) 1; Harz (*ꜥḏ*) der Föhre 1; *ḏsr.t*-Bier 1; Früchte der *šꜣms*-Pflanze 1; Terebinthenharz (*snṯr*) 1; Ocker (*stj*) 1; Mehl vom *ꜥmꜥꜥ*-Teil ⟨des Getreides⟩ 1; werde gekocht, werde damit verbunden.

Eb 676 (84,5–6)

Ein anderes (Heilmittel).
Ton (*bsn*)[1] 1; unterägyptisches Salz 1; süßes Bier 1; Früchte (*išd.t*) der Sykomore 1; werde damit verbunden.

Eb 677 (84,6–8)

Ein anderes (Heilmittel).
ibw-Pflanze 1; *ḏsr.t*-Pflanze 1; *šsꜣj.t* (𓋔) 1; *tj-šps* (Zimt?) 1; *psḏ* (𓋔) 1; *gjw* (Zyperngras) 1; *ibsꜣ*-Pflanze 1; Früchte von Sellerie (*mꜣt.t*) 1; Früchte von Koriander (*šꜣw*) 1; Fett (*mrḥ.t*) des Nilpferdes 1; werde damit verbunden.

Eb 678 84,8–10)

Ein anderes (Heilmittel).
psḏ (𓋔) 1; Bohnen 1; *šps*-Pflanze 1; Pflanzenschleim (*ḥsꜣ*) 1; *išd*-Frucht[1]; zerstoßen[2] auf *ir-ḥnn.t*-Vogel/Insekt; zerstoßen[2] auf seinen Flügeln[3]; werde damit verbunden.

Eb 679 (84,10–12)

Ein anderes (Heilmittel).
weißes Öl 1; Fett (*ꜥḏ*) der Gans 1; Fett (*ꜥḏ*) des Steinbocks 1; *ẖpꜣ*-Teil von Wacholder (*wꜥn*) 1; Föhrenöl (*sfṯ*) 1; geschmeidiges *ꜥntjw*-Harz 1; *šꜣšꜣ* (Baldrian?) 1; Zwiebeln 1; Wachs 1; werde gekocht, werde damit verbunden.

Eb 680 (84,12–13)

Ein anderes (Heilmittel).
šnf.t (𓈒𓏥) 1; unterägyptisches Salz 1; Honig 1; Dattelsaft 1; Natron 1; *sskꜣ* (𓈒𓏥) 1; Fett (*ꜥḏ*) des Rindes 1; Bodensatz[1] (*tꜣḥ.t*) 1; werde gekocht, werde damit verbunden.

Ram V Nr. XVI

Heilmittel für das Erweichen von Steifheit.
weißes Öl 1; Fett (*mrḥ.t*) von ⸢. . .⸣ 1; Fett (*mrḥ.t*) des Nilpferdes 1; Fett (*mrḥ.t*) des Esels 1; Fett (*ꜥḏ*) des Steinbocks 1; Fett (*ꜥḏ*) des Rindes 1; *ẖpꜣ*-Teile der Föhre 1; Früchte des *ꜥnw*-Baumes[1] ⸢1⸣; geschmeidiges *ꜥntjw*-Harz 1; *sf*[*r*][2]-Öl ⸢1⸣; werde gekocht, werde damit verbunden vier Tage.

Eb 635 (79,22–80,2)

Ein anderes (Heilmittel) für das Lösen von Versteifungen in irgendwelchen Körperstellen.
fettes Fleisch des Rindes[1]; werde die schmerzende Stelle damit verbunden.

Eb 664 (83,8–9)

Ein anderes (Heilmittel) für das Lösen von Versteifungen in irgendwelchen Körperstellen.
frisches (*ꜥnḫ*) Fleisch 1; frische (*ꜥnḫ*) *gj.t*-Pflanze 1; Honig 1; werde zerrieben, werde damit verbunden.

Eb 665 (83, 9–10)

Ein anderes (Heilmittel).
Milz des Rindes 1; *srm.t* (Hefe?) 1; *sskꜣ* (𓈒𓏥) 1; werde zerrieben zu einer Masse, werde damit verbunden.

Eb 666 (83,10–12)

Ein anderes (Heilmittel).
(Rinder-)Milz 1; *ḥꜣsj.t* (Bryonia) 1; *ꜥmꜥꜥ*-Teile des Emmer 1; Früchte der Erbse (*tḥwj*) 1; unterägyptisches Salz 1; werde damit verbunden.

Eb 667 (83,12–13)

Ein anderes (Heilmittel).
Koloquinthe (*ḏ3r.t*) 1; Wachs 1; Honig 1; *s3r*-Pflanze 1; unterägyptisches Salz 1; *srm.t* (Hefe?) 1; ebenso.

Eb 668 (83,13–14)

Ein anderes (Heilmittel).
unterägyptisches Salz 1; *srm.t* (Hefe?) 1; *ḏ*ʿ*.t* (Art Erde?) 1; Natron 1; Melilotus (*ʿf3*) 1; ebenso.

Eb 669 (83,14–15)

Ein anderes (Heilmittel).
oberägyptisches Laichkraut 1; unterägyptisches Laichkraut 1; Papyrus 1; *tj3*-Pflanze 1; *šw.t-ḏḥwtj* (kriechendes Fünffingerkraut) 1; *ṯrw*- ⟨rotes⟩ Mineral 1; werde damit verbunden.

Eb 658 (82,13–16)

Ein anderes Salbmittel (*wrḥ.t*) für das Erweichen von Versteifungen.
Fett (*ʿḏ*) des Schweines 1; Öl/Fett von einer Schlange[1] 1; Fett (*mrḥ.t*) vom *ibṯrsw*-Tier[2] 1; Öl/Fett einer Maus[1] 1; Fett (*mrḥ.t*) des Katers 1; werde zu einer Masse vereinigt, werde damit verbunden.

Ram V Nr. XV

Erweichen von Verkrümmungen[1].
ṯrw- ⟨rotes⟩ Mineral 1; geschmeidiges *ʿntjw*-Harz 1; Hammerschlag des Kupfers 1; Honig 1; Natron 1; unterägyptisches Salz 1; roter Ocker (*mnš.t*) 1; Fett (*ʿḏ*) des Steinbocks 1; werde gekocht zu einer Masse, werde damit verbunden.

Ram V Nr. III

Erweichen von Steifheit, Ausstrecken von Verkrümmungen[1].
weißes Öl 1; Behen-Öl 1; Fett (*ʿḏ*) des . . . Tieres[2] 1; Fett (*mrḥ.t*) des Nilpferds 1; Fett (*mrḥ.t*) des Löwen[3] 1; Fett (*mrḥ.t*) des Esels 1; Fett (*mrḥ.t*) des Krokodils 1; Öl/Fett einer Maus[4] 1; Öl/Fett der *ʿš3*-Eidechse[4] 1; Fett (*mrḥ.t*) vom *prṯrsw*-Tier[5] 1; Öl/Fett einer Schlange[4] 1; Öl der *wʿḫ*-Hülsenfrucht 1; *sfr*[6]-Öl 1; Wachs 1; werde gekocht zu einer Masse, werde damit gesalbt (*gs*) jeden Tag, so daß es ihm besser geht.

Eb 689 (85,5–7).

Ein anderes (Heilmittel) für das Ausstrecken von Verkrümmungen, Erweichen von Steifheit.

Dattelsaft 1; unterägyptisches Salz 1; *šfšf.t* (Schlamm?) 1; Öl/Fett 1; Natron 1; *ḏ3s*-Pflanze 1; werde zu einer Masse gemacht, werde damit verbunden.

Eb 637 (80,4–6)

Salbe (*nwd.t*) für das Erweichen von irgendwelchen Dingen[1].

Gummi 1; *prš* (Rötel) 1; *ʿntjw*-Harz 1; Ocker (*stj*) 1; Fett (*ʿḏ*) des Rindes 1; Wachs 1; nachdem die Gefäße erwärmt (*šm*?) sind (?)[2], werde damit verbunden.

Eb 638 (80,6–8)[1]

Ein anderes (Heilmittel).

ṯrw- ⟨rotes⟩ Mineral 1; *ṯḥn.t* (Glasfluß?) 1; Hammerschlag des Kupfers 1; Terebinthenharz (*snṯr*) 1; Honig 1; Natron 1; unterägyptisches Salz 1; roter Ocker (*mnš.t*) 1; Fett (*ʿḏ*) des Steinbocks 1; werde zu einer Masse gemacht, werde damit verbunden an vier Tagen.

Eb 639 (80,8–9)

Ein anderes (Heilmittel).

Fleisch des Welses 1; Bodensatz (*t3ḥ.t*) von süßem Bier 1; *gj.t*-Pflanze 1; Honig 1; werde damit verbunden an vier Tagen.

Eb 640 (80,9–14)

Ein anderes (Heilmittel).

wšb.t-Mineral 1; *prš* (Rötel) 1; Hammerschlag des Kupfers 1; Bodensatz (*t3ḥ.t*) der *sḏr*-Flüssigkeit 1; Natron 1; Fett (*ʿḏ*) des Steinbocks 1; Melilotus (*ʿf3*) 1; Kot des Esels 1; frische (*ʿnḫ*) *tp3.w*-Teile ⟨eines Baumes⟩ 1; *ssk3* (𓏥) 1; *ṯwn*-Pflanze 1; *psḏ* (𓏥) 1; Koloquinthe (*ḏ3r.t*) 1; Bohnen 1; weißes Öl 1; werde zerrieben, werde zu einer Masse gemacht, werde damit verbunden.

Eb 641 (80,14–15)

Ein anderes (Heilmittel).

frische Datteln 1; frische *w3m*-Pflanze 1; Fett (*ʿḏ*) des Rindes 1; Honig 1; werde damit verbunden.

Eb 690 (85,7–8)

Ein anderes (Heilmittel) für das Erweichen.

Natron 1; unterägyptisches Salz 1; Harz (*ʿḏ*) der Föhre 1; Bodensatz (*t3ḥ.t*) von süßem Bier 1; werde damit verbunden.

Eb 691 (85,8–9)

Ein anderes (Heilmittel).
Honig 1; unterägyptisches Salz 1; Kot des Esels 1; werde gekocht, werde damit verbunden.

Eb 692 (85,9–10)

Ein anderes (Heilmittel).
Öl/Fett 1; Honig 1; frische (*ʿnḫ*) *tpꜣ.w*-Teile ⟨eines Baumes⟩ 1; werde gekocht, werde damit verbunden.

Eb 663 (82,22–83,8) [1]

Ein anderes (Heilmittel) für die Weichheit (*gnn*) [2] eines Gefäßes.
psḏ () 1; Bohnen 1; *ʿmʿʿ*-Teil ⟨des Getreides⟩ 1; Koloquinthe (*ḏꜣr.t*) 1; Sägemehl der Föhre 1; Sägemehl des *mrj*-Nadelbaumes 1; Sägemehl der Weide 1; Sägemehl des Christdorns 1; Sägemehl der Sykomore 1; Sägemehl des Wacholder (*wʿn*) 1; Blatt der Dornakazie 1; Blatt des Christdorns 1; Blatt des *ỉmꜣ*-Laubbaumes 1; Blatt der Sykomore 1; *dšr*-Pflanze 1; Früchte des *ỉmꜣ*-Laubbaumes 1; weißes Öl 1; Fett (*mrḥ.t*) der Gans 1; Kot des Schweines 1; *pr.t-šnj*-Frucht 1; *ʿntjw*-Harz 1; Zwiebeln 1; *šnj-tꜣ*-Frucht 1; . . . [3] der *gj.t*-Pflanze 1; *bddw-kꜣ*-Pflanze 1; *tjw*-Pflanze 1; *bsbs*-Pflanze 1; *ỉbw mḥj.t* [4] 1; Samen (*ỉnj.t*) vom Flachs 1; unterägyptisches Salz 1; Salz der Wüste 1; *ỉnb*-Pflanze 1; roter Ocker (*mnš.t*) [1]; Ocker (*stj*) [5] 1; Natron 1; Fett (*ʿḏ*) des Rindes [1]; *šꜣšꜣ* (Baldrian?) 1; werde zu einer Masse gemacht, werde damit verbunden.

Ram V Nr. XII

Kühlen der Gefäße, Steifmachen von Weichheit.
Blätter vom Christdorn 1; Blätter der Dornakazie 1; Honig 1; werde zerkleinert in diesem Honig, werde damit verbunden vier Tage.

Ram V Nr. XIII

Ein anderes Heilmittel.
frische Blätter der Dornakazie 1; Fett (*ʿḏ*) des Rindes 1; Sägemehl der Föhre ⸢1⸣; werde zerrieben [1], werde damit verbunden vier Tage.

I C 4. Rezepte zu 2 oder 3 mit teilweise oder völlig zerstörten Überschriften

Ram V Nr. IV

⸢. . . .⸣

ḏꜣs-Pflanze ⸢1⸣; Bodensatz (*tꜣḥ.t*) von Bier 1; unterägyptisches Salz 1; Natron 1; Datteln 1; [.] ⸢. . . .⸣ [1]

Ram V Nr. VI

⌜. . . .⌝

⌜. . . .⌝ vom Wels 1; ⌜. . . .⌝ 1; ⌜. . . .⌝ 1; *ṯwn*-Pflanze 1; werde zerrieben[1], werde damit verbunden[2] vier Tage.

Ram V Nr. VII

⌜. . . .⌝

Klümpchen von Erde (*pns?*) 1; Früchte der *šꜣms*-Pflanze 1; Datteln 1; werde gekocht, werde damit verbunden vier Tage.

Ram V Nr. VIII

⌜. . . .⌝

Fett (*ꜥḏ*) des (männlichen) Rindes 1; ⌜. . . .⌝ 1; ⌜. . . .⌝ 1; *ḳsntj* (○|||) 1; ⌜. . . .⌝ 1; Früchte des *mꜣꜣ*-Baumes 1; Sellerie (*mꜣt.t*) 1; ⌜. . .-Pflanze⌝ 1; ⌜. . . .⌝ 1; ⌜. . . .⌝ 1; ⌜*ḫt*-⌝*ds*-Baum(?) 1; unterägyptisches Salz 1; ⌜. . . .⌝ 1; werde gekocht zu einer Masse, werde damit verbunden jeden Tag, so daß es ihm besser geht.

Ram V Nr. IX

⌜. . . .⌝

ꜥmꜥꜥ-Teile des Emmer 1; Früchte der Erbse (*ṯḥwj*) 1; ⌜. . . .⌝[1]; ⌜. . . .⌝; ⌜. . . .⌝[1][2] 1; Wachs 1; *wšb.t*-Mineral 1; Blutstein (*djdj*) 1; werde gekocht, werde damit verbunden.

Ram V Nr. X

⌜. . . .⌝[1][1]

ṯrw- ⟨rotes⟩ Mineral 1; Blutstein (*djdj*) 1; Milz des (männlichen) Rindes 1; Wachs 1; Grütze von Weizen 1; ⌜. . . . . .⌝.

Ram V Nr. XI

⌜. . . .⌝

Öl/Fett 1; Wachs 1; *ḫnt.t* von (*m*) Terebinthenharz (*snṯr*)[1] 1; werde gekocht zu einer Masse, werde damit verbunden jeden Tag, so daß es ihm besser geht.

Ram V Nr. XX

⌜. . . .⌝

schwarzer Feuerstein 1; Koloquinthe (*ḏꜣr.t*)[1] 1; Terebinthenharz (*snṯr*) 1; Hammerschlag des Kupfers 1; Fett (*ꜥḏ*) des (männlichen) Rindes ⌜1⌝; Wachs 1; Honig 1; werde gekocht, werde damit verbunden.

I C 5. Behandlung des *štw*-Gefäßes[1]

Ram V Nr. XVII

Erweichen der *štw*-Gefäße.

psḏ (𓏺) 1; Bohnen 1; Gummi 1; roter Ocker (*mnš.t*) 1; *ṯwn*-Pflanze 1; Blutstein (*djdj*) 1; schwarzer Feuerstein 1; unterägyptisches Salz 1; Honig 1; werde zerrieben[1], werde damit verbunden vier Tage.

I C 6. Unklares

a) *šw.t nt mt*

Eb 659 (82,16–17) = Bln 49 (4,11–12)

Ein anderes (Heilmittel) für das Erweichen von *šw.t*[1] des Gefäßes[2].

ẖt-ds-Baum 1; (Rinder-)Fett 1; Milz des Rindes 1; Terebinthenharz (*sntr*) 1; Bohnen 1; werde gekocht zu einer Masse[3], werde damit verbunden.

Eb 660 (82,18–19)
= H 117 (8,16) [= Bln 50 (4,12)][1] + H 118 (8,16–17)

Ein anderes (Heilmittel).

Zwiebeln[2] 1; *bddw-kꜣ*-Pflanze 1; unterägyptisches Salz 1; Honig[3] 1; Fett (*ꜥḏ*) des Steinbocks 1; *sskꜣ* (𓏺) 1; Fleisch des Rindes 1; Blutstein (*djdj*) 1; Koloquinthe (*ḏꜣr.t*) 1; werde damit verbunden[4].

Eb 661 (82,19–20) = H 119 (8,17)

Ein anderes (Heilmittel).

männlicher Ton[1] 1; Früchte von Koriander (*šꜣw*) 1; Datteln[2] 1; werde damit verbunden[3].

H 114 (8,14)[1]

Erweichen von *šw.t* in/an einem Gefäß.

Milz des Rindes; Grütze von Weizen; Blutstein (*djdj*); Fett (*ꜥḏ*) des Steinbocks; Gekröse (*ꜣs*) des Rindes; werde damit verbunden.

H 115 (8,14–15)

Ein anderes (Heilmittel).

Terebinthenharz (*sntr*); unterägyptisches Salz; Flügel ⟨und⟩ Leib eines Mistkäfers (*ḫprr*)[1]; *sskꜣ* (𓏺); Honig; ebenso.

Ram V Nr. XIV

Erweichen von *šw.t* der Gefäße.

Fett (*ꜥḏ*) des (männlichen) Rindes 1; Fett (*ꜥḏ*) des Ziegenbocks ⌜1⌝; Fett

(ʿḏ) des Widders 1; Honig 1; Wachs 1; Öl/Fett 1; *ibsꜣ*-Pflanze 1; Samenkorn vom Emmer (*mjmj*) 1; werde gekocht, werde damit verbunden.

Ram V Nr. XIX

Erweichen von *šw.t* der Gefäße.

Zwiebeln 1; unterägyptisches Salz 1; ⌜. . . .⌝ der Gans ⌜1⌝; Fett (ʿḏ) des Steinbocks ⌜1⌝; Fett (*mrḥ.t*) der Gans 1; ⌜. . . .⌝[1] der Gans 1; *wḏ*ʿ-Teil der Dattel ⌜1⌝; Terebinthenharz (*sntr*) 1; *psḏ* (𓋹) 1; Ladanum 1; ⌜. . . .⌝.

I C 6b) *ib n mt*

H 100 (8,4–5)

Lindern des *ib*-Herzens[1] eines Gefäßes.

ibw-Pflanze [1]; *ḫꜣsj.t* (Bryonia) 1; unterägyptisches Salz 1; Früchte (*išd.t*) der Sykomore 1; werde zerkleinert in Mehl (*skj*) der *psḏn*-Tenne; werde daran gegeben.

II. Krankheiten im Bereich des Kopfes

A. Kopf und Schädel als Ganzes[1]

1. Schmerzen im allgemeinen

Eb 253 (48,5–7)

Ein anderes Heilmittel für den Kopf, wenn er krank ist; Schwindenlassen[1] der Schmerzstoffe.

Terebinthenharz (*snṯr*) 1; Fettes der *ỉbw*-Pflanze 1; Ladanum 1; Schilfrohr (*ỉsw*) 1; (Rinder-)Fett 1; werde zerrieben, werde gekocht, werde damit gesalbt (*wrḥ*).

Eb 254 (48,7–9)

Ein anderes (Heilmittel) für den Kopf, wenn er krank ist; Schwindenlassen der Schmerzstoffe.

Terebinthenharz (*snṯr*) 1; Kümmel 1; Früchte von Wacholder (*wʿn*) 1; Fett (*mrḥ.t*) der Gans 1; werde gekocht, werde damit gesalbt (*wrḥ*).

Eb 255 (48,9–10).

Ein anderes (Heilmittel) für das Behandeln des Kopfes.

tj-šps (Zimt?) 1; *ỉbsꜣ*-Pflanze 1; *gnn*-Teil von *ẖsꜣj.t*-Balsam 1; Terebinthenharz (*snṯr*) 1; werde damit gesalbt (*wrḥ*) jeden Tag.

Das ist eine Behandlung des Kopfes.

Eb 256 (48,10–11)

Ein anderes (Heilmittel).

ḫnt.t von (*m*) Terebinthenharz (*snṯr*) 1; werde der Kopf damit gesalbt (*wrḥ*); oft, oft.

Eb 257 (48,11–13)

Ein anderes (Heilmittel) für das Gesundmachen des Kopfes, wenn er krank ist.

Schilfrohr (*ỉsw*) 1; [von] Wacholder (*wʿn*) 1; Harz (*ʿḏ*) der Föhre 1; *pꜣʿr.t* (𓇳𓏥) 1; Terebinthenharz (*snṯr*) 1; (Rinder-)Fett 1; werde zerrieben, werde an den Kopf gegeben.

Eb 258 (48,13–14)

Ein anderes (Heilmittel).

Kümmel 1; *gsfn* (Gummiharz von Asa foetida) 1; Früchte von *tntm* (𓈒𓏥) 1; *ꜥntjw*-Harz 1; Behen-Öl 1; Früchte von Wacholder (*wꜥn*) 1; Lotusblüte [1]; werde zerrieben, werde an den Kopf gegeben.

Eb 259 (48,14–17)

Ein anderes (Heilmittel) für das Kühlen des Kopfes, wenn er krank ist.

Ocker (*stj*) 1; Terebinthenharz (*snṯr*) 1; *ẖt-ꜥwꜣ* (𓈒𓏥) 1; *wꜣnb*-Pflanze 1; *tj-šps* (Zimt?) 1; Horn des Damhirsches 1; Gummi 1; *nṯrj.t* (𓈒𓏥) 1; *dbn* (𓈒𓏥) des Maurers 1; Koloquinthe (*ḏꜣr.t*) 1; Wasser 1; werde zerrieben, werde an den Kopf gegeben.

Eb 260 (48,17–20)

Ein anderes (Heilmittel) für den Kopf, ⟨nämlich⟩ für den *smꜣ*-Teil[1] (des Kopfes).

Terebinthenharz (*snṯr*) $\frac{1}{64}$; Zwiebeln (?)[2] $\frac{1}{64}$; *nṯrj.t* (𓈒𓏥) $\frac{1}{32}$; *snn*-Balsam $\frac{1}{32}$; Malachit/grüne Augenschminke $\frac{1}{16}$; Bleiglanz/schwarze Augenschminke $\frac{1}{32}$; *bjꜣ*-Metall von Kusae $\frac{1}{32}$; *wꜣḥ-nḫb.t*-Mineral $\frac{1}{64}$; Wasser $2\frac{1}{2}$ ro; werde zerrieben, werde an den *smꜣ*-Teil (des Kopfes) gegeben.

Eb 247 (47,5–10) = H 75 (5,15–6,2)

Heilmittel, das Isis gemacht hat für Re selbst, um zu beseitigen die Krankheit, die in seinem Kopf ist

siehe bei VIII B 2a (Seite 260).

Eb 248 (47,10–12) = H 76 (6,2–4)

Heilmittel für das Beseitigen der ⟨schädlichen⟩ Einwirkung am Kopf, der *sk.t*-Krankheit am Kopf[1].

Inneres der Koloquinthe (*ḏꜣr.t*) 1; *ḫs*-Teil vom *imꜣ*-Laubbaum 1; Natron 1; *šfšf.t* (Schlamm?) 1; Knochen vom Nilbarsch, gekocht 1; *dšr.w*-Fisch[2], gekocht 1; Schädel des Synodontis-Fisches, gekocht 1; Honig 1; Ladanum[3] 1; werde der Kopf damit gesalbt (*wrḥ*) an vier Tagen.

Eb 249 (47,13–14) = H 77 (6,4–5)

Ein anderes Heilmittel[1].

Früchte von Dill (*ims.t*) 1; Früchte von *ḥꜣsj.t* (Bryonia) 1; Früchte vom Koriander (*šꜣw*) 1; *innk*-Pflanze 1; *ẖt-ds*-Baum 1; Fett (*ꜥḏ*) des Esels 1; werde der Kopf damit gesalbt (*wrḥ*) an vier Tagen[2].

Für Behandlungen des erkrankten Kopfes siehe Eb 251 a bei XIII (Seite 307); Bln 27 bei XV A 1 (Seite 313); Ram III A 19 bei II B 5 (Seite 59).

II A 2. Migräne

Eb 250 (47,14–15)[1]

Ein anderes (Heilmittel) für die Krankheit im halben Kopf[2].

Schädel des Welses[3], werde zerkocht in Öl/Fett; werde der Kopf damit gesalbt (*gs*) an vier Tagen.

Pap. Beatty V Rs 4,1–9

Buch für die Beschwörung des halben Kopfes.

(folgt Zauberspruch)[1]

Werde gesprochen über (Zauberstoffen; zuletzt: eine mit Götterbildern bemalte Leinenbinde) werde gegeben an seinen Kopf.

Pap. Beatty V Rs 4,10–6,4

Ein anderes Buch für das Beseitigen der halben Schläfe.

(folgt Zauberspruch)[1]

Werde gesprochen über (einer mit Götterbildern bemalten Leinenbinde) werde gegeben [an] ⌜die Schläfe⌝ des Mannes.

Pap. Beatty V Rs 6,5–7

Anfang von der Beschwörung der *hḳ*-Krankheit.

Du mögest ausfließen; komm heraus aus der linken Schläfe . . .

Werde gesprochen sieben Mal[1].

II A 3. Verschiedene äußerliche Krankheiten

Eb 437 (64,14–15) = H 24 (2,8–9)

Anfang von den Heilmitteln für das Beseitigen der *ẖnsj.t*-Krankheit[1] am Kopf[2].

Früchte des Rizinus (*dgm*)[3] 1; (Rinder-)Fett[4] 1; Behen-Öl 1; werde zu einer Masse gemacht, werde damit gesalbt (*wrḥ*) jeden Tag.

Eb 438 (64,15–16)

Ein anderes (Heilmittel).

sꜣr-Pflanze; werde zerkleinert in Honig, werde damit verbunden.

Eb 439 (64,16–17)

Ein anderes (Heilmittel).
roter Ocker (*mnš.t*) 1; Honig 1; werde damit verbunden.

Eb 440 (64,17–18)

Ein anderes (Heilmittel).
inr-spdw-Mineral 1; Dattelsaft 1; *špnn* (Mohnkörner?) 1; Honig 1; *šnf.t* (○|||) 1; werde zu einer Masse gemacht, werde damit gesalbt (*wrḥ*).

Eb 441 (64,18–19)

Ein anderes (Heilmittel).
Honig 1; Dattelsaft 1; *šnf.t* (○|||) 1; werde damit gesalbt (*gs*).

Eb 442 (64,19–20) = Eb 450 (65,7–8)

Ein anderes (Heilmittel).
roter Ocker (*mnš.t*) 1; Öl/Fett 1; Koloquinthe (*ḏꜣr.t*)[1] 1; werde zu einer Masse gemacht, werde damit gesalbt (*wrḥ*).

Eb 443 (64,20–21)

Ein anderes (Heilmittel).
Haut des Nilpferds, zerkocht 1; Öl/Fett 1; *špnn* (Mohnkörner?) 1; Koloquinthe (*ḏꜣr.t*) 1; werde zu einer Masse gemacht, werde damit gesalbt (*wrḥ*).

Eb 444 (64,21–65,1)

Ein anderes (Heilmittel).
ꜣbw (○|||) 1; *ʿntjw*-Harz 1; Mehl von Koloquinthe (*ḏꜣr.t*) 1; *tꜣ-msḥ* (Krokodilskot?) 1; Ei vom Strauß 1; werde damit gepudert.

Eb 445 (65,1–2)

Ein anderes (Heilmittel).
inr-spdw-Mineral 1; *špnn* (Mohnkörner?) 1; *ʿntjw*-Harz 1; *shr.t* (Chalcedon) 1; werde damit gepudert.

Eb 446 (65,2–3)

Ein anderes (Heilmittel).
Kümmel 1; *šnj-tꜣ*-Frucht 1; *ns-š* (○|||) 1; *šfšf.t* (Schlamm?) 1; werde fein zerrieben zu einer Masse, werde damit gepudert.

Eb 447 (65,3–4)

Ein anderes (Heilmittel).
Fett (*mrḥ.t*) des Nilpferds 1; Mehl der *ibsꜣ*-Pflanze 1; *ʿntjw*-Harz 1;

gsfn (Gummiharz von Asa foetida) 1; *s3-wr*-Harz 1; werde zerrieben zu einer Masse, werde damit gesalbt (*wrḥ*).

Eb 448 (65,4–5)

Ein anderes (Heilmittel).

prš (Rötel)[1] 1; *t3-msḥ* (Krokodilskot?) 1; *ibs3*-Pflanze 1; werde damit gepudert.

Wenn sie (die *ḫnsj.t*-Krankheit) staubtrocken wird, sollst du Öl/Fett geben.

Eb 449 (65,5–7)

Ein anderes (Heilmittel).

Fett (*mrḥ.t*) vom Strauß; Galle (*bnf*) des *3bdw*-Fisches; *km.w* (…); *s3-wr*-Harz; Föhrenöl (*sfṯ*); Terebinthenharz (*snṯr*); werde zu einer Masse gemacht, werde der Kopf damit gesalbt (*wrḥ*) an vier Tagen.

Eb 771 (92,7–8)[1]

Heilmittel für das Beseitigen der *nssḳ*-Krankheit[2].

Stachel des Stachelschweins, werde zerkocht, werde in Öl/Fett getaucht (*ẖtb*), werde daran gegeben.

Eb 772 (92,8–9)

Ein anderes (Heilmittel).

roter Ocker (*mnš.t*); *ḥrw.t*-Teil von vorzüglichem Bier; werde daran gegegeben.

Nachdem sie (die kranke Stelle) angeritzt ist (*sfṯ*): *iḥw*-Frucht; werde verrieben[1], werde daran gegeben.

Eb 773 (92,9–10)

Ein anderes (Heilmittel).

ein Topf (*ḳd*), werde *hdm*-gemacht, werde zerkocht in Öl/Fett; *ṯrw*-⟨rotes⟩ Mineral; werde in Wasser zerschlagen, werde daran gegeben.

Eb 774 (92,10–12)

Ein anderes (Heilmittel).

Flachs; *ḥnw*-Pflanze; werde zerkocht; werde in Öl/Fett getaucht (*ẖtb*), zusammen mit Kot der Fliege; werde zu einer Masse verrieben, werde daran gegeben.

Eb 775 (92,12–13)

Ein anderes (Heilmittel).

Erde, die am Nagel des Mannes[1] ist; werde daran gegeben, so daß ⟨die Krankheit⟩ sofort aufhört.

Eb 777 (92,16–18)

Ein anderes (Heilmittel) für das Beseitigen der *nssḳ*-Krankheit am Kopf[1].

Feigen $\frac{1}{8}$; *iśd*-Frucht $\frac{1}{8}$; *wꜣm*-Pflanze $\frac{1}{8}$; Ocker (*stj*) $\frac{1}{32}$; Terebinthenharz (*sntr*) $\frac{1}{64}$; Fett (*mrḥ.t*) der Gans $\frac{1}{8}$; süßes Bier 20 ro; werde gekocht, werde durchgepreßt, werde getrunken an vier Tagen.

Eb 776 (92,13–16)

Ein anderes (Heilmittel) für das Beschwören der *nssḳ*-Krankheit.

O (du) Aufgehender, lasse dich nieder, hüte dich vor meinem Spruch[1]; Sonnenscheibe, nimm dich in acht vor dem Herrn des Scheitels[2].

Werde gesprochen über: roter Ocker (*mnš.t*); Koloquinthe (*ḏꜣr.t*); Alabaster; *ir.t-p.t* (𓁹)[3]; Honig; werde zu einer Masse gemacht, werde daran gegeben.

Eb 466 (66,12–13) und Eb 467 (66,13–15)

Ein anderes (Heilmittel) für das Wachsenlassen des Haars ⟨das ausgefallen ist⟩ infolge der *nssḳ*-Krankheit

siehe bei XI A 2 (Seite 298 und 299).

Eb 712 (86,15–21) = H 17 (2,1–4)

Heilmittel für das Beseitigen von *tpꜣ.w* am Kopf[1].

Mehl von Gerste, zerrieben, zerkocht 5 ro; Mehl von Samenkorn des Emmer (*mjmj*), zerrieben[2], zerkocht 5 ro; weiches (Rinder-)Fett 5 ro; werde zu einer Masse gemacht, werde der Kopf[3] damit gesalbt (*wrḥ*), werde sein Kopf gepudert[4], werde sein Scheitel (*whnn*) zur Erde gegeben[5], ohne irgendein (anderes) Heilmittel darauf zu geben.

Wenn danach sein Scheitel (*whnn*) zu Ende gekommen ist[6] mit dem Salben (*wrḥ*) mittels[7] dieser Heilmittel, dann soll man ihn salben (*wrḥ*) mit Fett (*mrḥ.t*) von Fischen am zweiten Tage; werde gesalbt (*wrḥ*)[8] mit Fett (*mrḥ.t*) vom Nilpferd am dritten Tage[9]; werde gesalbt (*wrḥ*)[8] mit Ladanum am vierten Tage[10]; werde gesalbt (*wrḥ*)[8] mit Fladen von gegorenem Weizenbrot, indem es jeden Tag auf seinen Scheitel gegeben wird[11].

Ram III B 8–10

Beseitigen von *tpꜣ.w* ⸢. . . .⸣

ꜥpnn.t (Wassermolch?)[1], aufgespalten, zerkocht in Öl/Fett; du sollst ein wenig davon geben an ⟨nur⟩ einen von den *tpꜣ.w*[2]. Wenn sein Fleisch (*ḥꜥ.w*) darunter heiß (*šmm*) wird, so mache ⸢es⸣ nicht gegen ihn. Wenn nicht ⸢sein Fleisch (*ḥꜥw*) heiß (*šmm*) wird⸣ darunter, werde gesalbt (*wrḥ*) viele ⸢Male⸣, nachdem er beräuchert ist, am frühen Morgen[3].

H 167 (11,9–10)

Beseitigen von *mššw.t*[1].
abgeworfene Haut (*ẖꜥḳ.t*) einer Schlange; Dickmilch; *tj-šps* (Zimt?); werde damit gesalbt (*wrḥ*).

Eb 298 (52,10–13)

Ein anderes (Heilmittel), das gemacht wird für einen Mann, wenn er leidet an der *ḫnt*-Krankheit[1] an seinem Kopf, indem Schleimstoffe in seinem Nacken sind[2].
Ladanum 1; *ẖsꜣj.t*-Balsam 1; Zweig (*ḏꜥꜥ*) des Wacholder (*wꜥn*) 1; Terebinthenharz (*snṯr*) 1; Bleiglanz (*msdm.t*) 1; Ocker (*stj*) 1; Fett (*ꜥḏ*) des Steinbocks 1; werde zerrieben, werde zu einer Binde gemacht, werde an den Kopf gegeben.

Eb 299 (52,13–15)

Ein anderes Heilmittel.
šw.t-ḏḥwtj (kriechendes Fünffingerkraut) 1; *nḥd.t* (𓌡) 1; Kümmel 1; Früchte von Wacholder (*wꜥn*) 1; *ꜥntjw*-Harz 1; Harz (*ꜥḏ*) der Föhre 1; Fett (*ꜥḏ*)[1] des Steinbocks 1; Ladanum 1; werde zu einer Masse gemacht, werde nachts dem Tau ausgesetzt, werde durchgepreßt, werde getrunken an vier Tagen[2].

Eb 391 (61,9–11)

Ein anderes (Heilmittel) für das Beseitigen der *ḫnt*-Krankheit am Kopf durch Schminken[1].
Bleiglanz/schwarze Augenschminke (*msdm.t*)[2] 1; *ḫt-ꜥwꜣ* (𓌡) $\frac{1}{8}$; *snn*-Balsam $\frac{1}{16}$; *ḥtm*-Mineral $\frac{1}{16}$; *ṯrw*- ⟨rotes⟩ Mineral $\frac{1}{64}$; trockenes *ꜥntjw*-Harz $\frac{1}{64}$; Früchte der *tntj*-Pflanze $\frac{1}{64}$.

Sm 21,9–22,10

(Buch für das Machen einen Alten zu einem Jungen gibt in der Nachschrift an:)
„es werde der Mann damit gesalbt (*wrḥ*). Das ist ein Beseitigen der *ḫnt*-Krankheit am Kopf“
siehe bei XI B 2 (Seite 302).

Eb 778 (92,19–20) + Eb 779 (92,20–21)[1]

Heilmittel für das Beseitigen der *mḥs*-Krankheit[2].
Gärungsprodukt des Honigs; werde die *mḥs*-Krankheit(-Erscheinung) damit gesalbt (*wrḥ*).

Mehl vom Blatt der Dornakazie; Sägemehl vom *ʿrw*-Baum; werde damit verbunden an vier Tagen.

Eb 252 (48,3–5)

Ein anderes (Heilmittel) für das Beseitigen von Zittern am Kopf.
Wenn der Kopf des Mannes zittert, dann sollst du deine Hand auf seinen Kopf auflegen, ohne daß er sie (die Hand) spürt[1].
Dann sollst du ihm machen: Natron; werde zerrieben in Öl/Fett, Honig, Wachs; werde zu einer Masse gemacht, werde damit verbunden.

Ein Verbandsmittel für den Kopf (Bln 27) siehe bei XV A 1 (Seite 313).

Behandlungen von Verletzungen des Schädels in Fall 1–9 des Wundenbuches des Pap. Smith siehe bei V A (Seite 172–180).

IIB. Augen[1]

1. Krankheiten, krankhafte Erscheinungen, Verletzungen
(nach den ägyptischen Bezeichnungen geordnet)

Eb 365 (59,1–2)

Ein anderes (Heilmittel) für das Beseitigen der *ꜣd.t*-Krankheit im Auge.
Kot des Pelikans 1; unterägyptisches Salz 1; Terebinthenharz (*snṯr*) 1; werde zu einer Masse gemacht, werde in das Innere des Auges gegeben.

Eb 369 (59,10–13)

Ein anderes (Heilmittel) für das Beseitigen der *ꜣd.t*-Krankheit im Auge.
Erstes Mal, nachdem sie gespürt ist[1]: Gärungsprodukt des Honigs (*bj.t nt ḫprj*) oder *gw* (Überzug) des Honigs; werde daran gegeben an vier Tagen.
Zweites Mal: metallischer Malachit[2] $\frac{1}{8}$; schwarze Augenschminke $\frac{1}{8}$; *ḫt-ʿwꜣ* ([illegible]) $\frac{1}{8}$; oberägyptisches *sjꜣ*-Mineral $\frac{1}{8}$; werde zu einer Masse zerrieben, werde daran gegeben an vier Tagen.

Eb 370 (59,13–15)

Ein anderes (Heilmittel).
Kot der Eidechse 1; oberägyptisches *sjꜣ*-Mineral 1; schwarze Augenschminke 1; Gärungsprodukt des Honigs (*ḫpr n bj.t*) 1; werde zu einer Masse zerrieben, werde an die beiden Augen gegeben.

Eb 371 (59,15–16)

Ein anderes (Heilmittel).
roter Ocker (*mnš.t*) 1; schwarze Augenschminke 1; Gärungsprodukt des Honigs (*ḫpr n bj.t*) 1; werde zu einer Masse gemacht, werde an die beiden Augen gegeben.

Eb 373 (59,17–18)

Ein anderes (Heilmittel).
roter Ocker (*mnš.t*) 1; schwarze Augenschminke 1; *snn*-Balsam[1] 1; Gärungsprodukt des Honigs (*ḫpr n bj.t*) 1; werde zu einer Masse zerrieben, werde an die beiden Augen gegeben an vier Tagen.

Eb 374 (59,18–20)

Ein anderes (Heilmittel).
roter Ocker (*mnš.t*) 1; *ḫt-ꜥwꜣ* (𓈒𓏥) 1; *bjꜣ*-Metall von Kusae 1; *ḥtm*-Mineral 1; Ei vom Strauß 1; oberägyptisches *sjꜣ*-Mineral 1; Mehl von *ḥnw.t*[1] (𓈒𓏥) 1; Honig 1; werde zu einer Masse gemacht, werde an die beiden Augen gegeben.

Eb 375 (59,20–21)

Ein anderes (Heilmittel).
schwarzer Feuerstein 1; Terebinthenharz (*snṯr*) 1; schwarze Augenschminke 1; Honig 1; werde in die beiden Augen gegeben an vier Tagen.

Eb 372 (59,16–17)

Ein anderes (Heilmittel).
metallischer Malachit[1] 1; Honig 1; werde an die beiden Augen gegeben an vier Tagen.

Eb 409 (62,10–12)

Ein anderes (Heilmittel) für das Beseitigen der *ꜣdj.t*-Krankheit im Auge.
schwarze Augenschminke $\frac{1}{2}$; Ei vom Geier $\frac{3}{4}$; werde fein zerrieben, werde an die Außenseite der beiden Augen gegeben.

Eb 410 (62,12–13)[1]

Ein anderes (Heilmittel).
schwarze Augenschminke 2; Honig $\frac{1}{64}$; Ocker (*stj*) $\frac{1}{16}$; roter Ocker (*mnš.t*) $\frac{1}{8}$; *snn*-Balsam $\frac{1}{16}$; ebenso.

Eb 411 (62,13–14)[1]

Ein anderes (Heilmittel).
roter Ocker (*mnš.t*) $\frac{1}{32}$; Ocker (*stj*) $\frac{1}{4}$; schwarze Augenschminke $\frac{1}{32}$; *snn*-Balsam $\frac{1}{16}$; Gärungsprodukt des Honigs[2] $\frac{1}{32}$; ebenso.

Eb 413 (62,15–17)[1]

Ein anderes (Heilmittel).

roter Ocker (*mnš.t*) $\frac{1}{64}$; Ocker (*stj*) $\frac{1}{64}$; Gärungsprodukt des Honigs $\frac{1}{8}$; schwarze Augenschminke $\frac{1}{8}$; *snn*-Balsam $\frac{1}{32}$; ebenso[2].

Eb 412 (62,14–15)

Ein anderes (Heilmittel).

schwarzer Feuerstein $\frac{1}{32}$; Terebinthenharz (*sntr*) $\frac{1}{8}$; *tꜣ-msḥ* (Krokodilskot?) 1; Honig 1; werde gegeben an die Winkel der beiden Augen.

Eb 392 (61,12–14)

Ein anderes Heilmittel für das Auge, wenn irgendwelche schlechten Dinge[1] gegen es entstanden sind.

Galle des Schweines[2], geteilt in zwei Hälften; werde ihre (eine) Hälfte auf Honig gegeben; werde das Auge damit geschminkt am Abend; und werde ihre (andere) Hälfte getrocknet; werde fein zerrieben; werde das Auge damit geschminkt am Morgen.

Eb 378 (60,3–6)

Ein anderes (Heilmittel) für das Beseitigen einer Stauung (*ʿḫ.t*) von Wasser in den beiden Augen.

echter Lapislazuli 1; grüne Augenschminke 1; *snn*-Balsam 1; Milch 1; schwarze Augenschminke 1; *tꜣ-msḥ* (Krokodilskot?) 1; . . . .[1] von *šb.t*-Gurke 1; werde zu einer Masse gemacht, werde an die Außenseite der beiden Augen gegeben.

Eb 379 (60,6–7)

Ein anderes (Heilmittel).

shr.t (Chalcedon) 1; Fett (*mrḥ.t*) der Gans 1; Gärungsprodukt des Honigs (*ḫpr n bj.t*) 1; werde zu einer Masse gemacht, werde in die beiden Augen gegeben an vier Tagen.

Eb 380 (60,7–8)

Ein anderes (Heilmittel).

gsfn (Gummiharz von Asa foetida) 1; grüne Augenschminke 1; *prj ḥr ḫꜣs.t-f*[1] 1; werde zerrieben, werde zu einer Masse gemacht, werden die beiden Augen damit geschminkt.

Eb 385 (60,16–61,1)

Ein anderes (Heilmittel) für das Beseitigen einer Stauung (*ʿẖ.t*) von Wasser in den beiden Augen.

Es kommt die grüne Augenschminke; es kommt die grüne Augenschminke; es kommt das Grüne; es kommt der Ausfluß (*ỉnfw*) des Horus-Auges; es kommt das Erbrochene des Atum-Auges; es kommt der Ausfluß (*rḏw*), der aus Osiris gekommen ist. Sie (die grüne Augenschminke) ist gekommen, sie hat beseitigt das Wasser, den Eiter, das Blut, die Schwachsichtigkeit, die *bjdj*-Augenkrankheit, die Blindheit, die Verschleierung, die Einwirkung eines Gottes, eines Toten, einer Toten, eines männlichen Schmerzstoffes, eines weiblichen Schmerzstoffes, irgendwelcher schlechten Dinge, die in diesen beiden Augen sind. Beliebig fortzusetzen[1].

Werde gesprochen über grüner Augenschminke[2], werde zerschlagen in Gärungsprodukt des Honigs[3] (*bj.t nt ẖprj*), werde zu ihnen[4] *gjw* (Zyperngras)[5] zerschlagen, werde an das Auge gegeben.

Wirklich vorzüglich.

Eb 346 (57,4–5)[1]

Ein anderes (Heilmittel) für das Beseitigen der *wḫꜣ.t*-Krankheit in den beiden Augen.

schwarze Augenschminke 1; roter Ocker (*mnš.t*) 1; Ocker (*stj*) 1; rotes Natron 1; werde an die Außenseite der beiden Augen gegeben.

Eb 341 (56,16–17)

Ein anderes (Heilmittel) für das Abwehren der Schmerzstoffe in den beiden Augen.

schwarze Augenschminke 1; *ṯrw*- ⟨rotes⟩ Mineral 1; werden die beiden Augen damit geschminkt[1].

Eb 386 (61,1–3)

Ein anderes (Heilmittel), ein Schminkmittel[1] für das Abwehren der Schmerzstoffe in den beiden Augen.

tp-Teil der *ḥnj*-Sumpfpflanze; Koloquinthe (*ḏꜣr.t*); Honig; Fett (*mrḥ.t*) der Gans; zu gleichen Teilen[2]; werde an die Außenseite der beiden Augen gegeben.

Wirklich vorzüglich, millionenmal.

Eb 336 (55,20–56,6)

Was man macht gegen ein Gewächs von Schmerzstoffen mit Blut im Auge siehe Seite 46.

Eb 368 (59,6–10a)

Ein anderes (Heilmittel) für das Beseitigen der *bjdj*-Krankheit[1] in den beiden Augen.

echte schwarze Augenschminke[2], werde in Wasser gegeben in einem *hnw*-Topf an vier Tagen; sie werde nochmals gegeben in Fett (*mrḥ.t*) der *s.t*-Gans an vier Tagen. Dann soll man sie (die Schminke) waschen mit der Milch einer, die einen Knaben geboren hat; werde veranlaßt, daß sie trockne an neun[3] Tagen; dann soll man sie zerreiben; werde gegeben ein Kügelchen von *ꜥntjw*-Harz darauf *wḏꜣ*[4]; werden damit geschminkt die beiden Augen eines (Mannes), dessen beide Augen an *bjdj*-Krankheit ⟨leiden⟩[5].

Eb 355 (57,15–17)

Ein anderes (Heilmittel) für das Beseitigen eines Kügelchens[1] (*pds.t*) im Auge.

schwarze Augenschminke 1; grüne Augenschminke 1; Koloquinthe (*ḏꜣr.t*) 1; *ẖt-ꜥwꜣ* (𓋹) 1; *gsfn* (Gummiharz von Asa foetida) 1; werde gemischt in Wasser, werde [an][2] die Außenseite der beiden Augen gegeben.

Eb 430 (64,3–4) = Eb 423 (63,11–12)

Ein anderes Heilmittel für das Beseitigen eines Kügelchens (*pds.t*)[1] im Auge.

snn-Balsam 1; schwarze Augenschminke[2] 1; *ẖt-ꜥwꜣ* (𓋹) 1; werden die beiden Augen[3] damit geschminkt.

Eb 350 (57,10–11)

Ein anderes (Heilmittel) für das Beseitigen der *nḥꜣ.t*-Krankheit[1] in den beiden Augen.

Galle der Schildkröte 1; Ladanum 1; werde in die beiden Augen gegeben.

Eb 383 (60,12–13)

Ein anderes Heilmittel für das Beseitigen der *nḥꜣ.t*-Krankheit in den beiden Augen.

Blatt der Dornakazie 1; Mehl von Koloquinthe (*ḏꜣr.t*) 1; Granit 1; werde zerrieben, werden die beiden Augen damit verbunden.

Eb 407 (62,7–8)[1]

Ein anderes (Heilmittel) für das Beseitigen der *nḥꜣ.t*-Krankheit.

schwarze Augenschminke 1; roter Ocker (*mnš.t*) 1; Ocker (*stj*) 1; rotes Natron 1; werde zerrieben, werde an die Außenseite der beiden Augen gegeben.

Eb 751 (89,18–20)

Beseitigen der *nsj.t*-Krankheit in den beiden Augen
siehe bei IV L 2b (Seite 154).

Eb 336 (55,20–56,6)

Anfang[1] von der Sammelhandschrift der Augen.
a) Was man macht gegen ein Gewächs[2] von Schmerzstoffen (*rd.t nt wḫd.w*) mit Blut[3] im Auge[4].
oberägyptisches *sj3*-Mineral 1; Honig 1; *snn* Balsam 1; *nḥd* (𓏏) 1.
b) Behandeln seines (des Auges) Wasser[5]: Terebinthenharz (*sntr*) 1; *ʿntjw*-Harz 1; *tntm* (𓏏)[6] 1; Ocker (*stj*) 1.
c) Behandeln des Gewächses: unterägyptisches *sj3*-Mineral 1; roter Ocker (*mnš.t*) 1; grüne Augenschminke 1; Honig 1.
d) Danach mußt du ihm machen: Öl/Fett 1.
Anfang der Nachbehandlung[7]: Wachs 1; *gsfn* (Gummiharz von Asa foetida) 1; *ḫnt.t* von (*m*) Terebinthenharz (*sntr*) 1; Ocker (*stj*) 1.
Vollendung der Nachbehandlung[7]: *ḫt-ʿw3* (𓏏) 1; Terebinthenharz (*sntr*) 1; Fett (*mrḥ.t*) der Gans 1.
Ende der Nachbehandlung[7]: Ocker (*stj*) 1; schwarze Augenschminke 1; Öl/Fett 1.
Werde damit verbunden an vier Tagen. Du sollst gar[8] nicht stören[9].

Eb 415 (62,18–21)

Ein anderes (Heilmittel) für das Beseitigen ... der Schwachsichtigkeit (*ḥ3rw*)
siehe bei *ḥ3tj*-Verschleierung (Seite 47).

Eb 339 (56,11–15)

Ein anderes (Heilmittel) für das Beseitigen von Verschleierung[1] (*ḥ3tj*) im Auge.
ʿntjw-Harz 1; *s3-wr*-Harz 1; *šsj.t*-Mineral 1; Koloquinthe (*d3r.t*) 1; unterägyptische *gj.t*-Pflanze 1; grüne Augenschminke 1; *k3j.t* (Mist?) der Gazelle 1; Inneres vom *ḳ3dj.t*-Tier 1; weißes Öl; werde gegeben auf Wasser, werde nachts dem Tau ausgesetzt, werde durchgepreßt, werde damit verbunden an vier Tagen.
Andere Aussage: du sollst es eingießen mit der Feder eines Geiers[2].

Eb 340 (56,15–16)

Ein anderes (Heilmittel).
gsfn (Gummiharz von Asa foetida) 1; *wsf3.w-š* (𓏏) 1; *kf3.w* (Blattsprossen?) des Papyrus 1.

Danach sollst du ihm (dem Kranken) machen[1]: *ỉf.t* (Knochenmark) 1; Wachs 1; werde auf seine (des Auges) Außenseite gegeben.

Eb 415 (62,18–21)

Ein anderes (Heilmittel) für das Beseitigen von Verschleierung (*ḥꜣtj*), Dunkelheit (*kkw*), Schwachsichtigkeit (*ḥꜣrw*)[1], Einwirkungen (*s.t-ꜥ*), die in den beiden Augen entstanden sind.

ẖt-ꜥwꜣ (𓋹𓏥) 1; grüne Augenschminke 1; Mehl von Koloquinthe (*ḏꜣr.t*) 1; Blatt der Dornakazie 1; *ẖpꜣ*-Teil vom Ebenholzbaum 1; Wasser der *ḳbw*-Pflanze 1; werde zu einer Masse gemacht, werde zu einem Teig (*ỉwšš*) gemacht, werde getrocknet, werde in Wasser zerschlagen, werde an die Außenseite der beiden Augen gegeben.

Eb 367 (59,3–6)

Ein anderes (Heilmittel) für das Beseitigen der *ẖnt*-Krankheit[1] in den beiden Augen.

schwarze Augenschminke $\frac{1}{32}$; *snn*-Balsam $\frac{1}{16}$; *ḥtm*-Mineral $\frac{1}{16}$; *ṯrw*- ⟨rotes⟩ Mineral $\frac{1}{64}$; frisches *ꜥntjw*-Harz $\frac{1}{64}$; oberägyptisches *sjꜣ*-Mineral $\frac{1}{64}$; werde fein zerrieben, werde zu einer Masse gemacht, werde in die beiden Augen gegeben, so daß sie sofort gesund sind.

Eb 421 (63,7–8)

Ein anderes (Heilmittel) für das Beseitigen von *ḥsf.w* des Fleisches (*ḥꜥw*) in den beiden Augen.

grüne Augenschminke; Terebinthenharz (*snṯr*); roter Ocker (*mnš.t*); werde zerrieben, werde an die beiden Augen gegeben.

Eb 415 (62,18–21)

Ein anderes (Heilmittel) für das Beseitigen von . . . . . Einwirkungen (*s.t-ꜥ*) . . . in den beiden Augen

siehe bei *ḥꜣtj*-Verschleierung (siehe oben).

Eb 348 (57,6–8)

Ein anderes (Heilmittel) für das Beseitigen von Blut (*snf*)[1] in den beiden Augen.

ṯrw- ⟨rotes⟩ Mineral 1; grüne Augenschminke 4; schwarze Augenschminke 1; *ẖt-ꜥwꜣ* (𓋹𓏥) 1; Koloquinthe (*ḏꜣr.t*) 1; Wasser 1; werde fein zerrieben, werde in die beiden Augen gegeben.

Eb 352 (57,12)

Ein anderes (Heilmittel) für das Beseitigen von Blut auf[1] den beiden Augen.

Terebinthenharz (*snṯr*) 1; Sellerie (*mꜣt.t*) 1; werde in die beiden Augen gegeben.

Eb 384 (60,13–16)[1]

Ein anderes (Heilmittel) für das Beseitigen von Blut auf[2] den beiden Augen.

zwei Schalen aus Ton. Die eine[3] mit Mehl von Samenkorn des Emmer (*mjmj*), Milch einer, die einen Knaben geboren hat. Die andere mit Milch. Werde nachts dem Tau ausgesetzt. Du[1] mögest früh deine beiden Augen füllen mit diesem Samenkorn des Emmer (*mjmj*)[4]. Nach diesem sollst du die beiden Augen waschen mit dieser Milch[5], viermal jeden Tag.

Eb 387 (61,3–4)

Ein anderes (Heilmittel) für das Beseitigen von Blutgefäßen[1] in den beiden Augen.

trockenes *ꜥntjw*-Harz; *nḥd.t* (𓋴); grüne Augenschminke; zu gleichen Teilen[2]; werde an die Außenseite der beiden Augen gegeben.

Andere Behandlungen von „Blut in den Augen" siehe bei Eb 336 (Seite 46) und bei Eb 337 (Seite 53).

Eb 402 (62,4–5)

Ein anderes (Heilmittel) für das Beseitigen von Albugines (*sḥḏw*)[1], die entstanden ist in den beiden Augen.

schwarze Augenschminke 1; *ẖt-ꜥwꜣ* (𓋴) 1; werde fein zerrieben, werde in die beiden Augen gegeben.

Eb 403 (62,5–6)

Ein anderes (Heilmittel).

ṯrw- ⟨rotes⟩ Mineral 1; schwarze Augenschminke 1; Wasser; werde fein zerrieben, werde in die beiden Augen gegeben.

Eb 404 (62,6)

Ein anderes (Heilmittel).

Ebenholzbaum[1]; schwarze Augenschminke; Wasser; ebenso.

Eb 405 (62,6–7)

Ein anderes (Heilmittel).

Galle (*bnf*) des *ꜣbḏw*-Fisches; schwarze Augenschminke; ebenso.

Eb 406 (62,7)

Ein anderes (Heilmittel).

Dickmilch; Milch;[1] ebenso.

Eb 382 (60,10–11)

Ein anderes (Heilmittel) für das Beseitigen von Albugines (*sḥḏw*) im Auge.

Granit; werde fein zerrieben, werde gesiebt durch Tücher und es werde gestreut[1] an die beiden Augen.

Eb 347 (57,5–6)[1]

Ein anderes (Heilmittel) für das Beseitigen von Albugines (*sḥḏw*) der beiden Augen.

Galle der Schildkröte 1; Honig 1; werde an die Außenseite der beiden Augen gegeben.

Eb 360 (58,6–15)

Ein anderes (Heilmittel) für das Beseitigen von Albugines (*sḥḏw*) in den beiden Augen.

Es ist Lärm im südlichen Himmel seit der Nacht ⟨und⟩ Unwetter im nördlichen Himmel. Ein Haufen[1] ist ins Wasser gefallen. Die Rudermannschaft des Re schlägt ihre Landepflöcke ein[2], weil die Köpfe ins Wasser gefallen sind. Wer ist es denn, der ihn[3] holen wird, ihn[3] finden wird? Ich bin es, der ihn holen wird; ich bin es, der ihn finden wird. Ich habe euere Köpfe geholt, ich habe euere Nacken geknotet[4], ich habe euere Abgeschnittenen auf ihrer ⟨richtigen⟩ Stelle befestigt. Ich habe euch geholt, um zu beseitigen die Einwirkung eines Gottes, eines Toten, einer Toten. Beliebig fortzusetzen[5].

Werde gesprochen über: Galle der Schildkröte, werde zerschlagen in Honig[6]; werde an die Außenseite der beiden Augen gegeben.

Eb 351 (57,11–12)[1]

Ein anderes (Heilmittel) für die *šꜣrw*-(*šl*-)Krankheit[2] in den beiden Augen.

Leber des Rindes, gebraten, ausgedrückt; werde daran (an das Auge) gegeben.

Wirklich vorzüglich.

L 35 (12,2–3)

Ein anderes Heilmittel.

Leber des Rindes, gegeben auf Feuer[1] von Strohhalmen des Emmer oder der Gerste, geräuchert[1] in ihrem[2] Rauch. Werde ihr[3] Wasser ausgedrückt an die beiden Augen.

L 34 (11,8–12,1)

Spruch für die *šꜣrw*-(*šl*-)Krankheit.

O Toter, Tote, die machen *šꜣrw*-Krankheit, Verschleierung ⌜in⌝ diesen meinen ⌜beiden Augen⌝! Ihr sollt nicht machen *šꜣrw*-Krankheit, Verschleierung, Schwachsichtigkeit in mir.

(Das Weitere ist sehr zerstört. Der Spruch soll über einem beschriebenen und dann in Bier gegebenen Amulett gesprochen werden. Die Schlußanweisung lautet:)

Es werden seine beiden Augen gerieben mit seiner Hand (nämlich dessen), der unter der *šꜣrw*-Krankheit ⟨leidet⟩. Dann sieht er sofort.

L 36 (12,3–14)

Eine andere Beschwörung.

(in dem Spruch, dessen Zusammenhang unklar bleibt, wird erwähnt:)

das Beseitigen der *špw*- (bzw. *ḫpw*-)Augenkrankheit[1], das Vertreiben der *šꜣrw*-Augenkrankheit.

(in der sehr zerstörten Schlußanweisung ist von einem Amulett aus „sieben Knoten" die Rede und anscheinend vom Eingießen einer bestimmten „Flüssigkeit in die beiden Augen")[2].

Eb 357 (57,21–58,2)

Ein anderes (Heilmittel) für das Beseitigen von Blindheit (*šp.t*)[1] in den beiden Augen durch ein Kügelchen[2].

trockenes *ꜥntjw*-Harz; werde zerrieben in gegorenem Pflanzenschleim (*ḥsꜣ n ꜥwꜣj.t*), werde [an][3] die Außenseite der beiden Augen gegeben.

Eb 358 (58,2)[1]

Ein anderes (Heilmittel).

Koloquinthe (*ḏꜣr.t*); werde zerschlagen in Honig; werde [an][2] die Außenseite der beiden Augen gegeben.

Eb 420 (63,6–7)[1]

Ein anderes (Heilmittel) für das Beseitigen von Blindheit (*šp.t*) in den beiden Augen.

Koloquinthe (*ḏꜣr.t*); werde fein zerrieben, werde durch Tücher geseiht, werde eingeschlossen in Gärungsprodukt des Honigs, werde in die beiden Augen gegeben.

Eb 356 (57,17–21)

Ein anderes (Heilmittel) für die Blindheit (*šp.t*).

beide Augen eines Schweines; werde das Wasser davon genommen; echte schwarze Augenschminke 1; roter Ocker (*mnš.t*) 1; Gärungsprodukt des Honigs 1; werde fein zerrieben, werde zu einer Masse gemacht, werde in das Ohr[1] des Mannes gegossen, so daß er sofort gesund wird.

Mache ⟨es⟩, du wirst ⟨den Erfolg⟩ sehen.

Wirklich vorzüglich.

Dann sollst du als Zauber[2] sagen: Ich habe dieses[3] gebracht ⟨und⟩ an die Stelle von diesem[4] (dem kranken Auge?)[5] gegeben ⟨und⟩ ersetzt das Leiden, das furchtbar ist, furchtbar ist.

Eb 408 (62,9–10)

Ein anderes (Heilmittel) für das Beseitigen von roter Entzündung (*šsmw.t dšr*)[1] in den beiden Augen.

Koloquinthe (*ḏꜣr.t*); Blatt der Dornakazie; grüne Augenschminke; Milch einer, die einen Knaben geboren hat; werde zu einer Masse gemacht, werde an die Außenseite der beiden Augen gegeben.

Eb 431 (64,4–5)

Ein anderes (Heilmittel) für das Beseitigen von Fettem (*ḳn.t*) im Auge[1].

Splitter von Feuerstein; werde zerschlagen in Pflanzenschleim (*ḥsꜣ*); werde daran (an das Auge) gegeben viele Male.

Eb 354 (57,14–15)

Ein anderes (Heilmittel) für das Beseitigen von Fettem (*ḳn.t*) in den beiden Augen.

schwarze Augenschminke 1; grüne Augenschminke 1; roter Ocker (*mnš.t*) 1; *sꜣ-wr*-Harz 1; Honig 1; werde an die Außenseite der beiden Augen gegeben.

Eb 416 (62,22–63,1)

Ein anderes (Heilmittel) für das Beseitigen einer *ḳnj.t*-Verletzung[1].

grüne Augenschminke 2; *ṯrw*- ⟨rotes⟩ Mineral 1; schwarze Augenschminke $2\frac{1}{2}$; Natron 1; Ocker (*stj*) $\frac{1}{8}$; werde zerrieben in Wasser, werde an die Außenseite der beiden Augen gegeben.

Eb 417 (63,1–2)

Ein anderes (Heilmittel).

roter Ocker (*mnš.t*) 1; Fett (*mrḥ.t*) der Gans 1; werde die Außenseite der beiden Augen damit gesalbt (*gs*).

Mache ⟨es⟩, du wirst ⟨den Erfolg⟩ sehen.

Eb 415 (62,18–21)

Ein anderes (Heilmittel) für das Beseitigen von .... von Dunkelheit (*kkw*) ... in den Augen

siehe bei *ḥ3tj*-Verschleierung (Seite 47).

Eb 361 (58,15–17)

Ein anderes (Heilmittel) für das Beseitigen von *t3w*-Hitze in den beiden Augen.

pr.t-šnj-Frucht aus Byblos[1]; werde fein zerrieben in Wasser; werde dem Manne an die Außenseite seiner beiden Augen gegeben, so daß er sofort gesund wird.

Eb 362 (58,17–20)

Ein anderes (Heilmittel).

Knochenmark (*tbn*)[1] vom Kauknochen eines Esels; werde zerschlagen in kühlem Wasser; werde dem Manne an seine Schläfe gegeben, so daß er sofort gesund wird.

Eb 363 (58,20–21)

Ein anderes (Heilmittel) für die Schläfe[1].

Sellerie (*m3t.t*); werde zerkleinert in kühlem Wasser; werde dem Manne an seine Schläfe gegeben, so daß er sofort gesund wird.

Eb 364 (58,21–22)

Ein anderes (Heilmittel).

Zahn (*nḥd.t*) eines Esels; werde zerschlagen in Wasser; werde dem Manne an seine Schläfe gegeben, so daß er sofort gesund wird.

Eb 366 (59,2–3)

Ein anderes (Heilmittel) für das Beseitigen von *t3w*-Hitze.

oberägyptisches *sj3*-Mineral; werde in Wasser vom *p3w-ʿ*-Gewässer gegeben; werde in das Auge gegeben, so daß er (der Mann) gesund wird.

Eb 353 (57,13–14)

Ein anderes (Heilmittel) für das Beseitigen einer Ballung[1] von *t3w*-Hitze in den beiden Augen.

Koloquinthe (*ḏ3r.t*) 1; schwarze Augenschminke 1; Früchte der *tntj*-Pflanze 1; werde [an][2] die Außenseite der beiden Augen gegeben.

Andere Mittel zum Kühlen der Augen (d. h. für das Beseitigen der Hitze in ihnen) siehe bei II B 2 c (Seite 57).

Ram III A 14–15

Beseitigen einer *thm*-Verletzung[1] im Auge.

ẖpꜣ-Teil vom Ebenholzbaum; werde zerschlagen in ⌜. . . .⌝.

Eb 337 (56,6–10)

Ein anderes (Heilmittel), das gemacht wird gegen eine *ṯḥn*-Verletzung im Auge.

Am ersten Tage: Wasser des Sumpfes.

Am zweiten Tage[1]: Honig 1; schwarze Augenschminke 1; an einem Tage.

Wenn es blutet: Honig 1; schwarze Augenschminke 1; werde damit verbunden an zwei Tagen[2].

Wenn aber Flüssigkeit (*mw*) aus ihm (dem Auge) herabfällt, indem sie viel ist, dann mußt du für es (das Auge) machen Mittel . . . .[3]: *i͗ꜣw* (°|||) 1; grüne Augenschminke 1; Terebinthenharz (*snṯr*) 1; *tp.t*-Teil der *ḥdn*-Pflanze 1; werde gekocht[4].

Eb 338 (56,10–11)[1]

[ ]

Blatt der Dornakazie 1; schwarze Augenschminke 1; grüne Augenschminke 1; Koloquinthe (*ḏꜣr.t*) 1; Wasser 1; werde zerrieben, werde in sein (des Auges) Inneres gegeben.

Eb 349 (57,8–9)

Ein anderes Heilmittel, das gemacht wird für eine *ṯḥn*-Verletzung, die sich festgesetzt[1] hat im Auge.

Kot, der im Bauch eines Kindes ist, getrocknet[2] 1; Honig 1; werde in Pflanzenschleim (*ḥsꜣ*) gegeben; werde [an][3] die Außenseite der beiden Augen gegeben.

Eb 381 (60,8–10)

Ein anderes (Heilmittel) für das Beseitigen einer *ṯḥn*-Verletzung im Auge.

šꜣšꜣ (Baldrian?) gekocht 1; Koloquinthe (*ḏꜣr.t*) 1; Honig 1; werde fein zerrieben, werde in Tüchern bewahrt, werde das Auge damit verbunden, das *ṯḥn*-verletzt ist auf der Außenseite der beiden Augen[1].

Ram III A 20–21

⌜. . . .⌝[1].

⌜. . .⌝ in das Innere seiner beiden Augen.

Das ist ein Beseitigen einer *ṯḥn*-Verletzung[2].

Eb 376 (59,21–60,1)

Ein anderes (Heilmittel) für das Tränen (*ḏfḏf.t*) im Auge.

Statuenton 1; *ḥm.w*-Teile des Rizinus[1] 1; Honig 1; werde fein zerrieben, werde zu einer Masse gemacht, werde an die beiden Augen gegeben.

II B 2. Verschiedene Behandlungen

a) Behandlung der Sehfähigkeit[1].

Eb 342 (56,17–19)

Ein anderes (Heilmittel) für das Öffnen des Sehens durch etwas, das auf[1] die Außenseite der beiden Augen gegeben wird.

Frucht der *tntj*-Pflanze 1; das Innere ⟨der Frucht⟩ vom *ksb.t*-Baum 1; schwarze Augenschminke 1; Wasser 1; werde fein zerrieben, werde zu einer Masse gemacht, werde an[1] die Außenseite der beiden Augen gegeben.

Eb 343 (56,19–21)

Ein anderes (Heilmittel).

Koloquinthe (*ḏꜣr.t*) 1; das Innere einer Muschel 1; werde vermischt (*ꜣbḫ*) mit Öl/Fett 1; werde zu einem Teig (*ỉwšš*) gemacht, werde veranlaßt, daß er trockne, werde ⟨etwas⟩ von ihm zerschlagen, nachdem er getrocknet ist, werde an die Außenseite der beiden Augen gegeben.

Eb 344 (56,21–57,2)

Ein anderes (Heilmittel).

ḫpr schwarze Augenschminke[1] 1; Koloquinthe (*ḏꜣr.t*) 1; Ocker (*stj*) 1; Kot des Krokodils 1; *sꜣ-wr*-Harz 1; rotes Natron 1; Honig 1; werde zu einer Masse gemacht, werde an die Außenseite der beiden Augen gegeben.

Eb 377 (60,1–3)

Ein anderes (Heilmittel) [für] das Öffnen des Sehens.

schwarze Augenschminke $\frac{1}{8}$; *ẖt·ʿwꜣ* (𓇳𓏥) $\frac{1}{4}$; *snn*-Balsam $\frac{1}{4}$; *ṯrw*- ⟨rotes⟩ Mineral $\frac{1}{64}$; oberägyptisches *sjꜣ*-Mineral $\frac{1}{64}$; *ʿntjw*-Harz $\frac{1}{64}$; werde zu einer Masse gemacht; werden die beiden Augen damit geschminkt.

Eb 396 (61,18–19)

Ein anderes (Heilmittel) für das Öffnen des Sehens.

Scherbe eines neuen *hnw*-Topfes; beräuchert mit Pflanzenschleim (*ḥsꜣ*)[1]; werde an die beiden Augen gegeben; oft, oft.

Eb 397 (61,19–20)

Ein anderes Schminkmittel[1] für das Öffnen des Sehens.
schwarze Augenschminke; *ỉf.t* (Knochenmark) des Rindes; werde in die beiden Augen gegeben.

Eb 398 (61,20–21)[1].

Ein anderes (Heilmittel) für das Öffnen des Sehens.
schwarze Augenschminke 4; Honig 3; ebenso.

Eb 399 (61,21–62,2)[1]

Ein anderes (Heilmittel) für das Öffnen des Sehens.
schwarze Augenschminke; Wasser von frischer Koloquinthe (*ḏꜣr.t*); Gärungsprodukt des Honigs; werde in die beiden Augen gegeben.

Eb 414 (62,17–18)[1]

Ein anderes (Heilmittel) für das Öffnen des Sehens.
Dickmilch; Milch einer, die einen Knaben geboren hat; werde zu einer Masse gemacht, werde in die beiden Augen gegossen.

Eb 393 (61,14–16)

Ein anderes (Heilmittel) [für][1] das Kräftigen des Sehens, was gemacht wird im ersten Monat des Winters (Tybi) bis zum zweiten Monat des Winters (Mechir)[2].
schwarze Augenschminke (*msdm.t*); das Männliche von Bleiglanz (*ṯꜣj n msdm.t*)[3]; *snn*-Balsam; zu gleichen Teilen[4]; werde an, in[5] die beiden Augen gegeben.

Eb 394 (61,16–17)

Ein anderes (Heilmittel).
oberägyptisches *sjꜣ*-Mineral; schwarze Augenschminke; zu gleichen Teilen; werde an die Außenseite der beiden Augen gegeben.

Eb 395 (61,17–18)[1]

Ein anderes (Heilmittel).
Koloquinthe (*ḏꜣr.t*); schwarze Augenschminke; Honig; zu gleichen Teilen; werde in die beiden Augen gegeben.

Eb 388 (61,4–6)[1]

Was gemacht wird im dritten Monat des Winters (Pharmuthi) bis zum vierten Monat des Winters (Phamenoth)[2].

schwarze Augenschminke; oberägyptisches *sjꜣ*-Mineral; *ṯrw*- ⟨rotes⟩ Mineral; *ḥtm*-Mineral; *ḫt-ʿwꜣ* (𓈒𓏥); zu gleichen Teilen[3]; werde in die beiden Augen gegeben.

Eb 359 (58,3–6)

Ein anderes (Heilmittel) für das Behandeln des Sehens in den beiden Augen.
schwarze Augenschminke (*msdm.t*) 1; *ṯrw*- ⟨rotes⟩ Mineral 1; Koloquinthe (*ḏꜣr.t*) 1; *gsfn* (Gummiharz von Asa foetida) 1; das Männliche von Bleiglanz (*ṯꜣj n msdm.t*)[1] 1; werde zu einer Masse gemacht, werde an die beiden Augen gegeben.

II B 2 b) Schminkmittel[1]

Eb 389 (61,6–8)

Ein anderes Schminkmittel[1], was gemacht wird im Sommer, ⟨im⟩ Winter, ⟨in der⟩ Überschwemmungszeit[2].
schwarze Augenschminke; werde zerrieben in Fett (*mrḥ.t*) der *ṯrp*-Gans/Ente am Morgen, ohne ⟨es⟩ auf Feuer zu bringen[3]; werde damit geschminkt in der Nacht.

Eb 390 (61,8–9)[1]

Ein anderes (Heilmittel).
schwarze Augenschminke; grüne Augenschminke; Lapislazuli; Honig; Ocker (*stj*); zu gleichen Teilen[2]; werde zu einem ziehbaren Teig (*ỉwšš stꜣ*) gemacht; werde an die Außenseite der beiden Augen gegeben.

Eb 400 (62,2–3)[1]

Ein anderes Schminkmittel.
schwarze Augenschminke 2; Honig 4; grüne Augenschminke $\frac{1}{4}$; Ocker (*stj*) $\frac{1}{4}$; echter Lapislazuli[2]; werde zerrieben, werde in die beiden Augen gegeben.

Eb 401 (62,3–4)

Ein anderes Schminkmittel.
schwarze Augenschminke 2; Fett (*ʿḏ*) der Gans 2; Wasser 4; werde in die beiden Augen eingegossen[1].

Eb 419 (63,4–6)

Ein anderes Schminkmittel, das gemacht ist für[1] den „Großen der Seher"[2] Chui.

schwarze Augenschminke 1; grüne Augenschminke 1; oberägyptisches *sj3*-Mineral 1; unterägyptisches *sj3*-Mineral 1; roter Ocker (*mnš.t*) 1; *ḫt-ʿw3* (⚱) 1; Gärungsprodukt des Honigs 1[3].

II B 2c) Kühlmittel

Ram III A 24–25

Kühlen der beiden Augen.
shr.t (Chalcedon)[1]; werde fein zerrieben; werde gemischt mit Wasser; werde an die Außenseite der beiden Augen gegeben.

Ram III A 25

Ein anderes Heilmittel[1].
Koloquinthe (*ḏ3r.t*); werde fein zerrieben in Gärungsprodukt des Honigs; werde an die Außenseite der beiden Augen gegeben.

Ram III A 25–26

Ein anderes Heilmittel[1].
Samenkorn des Emmer (*mjmj*); werde in Wasser gegeben; werde nachts dem Tau ausgesetzt, werde an die beiden Augen des Mannes gegeben am frühen Morgen.

Ram III A 26

Ein anderes Heilmittel.
Sellerie (*m3t.t*); *šmšm.t* (Hanf); werde zerkleinert, werde nachts dem Tau ausgesetzt, werden die beiden Augen des Mannes damit gewaschen am frühen Morgen[1].

II B 3. Behandlung von Teilen des Auges

a) Wimperhaare

Eb 424 (63,12–13)

Ein anderes (Heilmittel) für das Beseitigen einer Einbiegung eines Haares im Auge[1].
ʿntjw-Harz 1; Blut der Eidechse[2] 1; Blut der Fledermaus 1; werde das Haar ausgezogen, werden ⟨die Drogen⟩ daran[3] gegeben, so daß es (das Auge) gesund wird.

Eb 425 (63,14–18)

Ein anderes (Heilmittel) für das Nichtzulassen, daß ein Haar wächst im Auge, nachdem es ausgerissen ist.

Terebinthenharz (*sn̲tr*), zerrieben auf *kꜣj.t* (Mist?) der Eidechse 1; Blut des Rindes 1; Blut des Esels 1; Blut des Schweines 1; Blut des Windhundes 1; Blut der Ziege 1; schwarze Augenschminke 1; grüne Augenschminke 1; werde fein zerrieben zu einer Masse auf diesem Blut[1], werde gegeben an die Stelle dieses Haares, nachdem es ausgerissen ist. Es kann nicht ⟨wieder⟩ wachsen.

Eb 426 (63,18–19)

Ein anderes (Heilmittel).
Blut der Fledermaus 1; Rand[1] eines neuen *hnw*-Topfes 1; Honig 1; werde fein zerrieben, werde gegeben an die Stelle dieses Haares, nachdem es ausgerissen ist.

Eb 427 (63,19–20)

Ein anderes (Heilmittel).
Fett (*mrḥ.t*) des Rindes 1; Behen-Öl 1; *ʿmm*-Teil von *ʿpnn.t* (Wassermolch?) 1; werde zerrieben zu einer Masse, werde aufs Feuer gegeben, werde an die Stelle des Haares[1] gegeben.

Eb 428 (63,21–64,1)

Ein anderes (Heilmittel).
Galle des *wjꜣ.t*-Vogels; werde eine Binse (*ʿr*) damit befeuchtet (*gꜣj*)[1], werde an die Stelle dieses Haares gegeben, nachdem es ausgerissen ist.

Eb 429 (64,1–3)

Ein anderes (Heilmittel) für das Nichtzulassen, daß ein Haar im Auge wächst, nachdem es ausgerissen ist.
Kot der Fliege 1; roter Ocker (*mnš.t*) 1; Harn; werde zerschlagen[1], werde an die Stelle dieses Haares gegeben, nachdem es ausgerissen ist.

Ram III A 16

Nicht zulassen, daß ein Haar ⌜wächst⌝ im Auge; ausreißen[1] ⌜. . . .⌝
Blut vom Oxyrhynchus-Fisch oder vom Synodontis-Schall-Fisch; werde gegeben ⌜. . . .⌝.

Ram III A 17

Ein anderes Heilmittel.
ẖn.t (Balg?) des Reihers ⌜. . . .⌝.

Ram III A 13

Erheben (*ṯsj*)[1] des Haares[2] im Auge.
Fliege ⌜. . . .⌝

II B 3 b) Behandlung der Iris

Eb 345 (57,2–4)

Ein anderes (Heilmittel) für das Zusammenziehen der Iris (*ḏfd*) des Auges[1].
ẖpꜣ-Teil vom Ebenholzbaum 1; oberägyptisches *sjꜣ*-Mineral 1; werde in Wasser zerschlagen, werde an die beiden Augen gegeben, oft, oft.

II B 4. Verschiedenes

Eb 422 (63,8–11)[1]

Ein anderes Heilmittel für die beiden Augen, das ein Asiat aus Byblos[2] mitgeteilt hat.
ꜥḏrn (𓏥) 1; Datteln 1; frische Gerste 1; Gerste 1; *ṯwṯkn* (𓏥) 1; roter Ocker (*mnš.t*) 1; Alaun (*ỉbnw*) 1; Salz 1; *dḥwj* (𓏥)[3] 1; schwarze Augenschminke 1; Knochenmark (*tbn*) eines (Rinder-)Beines (*ẖnd*); frisches Behen-Öl; werde gegeben auf das Heilmittel[4].

Behandlungen von kranken Augen und von Sehbehinderung als Begleitzustände eines Frauenleidens siehe Kah 1; 6; 16; 25 (Seite 267–271).

II B 5. Unklares[1]

Ram III A 15–16

⌜. . . .⌝ wenn es gespalten (*pḫḏ*) ist.
Blut der Fledermaus; Blut des *ḥḏr.t*-Tieres; werde gegeben in schwarze Augenschminke; werde das Auge, das krank ist, damit gefüllt.

Ram III A 17–18–19[1]

⌜. . . .⌝

⌜. . . .⌝ Koloquinthe (*ḏꜣr.t*), zerschlagen in Honig; werde in gehöriger Weise fein zerrieben; werde gegeben ⌜. . . .⌝

⌜. . . .⌝ werde fein zerrieben ⌜. . . .⌝

⌜. . . .⌝ der Staub davon an die beiden Augen.

rd-Teil der Dornakazie; werde aufs Feuer gegeben, bis der Rauch hervorkommt ⌜. . . .⌝ der Kopf eines Mannes, der krank ist ⌜. . . .⌝.

Ram III A 19–20

⌜. . . .⌝

⌜. . . .⌝ des Menschen; Harn des Menschen; werde durchgepreßt durch Tücher; werde gekocht; werde an (*m*)[1] die Außenseite ⌜der⌝ beiden Augen gegeben.

Ram III A 21

Beseitigen ⌜. . . .⌝ Auge ⌜. . . .⌝
⌜. . . .⌝ werde an die beiden Augen gegeben ⌜. . . .⌝ oder viele Male.

Ram III A 21–22

Ein anderes Heilmittel.
⌜. . . .⌝ *ṯs*-Teil der Muschel; werde zerschlagen in gegorenem Pflanzenschleim (*ḥsꜣ n ꜥwꜣj.t*); werde an die Außenseite der beiden Augen gegeben, viele Male.

Ram III A 22–24

Ein anderes Heilmittel.
⌜. . . .⌝ werde fein zerrieben, werde durchgepreßt ⌜durch⌝ Tücher, werde gemischt mit *ẖꜥꜥ.w*-Teil von *iꜥj.t*-Flüssigkeit, werde gemacht zu einem Kügelchen, ⌜werde gegeben⌝ an die Außenseite der beiden Augen ⟨und zwar folgendermaßen:⟩ du sollst eine geglättete *stp*-Binde geben auf die Oberseite der beiden Augen zuvor; du mögest dieses Heilmittel geben auf die Oberseite der beiden Augen, ⟨also⟩ auf diese *stp*-Binde; werde verbunden ⌜. . .⌝[1] sofort.

II B 6. Zaubersprüche

Ostrakon Kairo (ODM 1062,2–7)

Anfang vom Buch für das Beseitigen des Schlages[1] eines Toten, einer Toten ⌜. . . .⌝, die[2] eingetreten sind in die beiden Augen, die[2] betreten haben diese beiden Augen.
(folgt der Zauberspruch)*[3]
Werde gesprochen über den beiden Augen eines Geiers, den beiden Augen eines Krokodils ⌜. . . .⌝; *sꜣ-wr*-Harz; grüne Augenschminke; werde gekocht, werde an die beiden Augen gegeben; wirklich vorzüglich.

L 23 (7,8—11)

Eine andere Beschwörung des rechten Auges.
(Inhalt des stark zerstörten Spruches unklar; zuletzt scheint von einer Binde die Rede zu sein), die nicht lastet (*fꜣj*), die nicht drückt (*wdn*).

L 22 (7,1–8)[1]

Spruch für das Geben eines Heilmittels an die beiden Augen.
O dieses Auge des Horus, das geschaffen (*snṯ*) haben die Seelen von Heliopolis, das gebracht hat Thoth aus ⟨der Stadt⟩ . . .[2], aus dem großen Hause, das in Heliopolis ist, das in ⟨der Stadt⟩ Pe ist, das in ⟨der Stadt⟩ Dep ist.
Was man dazu sagt[3]: Willkommen, dieses Auge des Horus, das Herrliche, das im Auge des Horus ist[4], das gebracht ist, um zu beseitigen die

Einwirkung eines Gottes, die Einwirkung einer Göttin, eines Gegners, einer Gegnerin, eines Toten, einer Toten, eines Feindes, einer Feindin, die sich feindlich entgegenstellen diesen beiden Augen des Mannes, der unter meinen Fingern ist[5]. Schutz hinten, Schutz, ⌜es kommt⌝ Schutz.

Man sagt diesen Spruch viermal, ⌜während⌝ man ein Heilmittel an die beiden Augen gibt.

L 9 (3,8–4,1)

⌜. . . .⌝ die beiden Augen
siehe bei VIII A 3 (Seite 255).

II C. Ohr

Eb 764 (91,2–3)

Anfang von den Heilmitteln für das Ohr, wenn sein Hören (= Hörfähigkeit) gering ist[1].

roter Ocker (*mnš.t*); Blatt vom *ỉmꜣ*-Laubbaum; werde fein zerrieben in frischem Behen-Öl, werde an das Ohr gegeben.

Eb 765 (91,3–5)

Ein anderes (Heilmittel) für das Ohr, wenn es fauliges Wasser gibt.

Terebinthenharz (*snṯr*) in Fett (*mrḥ.t*) der Gans; Dickmilch vom Rinde; *bd.t-ḥꜣwj.t*[1]; werde fein zerrieben, werde zu einer Masse gemacht, werde an das Ohr gegeben.

Eb 766 (91,5–19)

Ein anderes (Heilmittel) für das Behandeln des Ohres.

a) Du sollst[1] es behandeln mit Kühlmitteln, es soll nicht heiß sein (*šmm*).

b) Wenn das Gefäß zittert, sollst du ihm machen *ḫpꜣ.w* des Malachit (*wꜣḏw*), werde zerrieben, werde darauf gegeben an vier Tagen. Danach mögest[2] du ihm machen: Fasern; Öl/Fett $\frac{2}{3}$; Honig . . .[3]; werde darauf gegeben[4] zu vielen Malen.

c) Wenn seine Öffnung[5] näßt (*mwj*), dann sollst du ihm machen einen Puder für das Trockenmachen einer Wunde: Blatt der Dornakazie; Blatt des Christdorns; Früchte der Weide; Kümmel; werde zerrieben, werde daran gegeben.

d) Wenn es (das Ohr) darunter fettet, dann sollst du ihm machen Mittel für das Trockenmachen[6] einer Wunde: Kopf der *ꜥmꜥm.w*-Ratte/Maus; *mnḏr*- ⟨inneres⟩ Organ[7] der Ziege; Schale der Schildkröte; *ỉnnk*-Pflanze; werde damit gepudert oft, oft.

e) Du mögest machen ebenso für einen Finger, der gebrochen ist, dessen Knochemnark (*tbn*) zur Erde fließt.

f) Dies ist ⟨auch⟩ eine Behandlung des Ohres, das abgespalten ist an(?) den *st.t-šw*[8] ⟨und⟩ nicht zur Erde fallen kann.

Du sollst ihm machen ein Netz von *ꜥꜣ.t*-Stoff, das geknüpft ist; es werde ⟨das Ohr⟩ damit umschlossen mit (*ḥr*) Milchsaft der Sykomore[9], so daß es (das Ohr) haftet an seinem Blut[10]; es werde nicht Öl/Fett ⟨und⟩ Honig daran gegeben[11]. Dann mußt du seine eine Seite[12] anschneiden, damit (*n ib n*) sein Blut herabfließt auf seine andere Seite[13]. Es soll durchaus nicht faulig werden.

g) Wenn du danach festgestellt hast, daß es zusammenhält, dann sollst du ihm machen: Öl/Fett; Wachs; werde gekocht, werde damit verbunden; es werde nicht viel gegeben[11]. Du mögest daran geben ebenso ⟨viel⟩ wie bei irgendeinem (Wund-)Sekret, wenn es (das Ohr) abgespalten ist.

h) Wenn es ⟨eine gewisse Zeit⟩ verbracht hat in Widersetzlichkeit[14], dann mußt du ihm machen eine Binde von Stoff, die an seinem Hinterkopf verknüpft ist.

Eb 767 (91,19–92,2)

Was gemacht wird, um das (Wund-)Sekret zu behandeln, das eingedrungen[1] ist in das Ohr.

Es (das Ohr) ist geschwollen in seinem Innern wie *kꜣ*[2] eines (Wund-)Sekrets; sein[3] *nꜥrꜥ.t*[4] hat Wasser wie Wasser von *mstꜣ*-Flüssigkeit.

Dann mußt du es (das Ohr) umfahren mit dem *ḫp.t*-Messer bis zur Grenze von allem, was in ihm zersetzt ist. Dann sollst du ihm machen[5]: Öl/Fett, Honig; werde in sein Inneres gegeben; Fasern, gegeben in eine Kopfbinde (*mḏḥ*)[6] von Stoff; werde damit verbunden, so daß er gesund wird.

Eb 768 (92,3–4).

Heilmittel für ein Ohr, das fremdartig[1] ist, indem es Eiter zusammengeballt (*wꜥf*) hat.

Behen-Öl 1; Terebinthenharz (*snṯr*) 1; *sḫp.t*-Flüssigkeit 1; werde in das Ohr geträufelt (*stj*).

Eb 769 (92,4–5)

Ein anderes (Heilmittel).

sḫp.t-Flüssigkeit 1; Terebinthenharz (*snṯr*) 1; unterägyptisches Salz[1]; ebenso.

Eb 770 (92,5–6)

Ein anderes (Heilmittel) für das Trockenmachen des Ohres, wenn es Wasser gibt.

roter Ocker (*mnš.t*) 1; Kümmel 1; „Esels-Ohr"[1] 1; Salböl bester Art (*ḥꜣt.t*) 1; Behen-Öl 1; ebenso.

Bln 70 (6,10–11)

Räuchermittel ⸢für⸣ das Beseitigen einer Gehörstörung (*hhj.t*), die von außen eingetreten ist.

Kot des Katers; Kot des Krokodils; Kot der Schwalbe; Horn des Damhirsches; werde der Mann damit beräuchert.

Bln 71 (6,11)

Ein anderes (Heilmittel) für das Entfernen eines Toten[1] im Ohr.

ẖt-ds-Baum; Stachelschwanz des Skopions[2]; Flosse (*tnw*)[3] auf dem Rücken des Synodontis-Schall-Fisches; ebenso.

Ostrakon Louvre[1]

⸢. . . .⸣ ein zweites[2]: Horn des Damhirsches 1; werde fein zerrieben.

Ein anderes Räuchermittel ebenso wie es (das vorhergehende): Kot des Krokodils 1; ⸢. . . .⸣ *šnj*[3]; Frosch 1; werde das Ohr ⸢damit⸣ beräuchert.

Schale der Schildkröte 1; werde das Ohr ⸢damit⸣ beräuchert.

Bln 200 (Rs. 2,6–8)

Heilmittel für das Beseitigen von Druck (*dns*) im Ohr.

innk-Pflanze 1; Terebinthenharz (*snṯr*) 1; Sellerie (*mꜣt.t*) 1; *pjs.t*(?) 1; Galle (*bnf*) des Rindes 1; werde zu einem Kügelchen (?) (*št*) gemacht, werde daran gegeben.

Bln 201 (Rs. 2,8–10)

Ein anderes Heilmittel für Schleimstoffe in den beiden Ohren.

Melilotus (*ꜥfꜣ*), werde gesalbt (*wrḥ*) mit Ladanum, werde an das Ohr gegeben.

Bln 202 (Rs. 2,11)

Ein anderes (Heilmittel).

frisches Behen-Öl 1; Ocker (*stj*) 1; Frucht von *šb.t*-Gurke[1]; werde an das Ohr gegeben.

Bln 203 (Rs. 2,12)

Ein anderes Heilmittel für Schleimstoffe im Ohr.

Bleiglanz (*msdm.t*) 1; *mhwj* ( )[1] 1; werde an das Ohr gegeben.

Andere Ohrkrankheiten siehe bei Kah 8 (Seite 268) und Fall 23 des Wundenbuches (Seite 186).

II D. Nase

Eb 761 (90,14)

Anfang von den Heilmitteln für den Schnupfen.

Dattelsaft; werde seine Öffnung[1] damit gefüllt.

Eb 763 (90,15–91,1)

Eine andere Beschwörung des Schnupfens.

Du mögest ausfließen, Schnupfen, Sohn des Schnupfens, der die Knochen[1] zerbricht, der den Schädel zerstört, der im Knochenmark[2] hackt, der bewirkt, daß krank werden die sieben Öffnungen im Kopf der Gefolgsleute des Re, die sich betend an Thoth wenden[3].

Siehe, ich habe dein[4] Heilmittel gegen dich gebracht, dein[4] Schutzmittel gegen dich: Milch einer, die einen Knaben geboren hat; duftender Gummi. Es (das Heilmittel) beseitigt dich; es entfernt dich – und umgekehrt[5]. Komm heraus auf die Erde, verfaule, verfaule, viermal[6].

Werde gesprochen über: Milch einer, die einen Knaben geboren hat; duftender Gummi; werde in die Nase gegeben.

Eb 762 (90,14–15)

Ein anderes (Heilmittel) für das Beseitigen von *njꜣ*-Krankheit[1] in der Nase.

njꜣjꜣ-Pflanze[2]; werde verrieben in Datteln; werde an die Nase gegeben.

Eb 418 (63,2—3)

Ein anderes (Heilmittel) für das Beseitigen von *ẖnt*-Krankheit in der Nase[1].

Bleiglanz (*msdm.t*) 1; *ẖt-ʿwꜣ* (𓈒𓏥) 1; trockenes *ʿntjw*-Harz 1; Honig 1; werde damit geschminkt[2] an vier Tagen.

Mache ⟨es⟩ und du wirst ⟨den Erfolg⟩ sehen.

Siehe, es ist ein wirkliches ⟨Heilmittel⟩[3].

Andere Behandlungen der Nase

siehe in Fall 11–14 des Wundenbuches (Seite 181—182).

II E. Mund — Zähne — Zunge

1. Mund

Eb 122 (27,7–11) = Bln 35 (3,8–11)

Ein anderes (Heilmittel) für das Abwehren der Schmerzstoffe im Munde[1].
sᶜm Pflanze[2] $\frac{1}{8}$; *tjᶜm*-Pflanze[2] $\frac{1}{8}$; *ᶜᶜm* Pflanze[2] $\frac{1}{16}$; Früchte von *ḫ3sj.t* (Bryonia) $\frac{1}{8}$; Früchte vom Wacholder (*wᶜn*) $\frac{1}{16}$; geritzte Sykomorenfrüchte $\frac{1}{8}$; *išd*-Frucht[3] $\frac{1}{16}$; Koloquinthe (*d̲3r.t*) $\frac{1}{8}$; Terebinthenharz (*snṯr*)[4] $\frac{1}{64}$; Ocker (*stj*) $\frac{1}{32}$; *smt* ([Hieroglyphe]) $\frac{1}{64}$; *wtj.t*-Teil[5] der Sykomore $\frac{1}{8}$; *ᶜmw* ([Hieroglyphe])[6] 20 ro; werde zu einer Masse gemacht[7], werde nachts dem Tau ausgesetzt, werde durchgepreßt[8], werde eingenommen[9] an[10] vier Tagen.

Bln 76 (7,4–5)

Räuchermittel für das Beseitigen einer (Ver-)ziehung der Hälfte seines Gesichtes ⟨und⟩ des ⟨einen⟩ Winkels[1] seines Mundes.
ḫt-ds-Baum; werde der Mann damit beräuchert, werde abgelöscht mit süßem Bier[2], so daß er von selbst in Schweiß gerät, strömend[3]; er werde gerieben mit deiner Hand[4].

II E 2. Zähne

a) Allgemeine Behandlungen (plombieren, festmachen und ähnlich)

Eb 739 (89,2–3)

Anfang von den Heilmitteln für das Kräftigen (*smn*) eines Zahnes.
Mehl vom Samenkorn des Emmer (*mjmj*) 1; Ocker (*stj*) 1; Honig 1; werde zu einer Masse gemacht, werde der Zahn damit ausgestopft[1].

Eb 740 (89,3–4)

Ein anderes (Heilmittel).
Abgeriebenes[1] des Mahlsteins 1; Ocker (*stj*) 1; Honig 1; werde der Zahn damit ausgestopft.

Eb 743 (89,7–8)

Ein anderes (Heilmittel) für das Kräftigen (*smn*) eines Zahnes.
Terebinthenharz (*snṯr*) 1; Ocker (*stj*) 1; Malachit (*w3d̲w*) 1; werde zu Puder gemacht, werde an den Zahn gegeben.

Eb 744 (89,8)

Ein anderes (Heilmittel).
Wasser 1; *sᶜ3m*-Pflanze 1; ebenso.

Eb 748 (89,12–13)

Ein anderes (Heilmittel) für das Festmachen der Zähne, das Behandeln der Zähne.

Sellerie (*mȝt.t*) 1; *dwȝ.t*-Pflanze 1; süßes Bier 1; werde gekaut; werde ⟨durch Ausspeien⟩ zur Erde gegeben.

H 8 (1,7).

⌜. . . .⌝[1] wenn er zu Boden fallen will.

Samenkorn des Emmer (*mjmj*) 1; *ʿȝm*-Pflanze 1; Gummi 1; werde an den Zahn gegeben.

Eb 745 (89,8–9)

Ein anderes (Heilmittel) für das Behandeln der Zähne mit Kaumitteln.

ʿmʿʿ-Pflanze 1; süßes Bier 1; *św.t-ḏḥwtj* (kriechendes Fünffingerkraut) 1; werde gekaut[1], werde ⟨durch Ausspeien⟩ zur Erde gegeben.

II E 2 b) besondere Krankheiten

Eb 742 (89,6–7)

Ein anderes (Heilmittel) für das Behandeln eines Zahnes, der (zer-)fressen ist an der Öffnung des Fleisches (*ḥʿw*)[1].

Kümmel 1; Terebinthenharz (*sntr*) 1; Koloquinthe (*ḏȝr.t*) 1; werde zu Puder gemacht, werde an den Zahn gegeben.

Eb 746 (89,10–11)

Ein anderes (Heilmittel) für das Beseitigen von Geschwüren an den Zähnen, das Wachsenlassen des ⟨Zahn-⟩fleisches (*ḥʿw*).

Milch des Rindes 1; frische Datteln 1; *wʿḥ*-Hülsenfrucht 1; werde nachts dem Tau ausgesetzt, werde kauend im Munde bewegt, werde ausgespien[1].

Eb 747 (89,11–12)

Ein anderes (Heilmittel).

ins.t-Pflanze 1; geritzte Sykomorenfrüchte 1; Ocker (*stj*) 1; *išd*-Frucht 1; Gummi 1; *tjʿm*-Pflanze 1; *bsbs*-Pflanze 1; Behen-Öl 1; Wasser; ebenso.

Eb 554 (72,14–16)

Beseitigen von Geschwüren an den Zähnen, Wachsenlassen des ⟨Zahn-⟩fleisches (*ḥʿw*).

bsbs-Pflanze 1; geritzte Sykomorenfrüchte 1; *ins.t*-Pflanze 1; Honig 1; Terebinthenharz (*sntr*) 1; Wasser 1; werde nachts dem Tau ausgesetzt, werde kauend im Munde bewegt[1].

Eb 555 (72,16–18)

Ein anderes (Heilmittel).

tjʿm-Pflanze 1; *ins.t*-Pflanze 1; Terebinthenharz (*sntr*) 1; *ʿmʿʿ*-Pflanze 1; *nwꜣn*-Pflanze 1; Sellerie (*mꜣt.t*) 1; Wurzel von *tj-šps* (Zimtbaum?) 1; *innk*-Pflanze 1; *gjw* (Zyperngras) 1; Koloquinthe (*ḏꜣr.t*) 1; Wasser; ebenso.

Eb 553 (72,13–14)

Ein anderes (Heilmittel) für das Beseitigen eines zersetzenden[1] Geschwüres an den Zähnen.

šps-Pflanze 1; Gummi 1; Honig 1; Öl/Fett 1; werde damit verbunden.

Eb 749 (89,14–15) = H 9 (1,7–8)

Ein anderes Heilmittel für das Behandeln von Blutfraß[1] in einem Zahn.

ḳbw-Pflanze $\frac{1}{32}$; Koloquinthe (*ḏꜣr.t*) $\frac{1}{64}$; Gummi $\frac{1}{16}$; geritzte Sykomorenfrüchte $\frac{1}{8}$; *ins.t*-Pflanze[2] $\frac{1}{32}$; Wasser 10 ro; werde nachts dem Tau ausgesetzt, werde kauend im Munde bewegt an vier Tagen.

Eb 741 (89,4–6)

Beseitigen eines Gewächses[1] von Schmerzstoffen in den Zähnen.

geritzte Sykomorenfrüchte 1; Bohnen 1; Honig 1; Malachit (*wꜣḏw*) 1; Ocker (*stj*) 1; werde zerrieben, werde zu Puder gemacht, werde an den Zahn gegeben.

Bln 75 (7,2–3)

Räuchermittel mit zwölf Töpferscheiben, was man macht für einen, der an Zahnschmerz[1] infolge von Schmerzstoffen leidet.

Blätter der Weide; trockene Blätter der *šꜣms*-Pflanze; werde fein zerrieben in *mstꜣ*-Flüssigkeit, werde besprengt[2] mit süßem Bier, werde der Mann damit beräuchert und er werde gesalbt.

Zahnschmerz auch Kah 5 (Seite 268) und Kah 33 (Seite 287).

II E 3. Zunge

Eb 697 (85,16–17)

Anfang von den Heilmitteln für das Beseitigen einer Krankheit der Zunge.

Milch; werde kauend im Munde bewegt; werde ⟨durch Ausspeien⟩ zur Erde gegeben.

Eb 698 (85,17–18)

Ein anderes (Heilmittel) für die Zunge, wenn sie krank ist.
Fett (*ʿḏ*) des Rindes 1; *ʿʿm*-Pflanze 1; Milch des Rindes 1; frisches Brot 1; werde kauend im Munde bewegt.

Eb 699 (85,18–19)

Ein anderes (Heilmittel).
ʿmʿʿ-Pflanze 1; Milch 1; Fett (*ʿḏ*) der Gans 1; werde kauend im Munde bewegt.

Eb 700 (85,19–20)

Ein anderes (Heilmittel) für das Behandeln der Zunge, wenn sie krank ist.
Terebinthenharz (*snṯr*) 1; Kümmel 1; Ocker (*stj*) 1; Fett (*ʿḏ*) der Gans 1; Honig 1; Wasser 1; werde kauend im Munde bewegt, werde ausgespien[1].

Eb 701 (85,20–21)

Ein anderes (Heilmittel).
Bleiglanz (*msdm.t*) 1; Sellerie (*m3t.t*) 1; Ocker (*stj*) 1; Kupferschlacke[1](?) 1; Honig 1; werde zerrieben, werde daran gegeben[2].

Eb 702 (85,21–86,1)

Ein anderes (Heilmittel).
ḫsw (𓇳𓏥)[1] 1; geritzte Sykomorenfrüchte 1; Koloquinthe (*ḏ3r.t*) 1; Honig 1; Wasser 1; werde kauend im Munde bewegt, werde ausgepien[2].

Eb 703 (86,1)

Ein anderes (Heilmittel).
išd-Frucht 1; Koloquinthe (*ḏ3r.t*) 1; Ocker (*stj*) 1; Honig 1; Wasser 1; ebenso.

Eb 704 (86,2–3)

Ein anderes (Heilmittel).
Blatt der Dornakazie 1; *ʿmʿʿ*-Pflanze 1; Ocker (*stj*) 1; *smt* (𓇳𓏥) 1; Bohnen 1; Blutstein (*djdj*) 1; Mehl von Alabaster 1; Honig 1; ebenso.

II F. Nacken

Eb 295 (51,19–52,1)

Ein anderes (Heilmittel).

Wenn du einen Mann betrachtest, in dessen Nacken Schleimstoffe sind; er leidet am Gelenk[1] seines Nackens; er leidet an seinem Kopf (*tp.t*); die

Wirbel[2] seines Nackens sind steif; sein Nacken ist unter Druck; es ist ihm nicht möglich, auf seinen Bauch zu blicken; es ist schwierig für ihn.

Dann mußt du sagen: einer mit Schleimstoffen in seinem Nacken.

Dann sollst du veranlassen, daß er sich salbt (*wrḥ*)[3], daß er sich schminkt[3], so daß es ihm sofort besser geht.

Eb 298 (52,10–13) und Eb 299 (52,13–15)

Ein anderes (Heilmittel), das gemacht wird für einen Mann, wenn er leidet an der *ḫnt*-Krankheit an seinem Kopf, indem Schleimstoffe in seinem Nacken sind

siehe bei II A 3 (Seite 40).

Eb 529 (71,3–4)

Was man macht gegen eine Wunde auf dem Nacken

siehe bei VB 2 (Seite 204).

Andere Erkrankungen des Nackens siehe bei Fall 29–33 des Wundenbuches (Seite 189–191) und bei Eb 856e (Seite 8).

III. Krankheiten an den Gliedmaßen

A. Finger — Zehen

1. Allgemeine Behandlungen[1]

H 175 (12,3–5) = Eb 620 (78,12–16)

Behandeln der Zehe, wenn sie schmerzt[1].

a) Ocker (*stj*)[2]; Natron; *sꜣ-wr*-Harz; roter Ocker (*mnš.t*); *ẖnn.w* (○|||) des *h*-Hofraumes; *dšr*-Pflanze; *nḫtjw*-Pflanze[3]; werde zu einer Masse gemacht, werde damit verbunden[4].

b) Nachdem du dieses Heilmittel gemacht hast, sollst du ihm machen ein Salbmittel (*mrḥ.t*)[5]: Knochenmark (*ṯbn*); (Rinder-)Fett; Öl/Fett; Honig[6]; werde zerrieben, werde zu einer Masse gemacht[7], werde daran gegeben.

H 176 (12,5–6)

Ein anderes (Heilmittel).
(Rinder-)Fett; Terebinthenharz (*snṯr*); Öl/Fett; Honig; ebenso.

H 177 (12,6–7) = H 188 (12,15–16) = Eb 618 (78,10–11)[1]

Heilmittel für einen Nagel der Zehe[2].
Honig 5 ro[3]; Ocker (*stj*) $\frac{1}{64}$; *šmšm.t*[4] (Hanf) $\frac{1}{32}$; *ḥḏ.t*-Harz[5] $\frac{1}{32}$; *ỉbw*-Pflanze $\frac{1}{32}$; werde zerrieben[6], werde der Nagel der Zehe damit verbunden[7].

H 178 (12,7) = Eb 619 (78,11)

Ein anderes Heilmittel[1].
Honig $\frac{1}{8}$; Ocker (*stj*) $\frac{1}{64}$; Öl/Fett $\frac{1}{32}$; ebenso[2].

H 189 (12,16–17)[1]

Ein anderes Heilmittel.
Ocker (*stj*) $\frac{1}{64}$; Öl/Fett $\frac{1}{32}$; werde damit verbunden.

H 190 (12,17)

Ein anderes Heilmittel.
roter Ocker (*mnš.t*) $\frac{1}{8}$; Honig $\frac{1}{8}$; ebenso.

H 191 (12,17–13,1)

Ein anderes (Heilmittel).
frisches Mehl von Gerste[1]; Honig $\frac{1}{16}$; Ocker (*stj*) $\frac{1}{32}$; Koloquinthe (*ḏꜣr.t*) $\frac{1}{8}$; Terebinthenharz (*snṯr*) $\frac{1}{64}$; Blatt der Dornakazie $\frac{1}{8}$; Blatt vom Christdorn $\frac{1}{8}$; *ꜥntjw*-Harz 5 ro; werde gekocht, werde damit verbunden.

H 192 (13,1–2)[1]

Ein anderes Heilmittel.
Terebinthenharz (*snṯr*) $\frac{1}{8}$; *ḥḏ.t*-Harz $\frac{1}{32}$; Ocker (*stj*) $\frac{1}{32}$; *ibw*-Pflanze $\frac{1}{8}$; Honig $\frac{1}{8}$.[2]

H 180 (12,9)[1]

Was man macht gegen die Zehe.
(Rinder-)Fett; Blatt der Dornakazie; werde zu einer Masse gekocht, werde daran gegeben.

H 181 (12,9)

Heilmittel, was man macht gegen den Finger.
Mehl der *ṯwn*-Pflanze; werde gekocht in Öl/Fett, werde damit verbunden.

H 185 (12,13–14)

Behandeln der Nägel der Zehe [oder] der Finger.
Fett (*ꜥḏ*) des Steinbocks; Blutstein (*djdj*); Hammerschlag des Kupfers; *ḫt-dšr* (𓈒𓏪)[1]; Ocker (*stj*); Wachs; werde damit verbunden.

H 186 (12,14)

Ein anderes Heilmittel.
(Rinder-)Fett; Terebinthenharz (*snṯr*); Ocker (*stj*); Honig; ebenso[1].

H 187 (12,15)

Ein anderes Heilmittel.
Ocker (*stj*); Samen (*inj.t*) des Flachses; *wtj.t*-Teil der Sykomore; Honig; Öl/Fett; ebenso[1].

H 193 (13,2–3)

Behandeln der Nägel der Zehe oder [der Finger].
roter Ocker (*mnš.t*); Scherbe eines neuen *hnw*-Topfes[1]; Honig; Öl/Fett; werde damit verbunden.

H 195 (13,4)

Behandeln der Zehe oder [der Finger].
Haare der *ḳꜣꜣ*-Pflanze; werde gekocht in Öl/Fett, werde damit verbunden.

H 197 (13,5–6)

Heilmittel für die Zehe.
ʿpnn.t (Wassermolch?), aufgeschnitten; werde sein Bauch mit Salz bestreut, werde [damit][1] verbunden.

H 198 (13,6)

Ein anderes Heilmittel.
Föhrenöl (*sft*); *ʿmm*-Teil eines *pgg.t*-Frosches; ebenso.

H 194 (13,3–4)

Heilmittel für die Finger [oder] die Zehe; die Finger frisch machen (?)[1]; was man macht gegen den Nagel.
ḥḏ.t-Harz; Ladanum; Gummi; Öl/Fett; *bd.t-ḫꜣ(r)wr*[2]; Blatt der Dornakazie; werde daran gegeben.

Eb 647 (81,1–4) = H 116[1] (8,15–16)

Ein anderes (Heilmittel) [für] das Lindern der Gefäße der Zehe[2].
Wachs[3] 1; Fett (*ʿḏ*) des Rindes 1; Blatt der Dornakazie 1; Mehl[4] von der *ṯwn*-Pflanze 1; *kfꜣ.w* (Blattsprossen?) der *ḳꜣd:t*-Pflanze 1[5]; *skr.t* (Chalcedon) 1; Mehl von Gummi 1; Mehl der Koloquinthe (*ḏꜣr.t*) 1; Honig 1; werde gekocht, werde damit verbunden.

Eb 648 (81,4–6)

Ein anderes (Heilmittel) für das Erweichen der Gefäße der Zehe.
ʿmʿʿ-Teil vom Emmer 1; *ʿmʿʿ*-Teil von der Gerste 1; Öl/Fett 1; werde zu einer Masse gekocht, werde damit verbunden in Fingerwärme.
Wirklich vorzüglich.

III A 2. Krankhafte Erscheinungen im besonderen

H 173a (11,17–18) = Eb 621 (78,16–18)[1]
+ H 173b (11,18–12,1) = Eb 616 (78,4–6).

Anfang von den Heilmitteln für den Finger, wenn er schmerzt, oder die Zehe[2].

a) roter Ocker (*mnš.t*)[3]; Scherbe eines neuen *hnw*-Topfes[3]; werde fein zerrieben in[4] Gärungsprodukt des Honigs[3]; werde der Finger damit verbunden oder die Zehe[5].

b) Danach sollst du ihm machen ein Heilmittel für das Kühlen[6]: Blatt der Dornakazie $\frac{1}{4}$; Blatt vom Christdorn $\frac{1}{4}$; Ocker (*stj*) $\frac{1}{32}$; *šsj.t*

(Pulver) von Malachit (*wꜣḏw*) $\frac{1}{32}$; das Innere einer Muschel $\frac{1}{8}$; werde zerrieben, werde damit verbunden.

H 174 (12,1–3) = Eb 617 (78,6–10)[1]

Wenn du einen Finger oder[2] eine Zehe findest, indem sie schmerzen[3], Wasser kreist hinter[4] ihnen, schlecht ist ihr Geruch, sie haben einen *sꜣ*-Wurm erzeugt[5].

Dann sollst du dazu sagen: [ ][6]; eine Krankheit, die ich behandle.

Dann sollst du ihm machen Mittel zum Töten des *sp*-Wurmes[7]: oberägyptisches *sjꜣ*-Mineral $\frac{1}{32}$; unterägyptisches *sjꜣ*-Mineral $\frac{1}{32}$; Föhrenöl (*sft*) $\frac{1}{8}$; werde zerrieben, werde damit verbunden.

H 196 (13,5)

Herausholen eines *fnṯ*-Wurmes[1] in Finger [oder] Zehe.

roter Ocker (*mnš.t*); Koloquinthe (*ḏꜣr.t*)[2]; *hnꜣj.t*[2]; werde der Finger oder die Zehe damit verbunden.

H 200 (13,7–8)

Beseitigen von Schwellung in[1] der Zehe.

Früchte der *ṯwn*-Pflanze; werde in Honig zerrieben, werde damit verbunden.

H 201 (13,8–9)

Ein anderes Heilmittel.

Früchte der *šꜣms*-Pflanze; Früchte der Erbse (*tḥwj*); Früchte der *ṯwn*-Pflanze; *pr.t-šnj*-Frucht; werde zerrieben, werde in Honig eingeschlossen, werde damit verbunden.

H 202 (13,9–10)

Ein anderes Heilmittel.

Koloquinthe (*ḏꜣr.t*); *šꜣšꜣ* (Baldrian?); roter Ocker (*mnš.t*); Honig; ebenso.

H 203 (13,10)

Ein anderes Heilmittel.

ʿmm-Teil des Welses[1] in Honig[1]; werde die Zehe damit verbunden.

H 199 (13,6–7)

Heilmittel für das *str*-Behandeln[1] einer feuchten Stelle an den Nägeln der Zehe.

Früchte der Erbse (*tḥwj*); Früchte der Koloquinthe (*ḏꜣr.t*); werde zerrieben in Honig, werde damit verbunden.

H 182 (12,9–10)

Heilmittel für das Beseitigen von Blut in der Zehe.
ꜥꜣgj.t (Harz) der Dornakazie; werde fein zerrieben, werde damit verbunden.

H 183 (12,10–11)

Ein anderes Heilmittel.
Klümpchen von Terebinthenharz (*snṯr*); werde gekocht in (Rinder-)Fett; werde zu einer Salbe (*nwd.t*) gemacht, werde damit verbunden.

H 184 (12,11–13)

Was macht man gegen die Nägel der Zehen, die ⟨behaftet⟩ sind mit einer Wunde von offener Öffnung[1].

a) Blatt der Dornakazie; Koloquinthe (*ḏꜣr.t*); roter Ocker (*mnš.t*); unterägyptisches Salz; gegorener Pflanzenschleim (*ḥsꜣ n ꜥwꜣj.t*); werde gekocht, werde damit verbunden.

b) Danach sollst du ihm machen: Föhrenöl (*sfṯ*); (Rinder-)Fett; Terebinthenharz (*snṯr*); Früchte der *bsbs*-Pflanze; Mehl der Koloquinthe (*ḏꜣr.t*); Wachs; werde zu einer Masse gemacht, werde damit verbunden.

H 204 (13,10–11)

Beseitigen von *sw.t*[1] im Finger.
sskꜣ (𓈒𓏥); *psḏ* (𓈒𓏥); unterägyptisches Salz; *ẖt-ds*-Baum; Honig; werde damit verbunden.

H 179 (12,7–8)

Heilmittel für das Behandeln des Nagels der Zehe, wenn er zu Boden fällt[1].
Du sollst ihn[2] behandeln mit Natron; Terebinthenharz (*snṯr*); Öl/Fett; Honig; Ocker (*stj*); werde daran gegeben und nicht zugelassen, daß sein Verband drückt.

Eb 622 (78,18–19)

Ein anderes (Heilmittel) [für] das Behandeln eines Nagels, wenn er zu Boden fällt[1].

Du sollst ihm machen: Natron 1; Terebinthenharz (*snṯr*) 1; Öl/Fett 1; Ocker (*stj*) 1[2]; und Natron[3] darauf streuen.

H 205 (13,11–12)[1]

Heilmittel für das Beseitigen des Zitterns in den Fingern.

Es werden die Finger gerieben mit Öl/Fett; werde verbunden mit *bddw-kꜣ*-Pflanze.

Eb 623 (78,19–21)

Ein anderes (Heilmittel) für das Beseitigen des Zitterns in den Fingern.

Früchte der *ṯwn*-Pflanze[1]; Fett (*ʿḏ*) des Rindes 1; *sskꜣ* (𓏥) 1; Milch 1; unterägyptisches Salz 1; Sykomore[2] 1; werde gekocht, werde zu einer Masse gemacht, werde damit verbunden.

Eb 624 (78,21–79,2)

Ein anderes (Heilmittel).

Terebinthenharz (*snṯr*) 1; Kümmel 1; Wachs 1; roter Ocker (*mnš.t*) 1; *nṯrj.t* (𓏥) 1; Honig 1; Feigen 1; Ocker (*stj*) 1; werde zu einer Masse gekocht, werde damit verbunden.

Bln 161 (14,6–9)

Heilkunde für einen Mann, es hat die *inw.t*-Erscheinung (der Schmerzstoffe) gegeben[1] Schmerzstoffe in die Spitze seiner beiden Arme[2], indem die Schmerzstoffe hin- und herziehen.

Wenn du untersuchst einen Mann [mit] *inw.t*-Erscheinung der Schmerzstoffe in der Spitze seiner beiden Arme; wenn er dann leidet, etwas ist an seiner Oberfläche[3]; und (*isk*) sein Fleisch ist wie Gewürm[4]. Das Klarsein (*bꜣḳ*) des Blutes im Fleisch ist es, was [es] gegen ihn bewirkt.

Dann mußt du dazu sagen: einer mit *inw.t*-Erscheinung der Schmerzstoffe in der Spitze seiner beiden Arme[5]; eine Krankheit, die ich behandle mit einem Mittel.

Dann sollst du ihm machen: Brei (*ḏdm.t*) von Gerste. Er möge ⟨ihn⟩ jeden Tag essen[6]. Nicht werde zugelassen, daß er irgendetwas Heißes (*šmm*) ißt.

Bln 162 (14,9–11)

Ein anderes (Heilmittel).

innk-Pflanze $\frac{1}{8}$; fettes Fleisch 5 ro; die beiden Hälften von *psḏ* (𓏥) $\frac{1}{16}$; Melilotus (*ʿfꜣ*) $\frac{1}{8}$; *tmm* von Datteln $\frac{1}{8}$; *šnf.t* (𓏥) $\frac{1}{8}$; Terebinthenharz (*snṯr*) $\frac{1}{64}$; Kümmel $\frac{1}{64}$; Früchte des Wacholder (*wʿn*) $\frac{1}{16}$; süßes Bier 20 ro; *ḏsr.t*-Bier 20 ro; *sꜣw* (?) von Datteln $\frac{1}{8}$; werde nachts dem Tau ausgesetzt, werde durchgepreßt, werde getrunken an vier Tagen.

Bln 119 (10,5–7)

Heilmittel für das Beseitigen von *inw.t*-Erscheinung der Schmerzstoffe in der Spitze der beiden Arme[1].

Feigen $\frac{1}{8}$; Rosinen $\frac{1}{8}$; Datteln $\frac{1}{8}$; Weizen $\frac{1}{8}$; Gummi $\frac{1}{16}$; Wasser 5 ro; werde nachts dem Tau ausgesetzt, werde durchgepreßt, werde getrunken an vier Tagen.

III B. Beine

1. Beine (*rd.wj*)

a) *šfw.t*-Schwellung und Verwandtes

Bln 125 (11,1)

Heilmittel für das Beseitigen von Schwellung in den beiden Beinen.
Samenkorn des Emmer (*mjmj*); Honig; Wein; werde damit verbunden.

Bln 126 (11,1–2)

Ein anderes (Heilmittel).
ꜣʿʿ-Flüssigkeit; Wein aus Phönizien[1]; werde zerrieben in *pꜣ-wr*-Flüssigkeit; [werde verbunden][2] damit.

Bln 127 (11,2)

Ein anderes (Heilmittel).
Früchte der *ṯḫw*-Pflanze; Honig; Wein; werde damit verbunden.

Bln 128 (11,2)

Ein anderes (Heilmittel).
šbb-Pflanze; Früchte der *ṯḫw*-Pflanze; Wein; werde damit verbunden.

Bln 129 (11,2–3)

Ein anderes (Heilmittel).
šꜣšꜣ (Baldrian?); Natron; Honig; werde damit verbunden.

Bln 130 (11,3)

Ein anderes (Heilmittel).
Natron; geschmeidiges (Rinder-)Fett; Wasser von *srm.t* (Hefe?); werde damit verbunden.

Bln 131 (11,3)

Ein anderes (Heilmittel).
Blätter der Dornakazie; Blätter des Christdorns; Ocker (*stj*); Honig; werde damit verbunden.

Bln 132 (11,3–4)

Ein anderes (Heilmittel).
Blätter der Dornakazie; Ocker (*stj*); Öl/Fett; werde damit verbunden.

Bln 133 (11,4)

Ein anderes (Heilmittel).
Früchte der *ṯwn*-Pflanze; Natron; Honig; werde damit verbunden.

Bln 134 (11,4)

Ein anderes (Heilmittel).
Früchte der *ṯwn*-Pflanze; Erbsen (*tḥwj*); Honig; werde damit verbunden.

Bln 135 (11,5)

Ein anderes (Heilmittel).
bsbs-Pflanze, werde zerrieben; *nstj*-Teil der *bšꜣ*-Körnerfrucht (?)[1]; werde damit verbunden.

Pap. Leiden Recto XXVI 7–9

⸢Heilmittel⸣ für das Beseitigen von Schwellung in den beiden Beinen ⟨und⟩ in irgendwelchen ⟨anderen⟩ Körperstellen ⸢. . . .⸣.
⸢. . . .⸣ *rj.t*[1] (⚱) 1; Mehl (*dḳw*) der Koloquinthe (*ḏꜣr.t*) 1; Datteln 1; *ḥ*⸢. . . .⸣[2]; ⸢. . . .⸣ zu einer[3] Masse in Honig, werde damit verbunden an vier Tagen.

Pap. Leiden Recto XXVI 9–10

Ein anderes Heilmittel.
Ausscheidung (*wšš.t*) des Menschen 1; roter Ocker (*mnš.t*) 1; *šb.t* (Maische?) 1; gegorener Pflanzenschleim (*ḥsꜣ n ꜥwꜣj.t*)[1]; werde damit verbunden.

Pap. Leiden Recto XXVI 11

Ein anderes Heilmittel.
Kerne (*ỉnj.t*) der Dattel 1; *šb.t* (Maische?)[1]; Natron 1; werde fein zerrieben, werde gekocht, werde damit verbunden.

Pap. Leiden Recto XXVI 11–12

Ein anderes (Heilmittel).
mnf.t (⚱)[1]; unterägyptisches Salz; Pflanzenschleim (*ḥsꜣ*); werde da⸢mit⸣ verbunden.

Eb 561 (73,6–7)

Ein anderes (Heilmittel), was gemacht wird gegen die beiden Beine, die geschwollen sind ⟨und⟩ schmerzen.
rotes Natron 1; werde gemischt mit Gärungsprodukt (*ḫpr*) des Dattelsaftes; werde damit verbunden.

Eb 615 (78,2–3)

Ein anderes (Heilmittel) für das Beseitigen von Fressen (*wšʿw*)[1] in den beiden Beinen.

pr.t-šnj-Frucht 1; Früchte der Erbse (*tḥwj*) 1; Früchte der *šꜣms*-Pflanze 1; Fett (*ʿḏ*) des Rindes 1; werde gekocht, werde damit verbunden an vier Tagen.

Eb 611 (77,14–15)

Ein anderes (Heilmittel) für das Beseitigen einer Aufschwemmung (*tḫb*) des Mannes.

wꜣdw-Pflanze vom Felde; Kaulquappen des Kanals; werde zerkocht in Öl/Fett, werden die beiden Beine damit gesalbt (*gs*).

III B 1 b) *wḫdw*-Schmerzstoffe und Verwandtes[1]

Bln 120 (10,7–9)[1]

Ein anderes (Heilmittel) für das Beseitigen von *inw.t*-Krankheitserscheinung der Schmerzstoffe in den beiden Beinen.

fettes Fleisch $2\frac{1}{2}$ ro; Wein 5 ro; Dattelsaft $\frac{1}{4}$; die beiden Hälften von *psḏ* (𓈒) $\frac{1}{4}$; frisches Brot $\frac{1}{8}$; Früchte des Wacholder (*wʿn*) $\frac{1}{32}$; Terebinthenharz (*sntr*) $\frac{1}{64}$; Kümmel $\frac{1}{64}$; *innk*-Pflanze $\frac{1}{8}$; süßes Bier 20 ro; werde gekocht, werde getrunken an vier Tagen. Er möge es trinken; dann werde veranlaßt, daß er eine Zeit des Hin- und Hergehens verbringt.

Bln 121 (10,9–10)

Ein anderes (Heilmittel), was man macht nach diesem Heilmittel als Salbmittel ⟨und⟩ als Verband[1].

ꜣfd-Teil (vom Bein) einer Ziege[2] und (*ḥr*) Sägemehl vom *ʿrw*-Baum; werde fein zerrieben, werde damit gesalbt (*gs*) nach dem Trinken, mehrmals[3].

⟨Das ist⟩ ein Töten der Schmerzstoffe in den beiden Beinen.

H 27 (2,11–12)

Heilmittel für das Beseitigen von Zusammenziehungen (*ḥnʿ.w*)[1] ⟨in⟩[2] den beiden Beinen.

trockene *iḫw*-Frucht 5 ro; Fladen von Weizen[3] $\frac{1}{4}$; zerkleinerte (*nʿg*) *wʿḥ*-Hülsenfrucht 5 ro; Öl/Fett $\frac{1}{8}$; Honig $\frac{1}{8}$; Wasser 80 ro; werde zerrieben, werde durchgepreßt, werde gegessen[4] an vier Tagen.

Eb 153 (32,15–17)

Was man macht . . . ., er leidet an Zusammenziehungen (*ḥnʿ.w*) in seinen beiden Beinen

siehe bei IV L 1a (Seite 142).

Bln 169 (18,1–2)

Heilmittel für die *ḥnḥn*-Krankheitserscheinung[1] in den beiden Beinen.

Honig $\frac{1}{4}$; frisches Behen-Öl $2\frac{1}{2}$ ro; unterägyptisches Salz $\frac{1}{64}$; süßes Bier 25 ro; werde eingegossen in den After an vier Tagen.

Pap. Leiden Verso XXIII 1

Beschwörung der beiden Beine, wenn sie schmerzen.

(es folgt ein Spruch)[1].

Andere Behandlungen der Beine/Füße (*rd.wj*)

zusammen mit *mn.t* siehe bei Eb 856d (Seite 8).

zusammen mit *wʿr.t* siehe bei Kah 7 (Seite 268) und bei Ram III A 7–8 (Seite 272).

III B 2. Kniestück (*mꜣs.t*)[1]

Eb 603 (76,19–21)

Anfang von den Heilmitteln für das Erweichen des Kniestücks.

gj.t-Pflanze 1; fettes Fleisch 1; Mehl von Weizen 1; Honig 1; werde zu einer Masse zerrieben, werde das Kniestück damit verbunden.

Eb 608 (77,5–9)

Ein anderes (Heilmittel) für das Erweichen des Kniestücks.

sskꜣ (𓏌) 1; Gärungsprodukt des Dattelsaftes 1; Früchte der Erbse (*tḥwj*) 1; unterägyptisches Salz 1; Fett (*ʿḏ*) des Rindes 1; Knochenmark (*tbn*) des Rindes 1; Fleisch des Rindes 1; Milz des Rindes 1; Bodensatz (*tꜣḥ.t*) von süßem Bier 1; Honig 1; Melilotus (*ʿfꜣ*) 1; *ḫt-ds*-Baum 1; werde eingeschlossen[1] zu einer Masse, werde damit verbunden.

Eb 610 (77,12–14)

Ein anderes (Heilmittel) für das Erweichen des Kniestücks.

Öl/Fett 1; Honig 1; *prš*[1] (Rötel) 1; Früchte von *ḫꜣsj.t* (Bryonia) 1; Früchte der Erbse (*tḥwj*) 1; Früchte vom Sellerie (*mꜣt.t*) 1; Früchte der *šꜣms*-Pflanze 1; werde zerrieben, werde damit verbunden.

Ram V Nr. I

⸢. . . .⸣ Kniestück[1].
⸢. . . .⸣ werde gemischt, werde damit verbunden vier Tage.

Eb 609 (77,9–12)

Ein anderes (Heilmittel) für das Behandeln von Krankheit im Kniestück. ·fette *ḏʿ.t* (Art Erde?) 1; Mehl (*skj*) der *psḏn*-Tenne 1; unterägyptisches Salz 1; rotes Natron 1; *ḏꜣs*-Pflanze 1; *iꜣgw.t* (○|||) 1; Bodensatz (*tꜣḥ.t*) von süßem Bier 1; Melilotus (*ʿfꜣ*) 1; werde gekocht zu einer Masse, werde damit verbunden.

Eb 605 (77,2–3)

Ein anderes (Heilmittel) für das Beseitigen von Krankheit im Kniestück. Mehl von *ḳꜣ.t* (○|||) 1; *ḏꜣs*-Pflanze 1; werde zerkleinert in süßem Bier, werde gekocht, werde damit verbunden.

Eb 606 (77,3–4)

Ein anderes (Heilmittel).
sḥjḥ.t-Vogel/Insekt, zerstampft in einem Mörser, indem alles zu ihm gehörige dabei ist[1], werde damit verbunden.

Eb 591 (75,16–18)

Ein anderes (Heilmittel) für das Beseitigen von Schwellung; Stillen des Fressens (*wšʿw*) im Kniestück.
Koloquinthe (*ḏꜣr.t*) 1; *psḏ* (○|||)[1] von Bohnen 1; rotes Natron 1; unterägyptisches Salz 1; gegorener Pflanzenschleim (*ḥsꜣ n ʿwꜣj.t*) 1; werde das Kniestück damit verbunden, so daß es sofort gesund wird.

Eb 562 (73,7–9)[1]

Ein anderes (Heilmittel) für das Kniestück.
Mehl von Bohnen 1; Mehl (*skj*) der *psḏn*-Tenne 1; unterägyptisches Salz 1; Harn des Menschen[2]; werde zu einer Masse gekocht, werde damit verbunden.

Eb 604 (76,21–77,1) = Ram III A 3–4

Ein anderes (Heilmittel) für das Kniestück[1], wenn es zurückweicht[2].
Stroh; werde gesiebt[3], werde gemischt (*sf*) mit Wasser, werde das Kniestück[4] damit verbunden, so daß es ihm[5] sofort besser geht.
Man macht ⟨es⟩ gegen jede Körperstelle, die du wünschst[6].

Ram III B 1–2

Beseitigen des Hungers[1] der beiden Kniestücke.
Eingeweide des Bulti-Fisches (tilapia nilotica); werde daran gegeben.
ʿpnn.t (Wassermolch?), gespalten in zwei Hälften ⟨und⟩ daran gegeben; werde damit verbunden[2].
Galle des Rindes; *sḥjḫ.t*-Vogel/Insekt[3]; werde zerkleinert, werde verbunden ⌜damit . . .⌝.

Eb 607 (77,4–5)

Ein anderes (Heilmittel) [für] das Beseitigen von Lahmheit (*gbgb*)[1].
ḳn.t-Pflanze 1; Früchte der Erbse (*tḥwj*) 1; Mehl (*skj*) der *psḏn*-Tenne 1; werde gemischt mit Gärungsprodukt des Dattelsaftes, werden die beiden Kniestücke damit verbunden.

Eb 634 (79,19–22)

Ein anderes (Heilmittel) für das Erweichen des Gefäßes des Kniestücks.
unterägyptisches Salz 1; *nḥd.t* (𓏥) 1; Fett (*ʿḏ*) des Steinbocks[1] 1; Honig 1; Terebinthenharz (*sntr*) 1; Sellerie (*mꜣt.t*) 1; *ḥnj-tꜣ*-Pflanze 1; *ḥtm*-Mineral 1; Zwiebeln 1; Hammerschlag des Kupfers 1; Fett (*ʿḏ*) vom Kleinvieh 1; Kümmel 1; Öl/Fett 1; Natron 1; werde zerrieben, werde damit verbunden.

III B 3. Knie (*pꜣḏ*)

Eb 612 (77,15–17) = H 247 (16,11–12)[1]

Was man macht gegen das Knie, wenn es schmerzt.
šꜣšꜣ (Baldrian?), werde fein zerrieben, werde gemischt mit Wasser von *mstꜣ*-Flüssigkeit, werde damit verbunden, so daß es[2] gesund wird.

H 252 (17,3–4)

⌜. . . .⌝ das Knie, wenn es schmerzt.
Blätter (*ḫꜣ.w*) ⌜. . . .⌝.

III B 4. Verschiedenes

a) *ins.t* (Unterschenkel)

Bln 123 (10,11–12)

Ein anderes (Heilmittel) für das Beseitigen von Krankheit im Unterschenkel (*ins.t*).

Galle (*s̱ḫw*) vom Böckchen und (*ḥr*) Galle (*s̱ḫw*) vom Bulti-Fisch (tilapia nilotica); werde damit verbunden.

Bln 124 (10,12)

Ein anderes (Heilmittel).
„Eselsphallus“ [1]; werde mit Öl/Fett gemischt, werde damit verbunden.

Bln 122 (10,10–11)

Heilmittel für das Lindern der Gefäße [1] der Unterschenkel (*ỉns.t*); Beseitigen von Schwellung [2].
Mehl von Koloquinthe (*ḏꜣr.t*); Wasser von *srm.t* (Hefe?); Honig; werde damit verbunden.

III B 4b) *wʿr.t* (Bein)

Erkrankungen und Behandlungen des *wʿr.t*-Beines (neben den *rd.wj*-Beinen/Füßen) siehe bei den Frauenkrankheiten unter IX A:

Kah 7 bei IX A 1a (Seite 268),
Ram III A 7–8 bei IX A 1d (Seite 272).

III B 4c) *mn.t* (Oberschenkel)

Erkrankung und Behandlung des *mn.t*-Oberschenkels (neben *rd.wj*-Beinen) siehe bei I B 1 in Eb 856d (Seite 8).

III B 4d) *ḫꜣ.t-sḏḥ* (Schienbein?)

Eb 128 (27,21–30,2) [1]

Ein anderes Heilmittel für das Schienbein (?) [2].
ʿmm-Teil des Welses; man findet ihn inmitten seines Kopfes [3]; dann soll man ihn in Honig tauchen, werde damit verbunden, so daß er (der Mann) sofort gesund wird.

III B 4e) *sst* (Teil des unteren Beines)

Eb 613 (77,17–18)

Ein anderes (Heilmittel) für das Gesundmachen der *sst*-Teile (des unteren Beines) [1], die schmerzen.
(Rinder-)Fett 1; Honig 1; Terebinthenharz (*sntr*) 1; *ẖpꜣ.w* des Malachits (*wꜣḏw*) 1; trockenes *ʿntjw*-Harz 1; werde gekocht, werde damit verbunden.

Eb 614 (77,18–78,2)

Ein anderes (Heilmittel).

bsbs-Pflanze 1; Blatt der Dornakazie 1; Blatt vom *mꜣf.t*-Baum 1; *ḫꜣsj.t* (Bryonia) 1; Wachs 1; Gummi von der Dornakazie 1; Terebinthenharz (*sntr*) 1; frisches Behen-Öl 1; *ẖsꜣj.t*-Balsam 1; *tj-šps* (Zimt?) 1; *gjw* (Zyperngras) 1; *ẖpꜣ*-Teil der Föhre 1; *ḥpꜣ*-Teil des Wacholder (*wꜥn*) 1; Wasser vom Tau des Himmels[1]; trockenes *ꜥntjw*-Harz 1; *sꜥꜣm*-Pflanze 1; Früchte des Wacholder (*wꜥn*) 1; *pr.t-šnj*-Frucht 1; werde fein zerrieben, werden die *sst*-Teile (des unteren Beines) damit verbunden an vier Tagen.

III B 4f) *sḏꜣ* (Bein? Teil des Beines?)

Pap. Leiden Recto XXVI 12–XXVIII 5

Eine andere Beschwörung für eine Entzündung, die entstanden ist auf dem *sḏꜣ*-Bein/Teil des Beines.

(es folgt der Spruch; dann eine „andere Beschwörung", an deren Ende steht:)

Es werde dieser Spruch siebenmal gesagt über einem Knoten ⌈. . . .⌉ *insj*-Stoff[1], werde dem Manne gegeben an sein *sḏꜣ*-Bein/Teil des Beines.

III C. Arm und Schulter

1. Arm (*gꜣb*)

Eb 696 (85,14–16)

Ein anderes (Heilmittel) für das Beseitigen von *rhn.w* der Schmerzstoffe[1] im Arm, wenn er zittert.

Pflanzenschleim (*ḥsꜣ*) von Gerste, werde geschlagen, werde zum Faulen gebracht[2] ganz und gar, werden getrunken sechs Hin in Wärme[3], werde ⟨der Mann⟩ zum Erbrechen gebracht, an vier Tagen.

Ähnliche Erkrankung und Behandlung des Armes siehe Bln 163f (= Eb 856f mit *kꜥḥ* „Schulter" statt *gꜣb* „Arm") bei I B 1 (Seite 9).

Pap. Leiden Verso IX 12–X 2

(Bruchstücke eines Spruches, in welchem die *ꜥḫw*-Krankheit mehrmals aufgefordert wird, sich aus dem Arm (*gꜣb*) zu entfernen; zuletzt heißt es:)

Entferne du dich aus dem Arm (*gꜣb*) des Mannes NN geboren von der Frau NN[1], nicht soll dein Gift (*nšf*) in ihm stehenbleiben.

Werde gesprochen über: *ʿntjw*-Harz; ⌜Fett (*ʿḏ*) des⌝ Steinbocks; *njȝjȝ*-Pflanze; Blut der Ziege (*ʿnḫ*); Wasser von *mstȝ*-Flüssigkeit; werde zu einer Masse zerrieben, werde der Arm (*gȝb*) damit verbunden. Gut, gut.

Bruchverletzungen des Armes siehe bei V A (Seite 192—193) in den Fällen 36; 37; 38 des Wundenbuches.

III C 2. Schulter (*ḳʿḥ*)

Eb 650 (81,10–14)

Ein anderes (Heilmittel) für das Lindern der Gefäße der Schulter.
geschmeidiges *ʿntjw*-Harz 1; Terebinthenharz (*sntr*) 1; *sʿȝm*-Pflanze 1; Früchte der *ỉbw*-Pflanze 1; Früchte vom Dill (*ỉms.t*) 1; *gjw* (Zyperngras) 1; männlicher Pflanzenschleim (*ḥsȝ ṯȝj*) 1; Sägemehl der Föhre 1; *sskȝ* (?) 1; Früchte (*ỉšd.t*) der Sykomore 1; *nstj*-Teil der *bšȝ*-Körnerfrucht[1]; werde zu einer Masse gemischt, werde damit verbunden.

Eine Erkrankung und Behandlung der Schulter siehe auch Eb 856f (= Bln 163f mit *gȝb* „Arm“ statt *ḳʿḥ* „Schulter“) bei I B 1 (Seite 9).

III D. Gelenke

Eb 654 (82,1–4) = H 123 (9,2–3)

Ein anderes (Heilmittel) für[1] das Erweichen des Gelenkes (*rȝ-ʿ.tj*) an irgendeiner Körperstelle.
Honig 1; Wachs 1; *ḫnt.t*[2] von (*m*) Terebinthenharz (*sntr*) 1; Ladanum 1; *mhwj* (?) 1; Mehl[3] von Koloquinthe (*ḏȝr.t*) 1; *šȝšȝ* (Baldrian?) 1; Früchte der *ḏȝs*-Pflanze 1; werde zu einer Masse zerrieben, werde gekocht[4], werde damit gesalbt (*gs*).

Eb 655 (82,4–6) = H 124 (9,3–4)

Ein anderes (Heilmittel).
Früchte des Wacholder (*wʿn*)[1] 1; *mw.t*-Teil[2] der *rkrk*-Pflanze 1; *ḫȝsj.t* (Bryonia)[3] 1; *prš* (Rötel) 1; Früchte des Sellerie (*mȝt.t*) 1; *ḥpȝ*-Teil von Terebinthenharz (*sntr*) 1; *tpȝ.w*-Teile[4] des Wacholder (*wʿn*) 1; werde zu einer[5] Masse gemacht, werde damit verbunden.

Erkrankungen des Gelenkes (*ʿ.tj*) des Nackens siehe bei Eb 295 (Seite 68) und in Fall 30 des Wundenbuches (Seite 189).

IV. Krankheiten der inneren Organe

A. Brustraum (*šnb.t*)

Eb 183 (35,14–15)

Heilmittel für das Behandeln des Brustraumes.

Koloquinthe (*ḏꜣr.t*) $\frac{1}{16}$; Kümmel $\frac{1}{4}$; Wein; werde gekocht, werde getrunken an vier Tagen.

Eb 184 (35,15–18)

Ein anderes (Heilmittel).

gemahlene (*skj*) Gerste $\frac{1}{4}$; *mw.t*-Teile von *gjw* (Zyperngras) $\frac{1}{4}$; *nṯr*[1]-Pflanze $\frac{1}{32}$; Inneres der Koloquinthe (*ḏꜣr.t*) $\frac{1}{32}$; *wtj.t*-Teil der Sykomore $\frac{1}{32}$; Früchte des Wacholder (*wꜥn*) $\frac{1}{16}$; *tjꜥm*-Pflanze $\frac{1}{8}$; Wasser; werde eingenommen[2] an vier Tagen.

Eb 185 (35,18–21)

Ein anderes (Heilmittel) für das Behandeln des Brustraumes
siehe bei IV B (Seite 86).

Eb 186 (35,21–36,2)

Ein anderes (Heilmittel) für das Beseitigen von *ḳꜣd.w*[1] der Schmerzstoffe im Brustraum.

Feigen 1; *šsp.t*-Teil der Weinbeere 1; *ỉšd*-Frucht 1; Früchte des Wacholder (*wꜥn*) 1; Terebinthenharz (*snṯr*) 1; *smt* (…) 1; Kümmel 1; *wḏꜥ*-Teil der Datteln 1; süßes Bier; werde gekocht, werde durchgepreßt, werde getrunken an vier Tagen.

Eb 187 (36,2–3)

Ein anderes (Heilmittel) für das Abwehren der Schmerzstoffe im Brustraum.

Blatt der Dornakazie $\frac{1}{8}$; süßes Bier 25 ro; werde zerrieben, werde nachts dem Tau ausgesetzt, werde durchgepreßt, werde getrunken an vier Tagen.

H 30 (2,15–17)

Beseitigen von Schmerzstoffen im Brustraum.

Früchte von Erbsen (*tḥwj*) $\frac{1}{16}$; *ỉšd*-Frucht $\frac{1}{8}$; Milch $2\frac{1}{2}$ ro; Terebinthenharz (*snṯr*) $\frac{1}{64}$; *wꜥḥ*-Hülsenfrucht $\frac{1}{8}$; Feigen $\frac{1}{8}$; *šnf.t* (○|||) $\frac{1}{64}$; süßes Bier 5 ro; ebenso wie dieses[1]. Eindickung bis zu 5 ro, werde abgezogen $\frac{1}{30}$[2].

Bt 14 (6,8–10)

Handbuch der Sammlung von Mitteln des *swnw*-Arztes[1].

Heilmittel [für] das Beseitigen der *ꜥẖw*-Krankheit im Brustraum; Behandeln seiner (des Mannes) Seite (*ḏrww*); Kühlen des Afters.

wꜥḥ-Hülsenfrucht 5 ro; frische Datteln 5 ro; Gummi $\frac{1}{32}$; Früchte des Wacholder (*wꜥn*) $\frac{1}{32}$; *ỉns.t*-Pflanze $\frac{1}{16}$; Ocker (*stj*) $\frac{1}{32}$; Honig $\frac{1}{32}$; Wasser 25 ro; werde durchgepreßt, [werde getrunken] an vier Tagen.

Bt 15 (6,10–11)

Was man macht als Einguß nach diesem.

alter Honig 5 ro; frisches Behen-Öl $2\frac{1}{2}$ ro; unterägyptisches Salz $\frac{1}{8}$; ⌜. . . .⌝.

Bt 16 (6,13 A und 12) + Bt 17 (6,12–13)

Ein anderes Heilmittel für das Behandeln des Brustraumes
siehe bei IV L 1a (Seite 141).

IV B. Lunge (*smꜣ*)

Eb 21 (6,17–7,1)

Ein anderes (Heilmittel) für das Behandeln der Lunge[1].

Koloquinthe (*ḏꜣr.t*) 5 ro; süßes Bier $\frac{2}{3}$; werde nachts dem Tau ausgesetzt, werde getrunken vom Manne an vier Tagen.

Eb 35 (11,18–12,3) = Eb 185 (35,18–21)

Ein anderes (Heilmittel) für das Behandeln des Brustraumes[1]; das Beseitigen jeder Krankheit im Bauch; das Behandeln der Lunge.

süßes Bier, das *nḏꜣḏꜣ*[2] ist; Koloquinthe (*ḏꜣr.t*) 10 ro; werde gegeben in[3] einen *ds*-Topf, der *ḥkn* ist, bis ⟨es⟩ abstirbt[4]; werde verrieben ⟨das entstandene⟩ *snḏꜣḏꜣ.w*[5]; du mögest ⟨es⟩ machen, indem die Wärme jeder Jahreszeit in ihm ist[6]; werde getrunken ein Hin davon jeden Tag[7].

H 57 (4,8–9)

Sofort-(wirkender)-Trank für das Behandeln der Lunge.

Ocker (*stj*) $\frac{1}{32}$; Gummi $\frac{1}{32}$; Honig $\frac{1}{8}$; Feigen $\frac{1}{8}$; Wasser 25 ro; werde nachts dem Tau ausgesetzt, werde getrunken an vier Tagen.

IV C. Leber (*mjs.t*)

Eb 477 (67,7–9)

Anfang von den Heilmitteln für das Behandeln der Leber[1].

Feigen $\frac{1}{8}$; *ỉšd*-Frucht $\frac{1}{8}$; *šsp.t*-Teil der Weinbeeren $\frac{1}{16}$; geritzte Sykomorenfrüchte $\frac{1}{8}$; Früchte von *ḫꜣsj.t* (Bryonia) $\frac{1}{16}$; Gummi $\frac{1}{32}$; Terebinthenharz (*snṯr*) $\frac{1}{64}$; *smt* ($\overset{\circ}{\text{|||}}$) $\frac{1}{64}$; Wasser 15 ro; werde nachts dem Tau ausgesetzt, werde durchgepreßt, werde getrunken an vier Tagen.

Eb 478 (67,9–11)

Ein anderes (Heilmittel).

Feigen $\frac{1}{8}$; Rosinen $\frac{1}{8}$; *pr.t-šnj*-Frucht $\frac{1}{16}$; Schilfrohr (*ỉsw*) $\frac{1}{16}$; Terebinthenharz (*snṯr*) $\frac{1}{64}$; Ocker (*stj*) $\frac{1}{32}$; Wasser $\frac{1}{32}$; ebenso.

Eb 479 (67,11–13)

Ein anderes (Heilmittel).

Blätter (*ḫꜣ.w*) des Lotus $\frac{1}{8}$; Wein 20 ro; Mehl vom Christdorn $\frac{1}{8}$; Feigen $\frac{1}{8}$; Milch $\frac{1}{16}$; Früchte des Wacholder (*wꜥn*) $\frac{1}{16}$; Terebinthenharz (*snṯr*) $\frac{1}{64}$; süßes Bier 20 ro; werde nachts dem Tau ausgesetzt, werde durchgepreßt, werde getrunken an vier Tagen.

Eb 480 (67,13–15)

Ein anderes (Heilmittel).

Feigen $\frac{1}{8}$; *ỉšd*-Frucht $\frac{1}{8}$; *ỉns.t*-Pflanze $\frac{1}{4}$; Brot vom Christdorn $\frac{1}{8}$; Koloquinthe (*ḏꜣr.t*) $\frac{1}{32}$; geritzte Sykomorenfrüchte $\frac{1}{16}$; *šsp.t*-Teil der Weinbeeren $\frac{1}{8}$; *smt* ($\overset{\circ}{\text{|||}}$) $\frac{1}{64}$; Terebinthenharz (*snṯr*) $\frac{1}{64}$; süßes Bier 20 ro; werde nachts dem Tau ausgesetzt, werde durchgepreßt, werde getrunken an vier Tagen.

Eb 481 (67,15–16)

Ein anderes (Heilmittel).

Feigen $\frac{1}{8}$; geritzte Sykomorenfrüchte $\frac{1}{8}$; Früchte des Wacholder (*wꜥn*) $\frac{1}{16}$; oberägyptisches *sjꜣ*-Mineral $\frac{1}{8}$; Wasser 20 ro; werde nachts dem Tau ausgesetzt, werde durchgepreßt, werde getrunken an vier Tagen.

Andere krankhafte Zustände der Leber siehe bei Eb 188 (Seite 88) und Eb 854 l (Seite 3).

IV D. Magen — Herz

1. *r3-ib*

a) Diagnosen

Eb 188 (36,4–17)[1]

Heilkunde für einen, der am Magen leidet[2].

a) Wenn du untersuchst einen Mann mit (*ḥr*) einer Verstopfung seines Magens, er[3] ist ⟨zu⟩ belastet zum Brot Essen, sein Bauch ist beengt, sein Herz (*ib*)[4], es ist ⟨zu⟩ schwach zum Gehen[5] wie ein Mann, der an *t3w*-Hitze des Afters leidet. Dann sollst du ihn ausgestreckt (auf dem Rücken) betrachten, und findest du seinen Bauch heiß[6], indem eine Verstopfung in seinem Magen ist.

Dann sollst du dazu[7] sagen: es sind Fälle der Leber.

b) Dann sollst du ein geheimes Kräutermittel machen, das der *swnw*-Arzt macht: *p3ḫ-srj.t*-Pflanze[8]; Kerne (*inj.t*) der Dattel; werde gemischt, werde durchgepreßt in Wasser, werde getrunken vom Manne an vier Morgenden, so daß du seinen Bauch ausleerst.

c) Nachdem dies gemacht ist[9]: wenn du die beiden Kanäle[10] in seinem Bauch findest, die rechte (Bauch-)Hälfte heiß[11], die linke (Bauch-)Hälfte kalt:

Dann sollst du dazu sagen: das bedeutet, daß das Leiden (*ḫ3j.t*) sein Fressen einstellt (*mḫr*) (?).

d) Dann sollst du ihn nochmals betrachten, und findest du seinen Bauch vollständig kalt:

Dann sollst du sagen: seine Leber ist geöffnet (*pḫ3*), sie[12] ist in den *nḏ3ḏ3*-Zustand[13] gelangt; er[14] hat das Mittel angenommen.

Eb 189 (36,17–37,4)

a) Wenn du untersuchst einen Mann, der an seinem Magen leidet, alle seine Körperstellen sind belastet an ihm wie ⟨beim⟩ Auftreten von Müdigkeit: dann sollst du deine Hand auf seinen Magen geben; und findest du seinen Magen paukenartig (*sr*)[1], indem ⟨er⟩ geht und kommt unter deinen Fingern.

Dann sollst du dazu sagen: es ist eine Trägheit des Essens[2], die nicht zuläßt, daß er weiter ißt.

b) Dann sollst du ihm irgendein ihn entleerendes Mittel[3] machen ⟨zum Beispiel⟩: Kerne (*inj.t*) von Datteln, werde durchgepreßt in Bier ...[4]; es kommt seine Eßlust (*wnm t*)[5] ⟨wieder⟩.

c) Wenn du ihn untersuchst, nachdem dies gemacht ist, und du findest seine Seite (*ḏrw*) heiß, seinen Bauch kalt:

d) Dann sollst du sagen: seine Trägheit ist abgegangen. Dann sollst du veranlassen, daß er seinen Mund hüte vor irgendwelchem scharf gebratenen Fleisch (*ḏꜣf*).

Eb 190 (37,4–10)

a) Wenn du untersuchst einen Mann mit einer Verstopfung, er macht Hebungen des Hustens[1], sein Leiden (*ḫꜣj.t*) ist unter seinen Seiten (*ḏrw.w*) wie Klumpen (?) von Kot[2].

[Dann sollst du dazu sagen:] es sind ⟨krankhafte⟩ Hochhebungen (*sṯs.w*)[3] auf seinen beiden Seiten (*ḏrw.w*), ⟨denn⟩ sein Magen ist eng geworden.

b) Dann sollst du ihm stark wirkende (*šsm.w*) Mittel zum Trinken machen: frischer Brei (*ꜣḫ*), gekocht in Öl/Fett ⟨und⟩ Honig; *sꜥm*-Pflanze $\frac{1}{32}$; *pr.t-šnj*-Frucht $\frac{1}{16}$; *šꜣšꜣ* (Baldrian?) $\frac{1}{8}$; werde auf ihn (den gekochten Brei) gegeben, werde zu einer Masse gekocht, werde getrunken an vier Tagen.

c) Wenn du ihn danach untersuchst[4], und du findest ihn in seinem *ḫꜣj.t*-Leiden des ersten Males[5], so bedeutet es, daß er gesund wird.

Eb 191 (37,10–17) = Eb 194 (38,10–17)

a) Wenn du untersuchst einen Mann, der an seinem Magen leidet, er leidet an seinem Oberarm (*gꜣb*), seiner Brust ⟨und zwar⟩ an der Seite seines Magens[1]; man sagt dazu: es ist die *wꜣḏ*-Krankheit[2].

Dann sollst du dazu sagen: es ist etwas, das durch den Mund eingetreten ist; es ist der Tod, der ihm naht[3].

b) Dann sollst du ihm anstachelnde (*ḏdb*) Mittel von Kräutern machen: Früchte[4] der Erbse (*tḫwj*) 1; *ḫꜣsj.t* (Bryonia) 1; *njꜣjꜣ*-Pflanze 1; *innk*-Pflanze 1; *dšr.w*[5] (𓈖) der *sḫ.t*-Körnerfrucht 1; werde gekocht in Öl/Fett[6], werde getrunken vom Manne.

c) Dann sollst du deine Hand auf ihn geben, indem sie gebeugt ist[7], so daß[8] es dem Oberarm (*gꜣb*) besser geht, indem er ⟨schließlich⟩ frei von dem Leiden ist.

Dann sollst du sagen: dieses[9] Leiden ist abgegangen zum[10] Mastdarm, zum After.

Nicht werde das Mittel jeweils wiederholt[11].

Eb 192 (37,17–38,3) = Eb 195 (38,17–39,2)[1]

a) Wenn du untersuchst einen Mann, der an seinem Magen leidet, er erbricht sich oft; wenn du es[2] findest, indem es vorn[3] an ihm ist, seine beiden Augen sind entzündet (*šsm*), seine Nase (*fnḏ*), sie läuft (*tḫb*)[4].

Dann sollst du dazu sagen: es sind Fäulnisprodukte seiner Schleimstoffe, nicht können ⟨sie⟩[5] herabsteigen zu seinem Beckenraum (*npḫ.w*) als seine Schleimstoffe.

b) Dann sollst du ihm machen: *šns*-Gebäck von Weizen; *s῾m*-Pflanze, sehr viel; werde ein Maß (*dbḥ*), gefüllt[6] mit Zwiebeln, darauf gegeben und werde in (bzw. mit) Bier[7] *sj꜡r*-gemacht, ⟨dazu⟩ fettes Fleisch vom Rind[8]; werde gegessen vom Manne, werde heruntergeschluckt mit Bier von ...[9], so daß sich seine beiden Augen öffnen, so daß seine *ḫnt*-Krankheit[10] schwindet, indem sie herabgestiegen ist als Schleimstoffe.

Eb 193 (38,3–10)

a) Wenn du untersuchst einen Mann mit einer Verstopfung seines Magens, dann sollst du deine Hand auf ihn geben, und findest du sein Leiden (*ẖ꜡j.t*), indem seine Verdickungen zittern, wenn sie (die Hand) mit spitzen Fingern auf ihm ist[1].

Dann sollst du dazu sagen: es ist eine Anschwellung (*sẖn*) von Kot[2], die sich noch nicht gefestigt hat.

b) Dann sollst du ihm Kräutermittel machen: *dšr.w* (𓈒𓏥) von *mnḏj* (𓈒𓏥) $7\frac{1}{2}$ ro; werde gekocht [in] Öl/Fett und (*ḥr*) Honig; *tj῾m*-Pflanze $\frac{1}{16}$; *pr.t-šnj*-Frucht $\frac{1}{16}$; *š꜡š꜡* (Baldrian?) $\frac{1}{8}$; *gjw* (Zyperngras) vom Uferland $\frac{1}{16}$; *gjw* (Zyperngras) vom Gartenland $\frac{1}{16}$; Wein[3]; Milch[3]; werde gegessen, werde heruntergeschluckt mit süßem Bier, so daß er sofort gesund wird.

Eb 194 (38,10–17) = Eb 191 (37,10–17)

siehe bei Eb 191.

Eb 195 (38,17–39,2) = Eb 192 (37,17–38,3)

siehe bei Eb 192.

Eb 196 (39,2–7)

Wenn du untersuchst einen Mann, der daran[1] stundenweise leidet wie an Essen von Kot[2], sein Herz (*ἰb*), es ermattet wie einer keucht, wenn er gelaufen ist[3].

Dann sollst du sagen: es ist eine Versperrung (?)[4] der Ansammlung, nicht kann sie (die Ansammlung)[5] hochgebracht werden[6], nicht ist das Herz (*ἰb*) geneigt (= freundlich gesonnen) wegen des schlimmen Falles[7], sie (die Ansammlung) hat eine *ḫsd*-Geschwulst gemacht, es sind Fäulnisprodukte des Eiters, das Leiden (*ẖ꜡j.t*) hat getroffen[8].

Dann sollst du ihm Mittel machen, um sie[1] zu zerbrechen (*ngg*) durch Heilmittel[9].

Eb 197 (39,7–12)

a) Wenn du untersuchst einen Mann, der an seinem Magen leidet, sein Körper[1], er ist anormal schrumpelig ganz und gar; wenn du ihn untersuchst, und du findest nicht ein Leiden (*ẖ3j.t*) im Bauch außer der *ḥnw.t*-Erscheinung[2] des Körpers wie *pj.t*[3].

Dann sollst du dazu sagen: es ist *nḥ3*[3] *n pr-k*[4].

b) Dann sollst du ihm Mittel dagegen machen: Blutstein (*djdj*) von Elephantine, zerrieben; *dš*[*r*]-Pflanze; Koloquinthe (*ḏ3r.t*); werde gekocht in Öl/Fett ⟨und⟩ Honig; werde gegessen vom Manne an vier Morgenden, um seinen Durst zu tilgen, um das *nḥ3.t*[5] seines Herzens (*ib*) zu beseitigen.

Eb 198 (39,12–21)

a) Wenn du untersuchst seine Verstopfung[1] in seinem Magen, und du findest, daß sie eine Stauung verursacht hat ⟨und⟩ sich quer gelegt hat[2], sein Herz (*ib*), es ist *ḥws*, sein Magen, er ist staubtrocken.

Dann sollst du dazu sagen: es ist ein Blutnest[3], das sich noch nicht befestigt hat. Dann sollst du veranlassen, daß ⟨es⟩ durch ein Heilmittel abgeht.

b) Dann sollst du ihm machen[4]: *sʿm*-Pflanze $\frac{1}{8}$; *pr.t-šnj*-Frucht $\frac{1}{16}$; *išd*-Frucht $\frac{1}{8}$; *š3š3* (Baldrian?) $\frac{1}{8}$; werde gekocht in Bier von ....[5], werde durchgepreßt zu einer Masse, werde getrunken vom Manne.

c) Es geht dieser (Krankheits-)Fall ab entweder aus seinem Munde oder aus seinem After wie Blut des Schweines, nachdem es gebraten ist[6]. Vorher hast du ihm einen Verband gemacht auf [ ][7], so daß es (das Blutnest) zuvor gerinnt, ⟨und zwar⟩ bevor du dieses Mittel angewendet hast[8].

Dann sollst[9] du ihm eine vorzügliche echte Salbe (*nwd.t*) machen, bestehend aus: Fett (*ʿḏ*) des Rindes; *ʿr*-Teil des Sellerie (*m3t.t*); *š3wj.t*-Pflanze; *ʿntjw*-Harz; *ʿ3gj.t* (Harz); werde zerrieben, werde damit verbunden.

Eb 199 (39,21–40,5)

a) Wenn du untersuchst einen Mann, der an einer Verstopfung in seinem Magen leidet, und du findest sie, indem sie geht, indem sie kommt unter deinen Fingern wie Öl im Innern eines Schlauches.

Dann sollst du dazu sagen: [es ist ....; ....][1] es geht ab aus seinem Munde durch Pflanzenschleim (*ḥs3*)[2].

b) Dann sollst du ihm machen: Samenkorn des Emmer (*mjmj*) $7\frac{1}{2}$ ro; Kerne (*inj.t*) der Dattel $7\frac{1}{2}$ ro; werde gemaischt, werde durchgepreßt zu männlichem Pflanzenschleim (*ḥs3 t3j*)[3], werde zerrieben[4], werde gekocht[4] in Öl/Fett ⟨und⟩ Honig, werde gegessen vom Manne an vier Morgenden. Vorher werde dieses (= die kranke Stelle) verbunden mit *mjk3.t* (𓏺), nachdem es getrocknet, zerrieben ⟨und⟩ gemischt[5] ist.

Eb 200 (40,5–10)

a) Wenn du untersuchst einen Mann, der an seinem Magen leidet, und du findest es[1] auf seinem Rücken wie das, was ein ⟨vom Skorpion⟩ Gestochener[2] ertragen muß[3].

Dann sollst du dazu sagen: es sind Schmerzstoffe, die abgelenkt sind auf seinen Rücken[4]; eine Krankheit, die ich behandle mit „kombinierten" Mitteln[5]. Tritt gegen sie auf, gehe ihr nicht aus dem Wege[6].

b) Dann sollst du dagegen *ẖmt.w nw ḏsf.w*[7] machen und ihm ein Nachbehandlungsmittel[8] geben: *ẖt-ds*-Baum 1; *nȝȝ*-Pflanze 1; Blatt der Dornakazie 1; Ton (*bsn*) des Maurers 1; werde zerrieben, werde gekocht in Bodensatz (*tȝḫ.t*) von süßem Bier, werde damit verbunden an vier Tagen, so daß er sofort gesund wird.

Eb 201 (40,10–14)

a) Wenn du untersuchst eine Verstopfung seines Magens und du findest sie außerordentlich schmerzhaft (*dḫr*)[1].

Dann sollst du dazu sagen: das ist eine *hj.t*-Verstopfung[2], die du zerbrechen (*ngg*) sollst; sie ist wie die *nsj.t*-Krankheit[3], die sich im Bauch befestigt hat.

b) Dann sollst du ihm machen: *tjᶜm*-Pflanze 1; *šȝšȝ* (Baldrian?) 1; *gjw* (Zyperngras) vom Uferland 1; *gjw* (Zyperngras) vom Gartenland 1; Koloquinthe (*ḏȝr.t*) 1; werde gekocht in süßem Bier, so daß du diesen Fall von *hj.t*-Krankheit zerbrichst (*ngg*)[4].

Eb 202 (40,14–18)

a) Wenn du untersuchst einen Mann mit einer Verstopfung seines Magens, er erbricht sich sehr schmerzhaft[1], er leidet daran wie an *sẖ.t*[2].

Dann sollst du sagen: das ist eine Ansammlung (*tȝw*)[3] von Kot[4], die sich noch nicht befestigt hat.

b) Dann sollst du ihm ein Trankmittel machen: Feigen $\frac{1}{8}$; Milch $\frac{1}{16}$; geritzte Sykomorenfrüchte $\frac{1}{8}$; werde nachts stehengelassen in süßem Bier 10 ro, werde durchgepreßt, werde getrunken oft oft, so daß er sofort gesund wird.

Eb 203 (40,18–41,5)

a) Wenn du untersuchst einen Mann, der an seinem Magen leidet, dann mußt du deine Hand auf ihn geben; wenn du findest, daß sie[1] sich auf seiner rechten (Bauch-)Hälfte[2] befestigt hat.

Dann sollst du sagen: sie[1] hat angesammelt[3] ⟨und⟩ einen Klumpen (*dp*)[4] gemacht.

b) Dann sollst du ihm Mittel dagegen als Sofort-(wirkenden)-Trank[5] machen: Samenkorn des Emmer (*mjmj*); werde durchgepreßt, werde getrunken an vier Tagen.

c) Wenn du ihn untersuchst, nachdem dieses gemacht ist, und du findest dies sein Leiden (*ḫȝj.t*), indem es geblieben ist wie zu Anfang[6].

d) Dann sollst du ihm machen stark wirkende (*šsm.w*) Mittel, so daß es[7] abgeht, so daß er gesund wird: Früchte der Erbse (*tḫwj*) $\frac{1}{64}$; *šsp.t*-Teil der *ḥmȝj.t*-Pflanze; werde zerrieben, werde gekocht in süßem Bier.

e) Dann[8] sollst du ihm machen stark wirkende (*šsm.w*) Mittel von Öl/Fett so daß ⟨es⟩[7] ihm abgeht: *ꜥꜣ.t*-Mineral (?); *sḫ.t*-Körnerfrucht; werde zerrieben werde gekocht in Öl/Fett ⟨und⟩ Honig, werde gegessen vom Manne an vier Tagen.

Eb 204 (41,5–13)

a) Wenn du untersuchst einen Mann mit einer Verstopfung in seiner linken (Bauch-)Hälfte[1], sie (die Verstopfung) befindet sich unter seiner Seite (*ḏrw*), sie hat sich nicht quergelegt[2].

Dann sollst du dazu sagen: sie hat ein Ufer gemacht ⟨und⟩ sie hat eine Sandbank (*šꜥj.t*) befestigt.

b) Dann sollst du ihm machen Mittel des [ ][3] Anfangs (?)[4], bestehend aus: *psḏ* (𓊖) $\frac{1}{4}$, zerrieben; *tjꜥm*-Pflanze $\frac{1}{8}$; *pr.t-šnj*-Frucht $\frac{1}{16}$; *šꜣšꜣ* (Baldrian?) $\frac{1}{8}$; werde zu einer Masse gekocht in Öl/Fett $\frac{2}{3}$ ⟨und⟩ Honig $\frac{1}{3}$; werde gegessen vom Manne an vier Tagen.

c) Wenn du den Mann untersuchst, nachdem dieses gemacht ist, und du findest es[5] verbreitet (*sš*) ⟨und⟩ abwärts gegangen.

d) Dann sollst du ihm einen Puder machen: *psḏ* (𓊖); werde ganz und gar gekocht[6], werde gegessen vom Manne an vier Tagen[7], um seinen Bauch zu füllen, um seinen Darm *spꜣ* zu machen[8].

e) Dann sollst du deine Hand darauf (den Magen?) geben, und findest du es[9] zerschnitten ⟨und⟩ gemahlen wie etwas von geerntetem Getreide[10].

f) Dann sollst du ihm machen einen Sofort-(wirkenden)-Trank zum Kühlen: Samenkorn des Emmer (*mjmj*) 1; *iwḥ*-Körnerfrucht 1; Wasser; werde durchgepreßt, werde getrunken an vier Tagen.

Eb 205 (41,13–21)

a) Wenn du untersuchst einen Mann, der an seinem Magen leidet, wenn du sie (die Verstopfung) findest, indem sie sich quergelegt hat[1], er leidet an seinen beiden Seiten (*šw.tj*), sein Bauch ist eng[2] gegen Brot, sein Herz (*ib*), es ist belastet[3].

[ ][4] tritt nicht gegen sie (die Krankheit) auf, es ist eine *bṯw*-Schlange[5]. Du mögest mit ihr (der *bṯw*-Schlange) kämpfen mit stark wirkenden (*šsm.w*) Mitteln, nachdem sie umschlossen ist mit Gerstenschleim[6].

Nachdem sie (die Verstopfung) unter deinen Fingern gekommen ist[7]:

b) Dann sollst du ihm machen vier Morgenmittel als *ḏsf*-Mittel[8], das[9] in ihn eintritt ⟨und⟩ seine „Lebensgeister"[10] anstachelt[11]: *wꜥḥ*-Hülsenfrucht $\frac{1}{2}$; *šsp.t*-Teil des Gummi $\frac{1}{8}$; Ocker (*stj*) $\frac{1}{16}$; werde gekocht in Öl/Fett ⟨und⟩ Honig, werde gegessen vom Manne an vier Tagen.

c) Wenn ⟨es⟩ sich danach ausbreitet unter deinen Fingern wie Körner des Sandes, indem alle seine Körperstellen heiß (*nbj*) sind unter der *dḥr.t*-Krankheit[12]: Brot in fauligem Zustand; etwas Schmutziges; Brot von Vögeln; tritt gegen sie (die Krankheit) auf, gehe ihr nicht aus dem Wege[13].

Eb 206 (41,21–42,8)

a) Wenn du untersuchst einen Mann mit einer Verstopfung seines Magens, sein Herz (*ib*), es gerät in Angst (*ꜥꜥw-f*), schwierig ist[1] das Eingehen in ihn (den Magen), ⟨sobald⟩ er irgendein ⟨Stück⟩ Brot gegessen hat, eng ist das Durchgehen (*swꜣ*) durch seinen Magen, er leidet an seinen beiden Beinen (*wꜥr.tj*), *dbb.w*[2], nicht ⟨aber⟩ an seinen beiden Oberschenkeln.

Wenn du ihn untersuchst und du findest seinen Magen verstopft wie bei einer Frau, die ein Embryo geschlagen hat[3], seine Oberfläche[4] ist schrumpelig:

Dann sollst du dazu sagen: das ist eine Verstopfung von Schleimstoffen. Tritt gegen sie auf, gehe ihr nicht aus dem Wege.

b) Dann sollst du ihm machen Mittel, die geheim[5] sind für einen Angehörigen des *swnw*-Arztes, außer für deine eigene Tochter[6]: frische Gerste, ohne sie zu dörren; werde gekocht in Wasser, ohne sie aufkochen zu lassen; sie soll vom Feuer kommen, um sie mit Kernen (*inj.t*) von Datteln zu mischen; werde durchgepreßt, werde getrunken an vier Tagen, so daß er sofort gesund wird.

Eb 207 (42,8–43,2)

a) Wenn du untersuchst einen Mann mit einer Verstopfung, sein Herz (*ib*), es gerät in Angst (*ꜥꜥw-f*), sein Gesicht ist blaß, sein Herz (*ib*), es klopft[1]; wenn du ihn untersuchst und du findest sein Herz (*ib*) heiß, seinen Bauch aufgetrieben[2].

[Dann sollst du dazu sagen:] das ist eine tiefsitzende[3] Anschwellung (*sḫn*); er hat scharf gebratenes Fleisch (*ḏꜣf*) gegessen.

b) Dann sollst du machen ein Mittel für das Waschen[4] des scharf gebratenen Fleisches (*ḏꜣf*) ⟨und⟩ für das Öffnen (*pḫꜣ*) seines Darmes durch ein Trankmittel: süßes Bier, werde nachts stehengelassen in trockenen geritzten Sykomorenfrüchten; werde gegessen[5], werde getrunken[5], an vier Tagen.

c) Du mögest früh auf sein betreffs dessen, was er enthält[6] jeden Tag, und besehen, was aus seinem After abgeht. Wenn ihm *nꜥꜣḏ.t* abgehen wie schwarze *ꜥrw.t*-Stoffe[7]:

Dann sollst du dazu sagen: dieses scharf gebratene Fleisch (*ḏꜣf*) ist abgegangen zu seinem Magen[8]; übel geht es ⟨noch⟩ seinem Bauch, der gestört ist.

d) Wenn du ihn untersuchst, nachdem dieses gemacht ist, [und du findest,] es sind Dinge, die aus seinem After abgehen, wie Zerkleinertes (?) von Bohnen; es ist Tau darauf, der ausströmt wie Ausfluß von *tpꜣw.t* (⚬|||):

Dann sollst du sagen zu diesem[9], was in seinem Magen war: ⟨es⟩ ist abgegangen.

e) Dann sollst du ihm machen Kühlmittel . . . .[10] auf Feuer; werde veranlaßt, daß er auspresse (*mḏd*) das Gekochte ganz und gar[11].

Magenleiden in einer Diagnose auch Smith 20,13–21,3 bei IX A 1 c Frauenleiden (Seite 272).

IV D 1 b) Rezepte

Eb 208 (43,2–4)[1]

Ein anderes Heilmittel für das Beseitigen einer Verstopfung im Magen. Brot vom Christdorn 1; *bddw-kꜣ*-Pflanze 1; Ausscheidung (*rj.t*)[2] des Katers 1; süßes Bier 1; Wein 1; werde zu einer Masse gemacht, werde damit verbunden.

Eb 213 (43,19–21)[1]

Ein anderes (Heilmittel) für das Beseitigen einer Verstopfung im Magen. Brot vom Christdorn 1; Kot[2] des Katers 1; roter Ocker (*mnš.t*) 1; *bddw-kꜣ*-Pflanze 1; süßes Bier 1; Wein 1; werde zu einer Masse gemacht, werde damit verbunden.

Eb 211 (43,13–15)

Ein anderes (Heilmittel) für das Beseitigen einer Verstopfung ⟨und⟩ von Blutfraß auf[1] dem Magen.
tꜣ () von *šb.t* (Maische?)[2] 1; gegorener Pflanzenschleim (*ḥsꜣ n ʿwꜣj.t*) 1; Behen-Öl 1; werde zu einer Masse gemacht, werde damit verbunden.

Eb 212 (43,15–19)

Ein anderes Heilmittel für den Magen.
wʿḥ-Hülsenfrucht 5 ro; Rosinen 5 ro; *šnj-tꜣ*-Frucht $\frac{1}{4}$; Feigen, ein wenig[1]; geritzte Früchte der Sykomore[2] oder Koloquinthe (*ḏꜣr.t*) von der Oase; werde fein zerrieben, gegeben[3] in süßes Bier . . . .[4], werde nachts dem Tau ausgesetzt; nicht zulassen, daß sie[5] die Sonne sieht, werde zugedeckt; es werde zu ihnen[6] Honig 5 ro ⟨und⟩ Fett (*ʿḏ*) der Gans 5 ro gegeben; werde zu einer Masse gemacht[7], werde getrunken vom Manne oder von der Frau.

Eb 214 (43,21–44,1)[1]

Ein anderes Heilmittel für den Magen.
Honig 1; Behen-Öl 1; Terebinthenharz (*sntr*) 1; Wein 1; werde zu einer Masse gemacht, werde gekocht, werde gegessen.

Eb 215 (44,1–3)

Ein anderes (Heilmittel).

Honig 2; Mehl vom Samenkorn des Emmer (*mjmj*) 2; *šnj-tꜣ*-Frucht 1; werde gemacht zu vier Kuchen an vier Tagen[1] ⟨und zwar so:⟩ nachdem ⟨der⟩ Honig zuvor gekocht ist, soll man ⟨das⟩ Mehl vom Samenkorn des Emmer (*mjmj*) ⟨und die⟩ *šnj-tꜣ*-Frucht hinzutun[2]; werde gegessen an vier Tagen.

Eb 216 (44,4–5)

Ein anderes (Heilmittel) für den Magen.

Terebinthenharz (*snṯr*) $\frac{1}{64}$; *pr.t-šnj*-Frucht 5 ro; *šnj-tꜣ*-Frucht $\frac{1}{4}$; Honig $\frac{1}{4}$; Wein 5 ro; Fett (*mrḥ.t*) der Gans 5 ro; werde gekocht, werde getrunken an einem Tage.

IV D 2. *ib*

a) Mittel zur Anregung der Nahrungsaufnahme[1]

Eb 284 (50,21–51,3)

Anfang von den Heilmitteln für das Veranlassen, daß das Herz (*ib*) Brot[1] empfängt.

fettes Fleisch $\frac{1}{16}$; *ṯrw*-⟨rotes⟩ Mineral $\frac{1}{32}$; Feigen $\frac{1}{8}$; Früchte des Wacholder (*wꜥn*) $\frac{1}{16}$; Terebinthenharz (*snṯr*) $\frac{1}{64}$; Kümmel $\frac{1}{64}$; *smt* (Det.) $\frac{1}{64}$; *tjꜥm*-Pflanze $\frac{1}{16}$; Fett (*ꜥḏ*) der Gans $\frac{1}{8}$; *išd*-Frucht $\frac{1}{8}$; *ḏsr.t*-Bier 5 ro; süßes Bier 25 ro; werde getrunken.

Eb 285 (51,3–5)

Ein anderes (Heilmittel).

süßes Bier 5 ro; *sḫp.t*-Flüssigkeit 5 ro; *ḏsr.t*-Bier 5 ro; Mehl von Datteln $\frac{1}{8}$; Mehl von Weizen $\frac{1}{8}$; Früchte des Wacholder (*wꜥn*) $\frac{1}{16}$; Terebinthenharz (*snṯr*) $\frac{1}{64}$; *smt* (Det.) $\frac{1}{64}$; Rosinen $\frac{1}{8}$; Feigen $\frac{1}{8}$; Fett (*ꜥḏ*) der Gans $\frac{1}{8}$; werde gekocht, werde durchgepreßt, werde getrunken an vier Tagen.

Eb 286 (51,6)

Ein anderes (Heilmittel).

šnf.t (Det.) $\frac{1}{32}$; süßes Bier $2\frac{1}{2}$ ro; werde gekocht, werde durchgepreßt, werde getrunken an einem Tage.

Eb 287 (51,6–7)

Ein anderes (Heilmittel).

Wein $2\frac{1}{2}$ ro; Grütze von Weizen $\frac{1}{8}$; werde nachts dem Tau ausgesetzt, werde durchgepreßt, werde getrunken an einem Tage.

Eb 288 (51,7–8)

Ein anderes (Heilmittel).
*tj*ᶜ*m*-Pflanze $\frac{1}{8}$; *w*ᶜ*ḥ*-Hülsenfrucht $\frac{1}{8}$; Terebinthenharz (*sntr*) $\frac{1}{64}$; Knochenmark (*tbn*) $\frac{1}{8}$; Ocker (*stj*) $\frac{1}{32}$; Wein 20 ro; werde gekocht, werde durchgepreßt, werde getrunken an vier Tagen.

Eb 289 (51,8–9)

Ein anderes (Heilmittel).
Brot, getrocknet durch Dörren $2\frac{1}{2}$ ro; *w*ᶜ*ḥ*-Hülsenfrucht $\frac{1}{4}$; *ḳsntj* (...) $\frac{1}{32}$; Honig $\frac{1}{32}$; Wasser 10 ro; werde durchgepreßt, werde getrunken an vier Tagen.

Eb 290 (51,9–10)

Ein anderes (Heilmittel).
gedörrtes[1] Brot $\frac{1}{8}$; *w*ᶜ*ḥ*-Hülsenfrucht $\frac{1}{8}$; Honig $\frac{1}{32}$; Wasser $7\frac{1}{2}$ ro[2]; werde zerrieben, werde durchgepreßt, werde getrunken an vier Tagen.

Eb 291 (51,10–11)

Ein anderes (Heilmittel).
fettes Fleisch $\frac{1}{16}$; Wein 5 ro; Rosinen $\frac{1}{16}$; Feigen $\frac{1}{16}$; Sellerie (*m*ꜣ*t.t*) $\frac{1}{16}$; süßes Bier 25 ro; werde gekocht, werde durchgepreßt, werde getrunken an vier Tagen.

Eb 292 (51,12–13)

Ein anderes (Heilmittel).
wtjw[1] $\frac{1}{8}$; *ḥkn*[1] $\frac{1}{8}$; *wd*ᶜ-Teil der Dattel $\frac{1}{8}$; Honig $\frac{1}{32}$; Wein 5 ro; werde gekocht, werde durchgepreßt, werde getrunken an einem Tage.

Eb 293 (51,13–14)

Ein anderes (Heilmittel).
Feigen $\frac{1}{8}$; *w*ᶜ*ḥ*-Hülsenfrucht $\frac{1}{8}$; Terebinthenharz (*sntr*) $\frac{1}{64}$; *wd*ᶜ-Teil der Dattel $\frac{1}{32}$; Zwiebeln (?)[1] $\frac{1}{32}$; süßes Bier 25 ro; fettes Fleisch $\frac{1}{4}$; [ ] Weide[2] $\frac{1}{8}$; werde gekocht, werde durchgepreßt, werde getrunken an vier Tagen.

H 50 (4,4)[1]

Heilmittel für das Veranlassen, daß das Herz (*ib*) Brot[2] empfängt.
Feigen $\frac{1}{8}$; *ins.t*-Pflanze $\frac{1}{8}$; Ocker (*stj*) $\frac{1}{32}$; Honig $\frac{1}{32}$; Wasser 5 ro; ebenso[3].

IV D 2b) Verschiedene Behandlungen

Eb 217 (44,5–7) = H 48 (4,2–3)

Ein anderes (Heilmittel)[1] für das Beseitigen von Krankheit[2] des Herzens (*ib*)[3].

Mehl von Datteln $\frac{1}{4}$; Koloquinthe (*ḏ3r.t*) $\frac{1}{32}$; *ʿm3.w*-Pflanze 5 ro; süßes Bier 25 ro; werde gekocht, werde durchgepreßt, werde getrunken an vier Tagen; Eindickung bis zu 10 ro.

Eb 218 (44,7–8) = H 49 (4,3)

Ein anderes (Heilmittel)[1].

Milch 5 ro; Honig[2] $\frac{1}{16}$; Wasser 10 ro; werde gekocht, werde durchgepreßt, werde getrunken an vier Tagen.

Bln 77 (7,5)

Heilmittel für das Behandeln des Herzens (*ib*) eines mit einem ⟨Skorpion-⟩ Stich[1].

inb-Pflanze; Rosinen; *ḳnj.t* (Auripigment); geritzte Früchte der Sykomore; Blutstein (*ḏjḏj*); Wachs; *wʿḥ*-Hülsenfrucht; werde der Mann damit beräuchert.

Eb 227 (45,6–8) und Bln 58 (5,9–11)

Beseitigen von Vergeßlichkeit des Herzens (*ib*), Flucht des Herzens (*ib*), Stiche des Herzens (*ib*)

siehe bei IV L 2a (Seite 148 und Seite 151).

Bln 151 (12,10–11)

Brechen des Blutes, das gebracht ist zu dem Herzen (*ib*), das ausgebreitet ist

siehe bei IV L 3 (Seite 157).

Bln 185 (19,11–20,4)

Was man macht als etwas Angenehmes für das Herz (*ib*), nachdem es heiß geworden ist

siehe bei I B 3 (Seite 15).

Krankhafte Zustände des Herzens (*ib*) siehe auch bei I A 2 in der Glossensammlung (Seite 3—7).

IV D 3. *ḥ3.tj*

Eb 220 (44,11–12)

Ein anderes (Heilmittel) [für] das Behandeln des Herzens (*ḥ3.tj*).

šsp.t (Gurke?) $\frac{1}{32}$; geritzte Sykomorenfrüchte 5 ro; Ocker (*stj*) $\frac{1}{32}$; frische Datteln 5 ro; Honig 5 ro; Wasser 20 ro; werde nachts dem Tau ausgesetzt, werde durchgepreßt, werde getrunken an einem Tage.

Eb 230 (45,12–13)

Ein anderes (Heilmittel), ein Sofort-(wirkender)-Trank für das Behandeln des Herzens (*ḥ3.tj*) in Wirklichkeit.

Feigen $\frac{1}{8}$; Ocker (*stj*) $\frac{1}{16}$; Gummi $\frac{1}{32}$; Wasser 15 ro; ebenso[1].

H 51 (4,4–5)

Heilmittel für das Behandeln des Herzens (*ḥ3.tj*).

schwarzer Emmer 20 ro; Wasser 160 ro; werde gekocht, werde durchgepreßt, werde getrunken an vier Tagen. Eindickung bis zu 35 ro.

H 52 (4,5–6)

Ein anderes (Heilmittel).

Früchte des Wacholder (*wꜥn*) $\frac{1}{16}$; *wꜥḥ*-Hülsenfrucht 5 ro; Milch $\frac{1}{8}$; Fett (*mrḥ.t*) der Gans $\frac{1}{16}$; Wasser 20 ro; ebenso.

Bln 117 (10,2–3)

Heilmittel für das Behandeln des Herzens (*ḥ3.tj*) in Wahrheit.

Feigen 1; Ocker (*stj*) $\frac{1}{32}$; Blatt der Dornakazie $\frac{1}{32}$; Honig $\frac{1}{64}$; Wasser 25 ro; werde durchgepreßt, werde nachts dem Tau ausgesetzt, werde getrunken an vier Tagen.

Eb 233 (45,18–20)

Ein anderes (Heilmittel) für das Behandeln des Herzens (*ḥ3.tj*), das Entfernen der Schmerzstoffe.

Ocker (*stj*) $\frac{1}{32}$; Gummi $\frac{1}{32}$; Feigen $\frac{1}{8}$; Rosinen $2\frac{1}{2}$ ro; *išd*-Frucht $\frac{1}{8}$; Grütze von Weizen $2\frac{1}{2}$ ro; Wasser 10 ro; werde gekocht, werde getrunken an vier Tagen.

Eb 234 (45,20–21)

Ein anderes (Heilmittel).

Feigen $\frac{1}{8}$; Grütze von Weizen $\frac{1}{8}$; Honig $\frac{1}{8}$; Ocker (*stj*) $\frac{1}{32}$; Wasser 25 ro; ebenso.

Eb 235 (45,21–22)[1]

Ein anderes (Heilmittel), ein Sofort-(wirkender)-Trank für das Kühlen des Herzens (*ḥ3.tj*).

Feigen $\frac{1}{8}$; *ins.t*-Pflanze $\frac{1}{8}$; Ocker (*stj*) $\frac{1}{8}$; Honig $\frac{1}{32}$; Wasser 10 ro; ebenso.

Bt 18 (6,13–7,2)

Ein anderes Heilmittel für das Kühlen des Herzens (*ḥ3.tj*), das Kühlen des Afters, das Beleben der Gefäße, was man macht zur Zeit des Sommers.

zerkleinerte (*dkr*) *wˁḥ*-Hülsenfrucht 5 ro; frische Datteln 5 ro; *pr.t-šnj*-Frucht $\frac{1}{16}$; *ḥmw*-Teile des Rizinus[1] $2\frac{1}{2}$ ro; Honig $\frac{1}{4}$; Wasser 25 ro[2]; werde getrunken an vier Tagen.

Bt 19 (7,2–3)[1]

Ein anderes Heilmittel, was gemacht wird nach ihm (Bt 18) als Einguß. Honig $2\frac{1}{2}$ ro; frisches Behen-Öl $\frac{1}{4}$; süßes Bier 10 ro; werde eingegossen in den After an vier Tagen.

Ostrakon Kairo (ODM 1091 Vs. 1)

Heilmittel für das Herz (*ḥꜣ.tj*)[1].

L 14 (5,1–6,1)

Erweichen der Herzen (*ḥꜣ.tj*)[1].

(vom Text des Spruches, soweit es das Medizinische betrifft, ist verständlich:)

Es zittern die beiden Beine . . . . Krankheit, die entsteht . . . ., werde nicht gegen mich zu *kꜣw.t*, zu *srf.t*-Würmern, zu *fnṯ*-Würmern, zu *spj.w*-Würmern, die mit Wasser[2] kommen . . . . in diesem meinem Körper (*ḥˁw*), in diesen ⌜meinen Gliedern⌝ . . . . in diesen meinen Gliedern . . . . Honig, werde zu einer Masse zerrieben, werde damit verbunden.

Es (das Heilmittel) ist gut gewesen in der Zeit des Königs von Ober- und Unterägypten Amenophis des Dritten[3].

Andere Erkrankungen und krankhafte Zustände des Herzens (*ḥꜣ.tj*) siehe bei: I A 2 in der Glossensammlung (Seite 3); IV L 2a: *ˁꜣˁ*-Krankheit (Seite 146); IV L 1: *tꜣw*-Hitze (Seite 141) und *kꜣpw*-Hitze (Seite 145).

IV E. Rechte (Bauch-) Hälfte und linke (Bauch-) Hälfte

1. Rechte (Bauch-) Hälfte

a) *gs wnmj*

Eb 757 (90,6–7)

Anfang von den Heilmitteln für das Behandeln der rechten (Bauch-) Hälfte mit *rwj.t* (?)-Erkrankung'.

frischer Brei (*ꜣḥ*) $\frac{1}{32}$; *sḫ.t*-Körnerfrucht $\frac{1}{16}$: *ḏsr.t*-Bier; werde damit verbunden.

Eb 758 (90,7–11)

Ein anderes (Heilmittel).

Terebinthenharz (*snṯr*) $\frac{1}{64}$; Früchte des Wacholder (*wʿn*) $\frac{1}{16}$; unterägyptische *ibw*-Pflanze $\frac{1}{16}$; *ibḫj* ($\frac{\circ}{|||}$) $\frac{1}{16}$; Petersilie (Sellerie des Berglandes)[1] $\frac{1}{16}$; unterägyptischer Sellerie (*m3t.t*) $\frac{1}{16}$; *pšn.t* ($\frac{\circ}{|||}$) $\frac{1}{16}$; *tjʿm*-Pflanze $\frac{1}{16}$; Binse $\frac{1}{16}$; *ḫbw*-Pflanze $\frac{1}{16}$; *św.t-ḏḥwtj* (kriechendes Fünffingerkraut) $\frac{1}{16}$; weiße *sḫ.t*-Körnerfrucht $\frac{1}{16}$; grüne *sḫ.t*-Körnerfrucht $\frac{1}{16}$; Harz (*ʿḏ*) der Föhre 5 ro; *gj.t*-Pflanze $\frac{1}{16}$; *psḏ* ($\frac{\circ}{|||}$) 5 ro; *rwḏ* ($\frac{\circ}{|||}$) $\frac{1}{16}$; *ḫt-ds*-Baum $\frac{1}{8}$; Honig $\frac{1}{32}$; werde damit verbunden.

Eb 759 (90,11–13)

Ein anderes (Heilmittel).

sn-wt.t-Pflanze 1; Rosinen 1; Samenkorn des Emmer (*mjmj*) 1; Brei (*3ḫ*) 1; *ḥm3*-Pflanze 1; *ḳst.t* (?)-Pflanze 1; *ʿmʿʿ*-Teil der Gerste 1; werde zu einer Masse gemacht, werde die (Bauch-)Hälfte damit verbunden.

Eb 760 (90,13–14)

Ein anderes (Heilmittel).

gj.t-Pflanze 1; Fett (*mrḥ.t*) der Gans 1; Honig 1; werde damit verbunden.

Eb 209 (43,4–8)

Ein anderes (Heilmittel) für das Behandeln einer Verstopfung in der rechten (Bauch-)Hälfte, die ein *nsj.t*-Dämon gekreuzt hat[1].

šnf.t[2] 20 ro; weiße *sḫ.t*-Körnerfrucht $\frac{1}{8}$; grüne *sḫ.t*-Körnerfrucht $\frac{1}{8}$; *sd.w*-Teile[3] von *ḫ3sj.t* (Bryonia) $\frac{1}{16}$; Früchte des Wacholder (*wʿn*) $\frac{1}{16}$; Petersilie (Sellerie des Berglandes)[4] $\frac{1}{8}$; unterägyptischer Sellerie (*m3t.t*) $\frac{1}{8}$; Blätter (*ḫ3.w*) des Lotus $\frac{1}{8}$; *ʿntjw*-Harz $\frac{1}{16}$; *ḫt-ds*-Baum $\frac{1}{8}$; Malachit (*w3ḏw*)[5] vom Schiff $\frac{1}{8}$; Föhrenöl (*sfṯ*) $\frac{1}{16}$; *ṯwn*-Pflanze $\frac{1}{8}$; Honig $\frac{1}{32}$; Bier 5 ro; Fett (*mrḥ.t*) der *s.t*-Gans $\frac{1}{8}$; werde nachts dem Tau ausgesetzt, werde durchgepreßt, werde getrunken an vier Tagen.

Eb 210 (43,8–13)

Ein anderes (Heilmittel) für das Beseitigen einer Verstopfung in der rechten (Bauch-)Hälfte durch (Ab)löschen[1].

Feigen $\frac{1}{8}$; *išd*-Frucht $\frac{1}{8}$; *ḳsntj* ($\frac{\circ}{|||}$) $\frac{1}{16}$; Rosinen $\frac{1}{16}$; *ins.t*-Pflanze $\frac{1}{16}$; Früchte des Wacholder (*wʿn*) $\frac{1}{16}$; Milch $\frac{1}{8}$; Honig $\frac{1}{8}$; Terebinthenharz (*snṯr*) . . .[2] $\frac{1}{8}$; weißer Gummi $\frac{1}{32}$; geritzte Sykomorenfrüchte $\frac{1}{16}$; Ocker (*stj*) $\frac{1}{32}$; Blatt der Dornakazie $\frac{1}{32}$; Wein 5 ro; Blätter des Christdorns $\frac{1}{32}$; Blätter der Sykomore $\frac{1}{32}$; Bier 25 ro; werde nachts dem Tau ausgesetzt, werde durchgepreßt, werde getrunken an vier Tagen.

IV E 1b) *gs n ẖ.t* (Hälfte des Bauches)

Eb 40 (13,12–15)

Ein anderes (Heilmittel) für das Beseitigen von Krankheit in der Hälfte des Bauches[1].

Melilotus (*ꜥfꜣ*) 1; Dattelsaft 1; werde gekocht in Öl/Fett, werde damit verbunden.

IV E 2. Linke (Bauch-)Hälfte (*gs ỉꜣbj*)

Eb 631 (79,10–14)

Ein anderes (Heilmittel) für das Behandeln des Gefäßes in der linken (Bauch-)Hälfte.

Feigen $\frac{1}{8}$; *ỉšd*-Frucht $\frac{1}{8}$; Weinbeeren $\frac{1}{8}$; Schilfrohr (*ỉsw*) $\frac{1}{32}$; Wein 5 ro; *ỉns.t*-Pflanze $\frac{1}{8}$; Früchte des Wacholder (*wꜥn*) $\frac{1}{32}$; *šw.t-ḏḥwtj* (kriechendes Fünffingerkraut) $\frac{1}{32}$; Terebinthenharz (*snṯr*) $\frac{1}{64}$; Kümmel $\frac{1}{64}$; Koloquinthe (*ḏꜣr.t*) $\frac{1}{64}$; Ocker (*stj*) $\frac{1}{32}$; Brot vom Christdorn $\frac{1}{8}$; Blätter (*ḫꜣ.w*) von *šsp.t* (Gurke?) $\frac{1}{8}$; süßes Bier 20 ro; werde nachts dem Tau ausgesetzt, werde durchgepreßt, werde getrunken an vier Tagen.

Eb 632 (79,14–17)[1]

Ein anderes Heilmittel für die linke (Bauch-)Hälfte.

Feigen $\frac{1}{8}$; *ỉšd*-Frucht $\frac{1}{8}$; Rosinen $\frac{1}{8}$; Koloquinthe (*ḏꜣr.t*) $\frac{1}{32}$; *ỉns.t*-Pflanze $\frac{1}{8}$; Ocker (*stj*) $\frac{1}{32}$; Gummi $\frac{1}{32}$; *smt* ($\frac{\circ}{|||}$) $\frac{1}{64}$; Terebinthenharz (*snṯr*) $\frac{1}{64}$; Kümmel $\frac{1}{64}$; geritzte Sykomorenfrüchte $\frac{1}{8}$; Wein 5 ro; *sḫp.t*-Flüssigkeit 5 ro; *ḏsr.t*-Bier 5 ro; werde nachts dem Tau ausgesetzt, werde durchgepreßt, werde getrunken an vier Tagen.

H 28 (2,12–14)[1]

Heilmittel für das Behandeln der linken (Bauch-)Hälfte.

Feigen $\frac{1}{4}$; *ỉšd*-Frucht $\frac{1}{8}$; Rosinen $\frac{1}{8}$; *ỉns.t*-Pflanze $2\frac{1}{2}$ ro[2]; Gummi $\frac{1}{32}$; Ocker (*stj*) $\frac{1}{32}$; Terebinthenharz (*snṯr*) $\frac{1}{64}$; *smt* ($\frac{\circ}{|||}$) $\frac{1}{64}$; Kümmel $\frac{1}{64}$; geritzte Sykomorenfrüchte ⌜$\frac{1}{32}$⌝; Wasser 20 ro[3]; werde nachts dem Tau ausgesetzt, werde durchgepreßt, werde getrunken an vier Tagen.

Eb 633 (79,17–19)

Ein anderes (Heilmittel).

Feigen $\frac{1}{8}$; *ỉšd*-Frucht $\frac{1}{64}$; Weinbeeren $2\frac{1}{2}$ ro; *ỉns.t*-Pflanze $2\frac{1}{2}$ ro; Koloquinthe (*ḏꜣr.t*) $\frac{1}{8}$; Gummi $\frac{1}{32}$; Ocker (*stj*) $\frac{1}{32}$; Wasser 20 ro; werde nachts dem Tau ausgesetzt, werde getrunken an vier Tagen.

IV F. Bauch

1. Krankhafte Erscheinungen

a) Krankheiten

mr.t-Krankheit

Eb 4 (2a,7–10) = H 53 (4,6)

Anfang vom Sammelbuch der Heilmittel[1] für[2] das Beseitigen von Krankheiten im Bauch.
Erbsen (*tḥwj*); werde gemischt mit Bier, werde getrunken vom Manne[3].

Eb 43 (14,7–10)

Ein anderes (Heilmittel) für das Beseitigen von Krankheit[1] des Bauches.
Öl/Fett; *wꜥḥ*-Hülsenfrucht; *sꜥꜣm*-Pflanze; Perle (*swj.t*)[2], die in Honig zerrieben ist; werde zu einer Masse gemacht, werde gegessen an einem Tage.

Eb 41 (13,16–21)[1]

Ein anderes (Heilmittel) für das Beseitigen von irgendwelchen[2] Krankheiten im Bauch.
geröstete Feigen; werde getaucht in frisches Behen-Öl; Rosinen, ebenso[3]; *pr.t-šnj*-Frucht, ebenso[3]; werde zu einer Masse gemischt, werde gegessen von dem Manne, in dessen Bauch Krankheiten sind, und werde veranlaßt, daß er trinke[4].

Eb 42 (14,1–6)

Ein anderes (Heilmittel)[1].
geröstete Feigen; werde getaucht in frisches Behen-Öl; Rosinen, ebenso; *pr.t-šnj*-Frucht, ebenso; *pꜣ-ib*-Flüssigkeit, ein Hin; Wein, ein Hin; werde zu einer Masse gemischt, werde getrunken von demjenigen, in dessen Bauch Krankheiten sind.

Eb 5 (2a,11–15) = H 55 (4,7–8)

Ein anderes (Heilmittel)[1] für den Bauch, wenn er krank ist.
Kümmel $\frac{1}{64}$; Fett (*mrḥ.t*) der Gans $\frac{1}{8}$; Milch 20 ro; werde gekocht[2], werde durchgepreßt, werde getrunken.

Eb 6 (2a,16–20) = H 56 (4,8)

Ein anderes (Heilmittel).
Feigen $\frac{1}{8}$; *išd*-Frucht $\frac{1}{8}$; süßes Bier 20 ro; ebenso[1].

Bln 191 (21,9–11)

Was man macht über[1] dem Bauch, wenn er krank ist.

Ich bin Horus der Sohn [des Osiris] (?) im Innern seines Hauses, der gekommen ist, um zu sehen, was geschehen ist ⌜. . . .⌝.

Werde gesprochen darüber[2], nachdem du *šb.t* (Maische?) zerrieben hast in Wasser; werde getrunken vom Manne; er wird sofort gesund[3].

Eb 35 (11,18–12,3) = Eb 185 (35,18–21)

Beseitigen von jeder Krankheit im Bauch: siehe bei IV B (Seite 86).

wḫdw (Schmerzstoffe)

H 26 (2,10–11)

Heilmittel für das Brechen der Schmerzstoffe im Bauch.

šꜣšꜣ (Baldrian?) $\frac{1}{8}$; *ꜥꜣmw*[1]-Pflanze $\frac{1}{8}$; *šnj-tꜣ*-Frucht $\frac{1}{8}$; süßes Bier 20 ro; *srm.t* (Hefe?) 5 ro; werde gegessen[2] an vier Tagen.

H 29 (2,14–15)

Heilmittel für das Brechen der Schmerzstoffe im Bauch.

Feigen $\frac{1}{8}$; *ỉšd*-Frucht $\frac{1}{8}$; *šnj-tꜣ*-Frucht $\frac{1}{8}$; Öl/Fett $\frac{1}{8}$; *ꜥꜣmw*[1]-Pflanze $\frac{1}{4}$; Koloquinthe (*ḏꜣr.t*) $\frac{1}{16}$; Früchte des Wacholder (*wꜥn*) $\frac{1}{4}$; süßes Bier 20 ro; werde gekocht, werde nachts dem Tau ausgesetzt, werde durchgepreßt; Eindickung bis zu $2\frac{1}{2}$ ro[2]; werde getrunken an vier Tagen.

Eb 86 (23,2–4)

Heilmittel für das Brechen der Schmerzstoffe im Bauch.

frisches (*ꜥnḫ*) Fleisch des Rindes 5 ro; Terebinthenharz (*snṯr*) $\frac{1}{64}$; Melilotus (*ꜥfꜣ*) $\frac{1}{8}$; Früchte des Wacholder (*wꜥn*) $\frac{1}{16}$; frisches Brot $\frac{1}{8}$; süßes Bier 25 ro; werde durchgepreßt, werde getrunken an vier Tagen.

Eb 97 (24,9–12)

Ein anderes (Heilmittel) für das Brechen der Schmerzstoffe im Bauch.

šnj-tꜣ-Frucht $\frac{1}{8}$; *tjꜥm*-Pflanze $\frac{1}{16}$; Feigen $\frac{1}{8}$; Koloquinthe (*ḏꜣr.t*) $\frac{1}{32}$; *ỉšd*-Frucht $\frac{1}{8}$; Kümmel $\frac{1}{64}$; *ꜥꜥꜣm*-Pflanze $\frac{1}{32}$; Fett (*ꜥḏ*) der Gans $\frac{1}{8}$; süßes Bier 25 ro; ebenso[1].

Bln 154 (13,3–8)[1]

Ein anderes (Heilmittel) [für] ein Nest des Umherziehens (*hb*) von *tꜣw*-Hitze[2].

Sein Bauch, er ist belastet (*wdn*); sein Magen, er schmerzt; sein Herz (*ỉb*) ist heiß ⟨und⟩ sticht[3]; seine Kleider[4] lasten an ihm; nicht kann er viele Kleider aushalten; sein Herz (*ỉb*) ist umnachtet[5]; er schmeckt sein Herz[6] (*ḥꜣ.tj*), das bewölkt ist[7], wie ein Mann, der *kꜣ.w*-Früchte der Sykomore gegessen hat[8]; [sein] Fleisch ist ermüdet wie ein Mann, den der Weg mitgenommen hat[9]; wenn er sich zum Ausscheiden (*wsš*) hinsetzt, indem sein After belastet ist[10], ⟨und⟩ er (der Mann) nicht zurechtkommt mit dem Harn ⟨und⟩ dem Kot:

Dann mußt du dazu sagen: einer mit einem Nest von Schmerzstoffen in seinem Bauch; er schmeckt sein Herz (*ḥꜣ.tj*); eine Krankheit, die ich behandle.

Wenn es sich in ihm (dem Manne) versteift hat (*ṯsj*) ⟨und⟩ es zu einer Verstopfung geworden ist:

Dann sollst du dagegen Mittel machen für das Behandeln der Schmerzstoffe[11] und Mittel für das Brechen der Schmerzstoffe in seinem Bauch: *wꜥḥ*-Hülsenfrucht, zerrieben in Wasser 5 ro; frischer Brei (*ꜣḥ*) $\frac{1}{8}$; Datteln in[12] . . . $\frac{1}{4}$; Früchte des Wacholder (*wꜥn*) $\frac{1}{16}$; *ḏrn.t* ($\overset{\circ}{|||}$) $\frac{1}{32}$; Honig $\frac{1}{4}$; Weinbeeren $\frac{1}{8}$; *išd*-Frucht $\frac{1}{8}$; *iꜥj.t*-Flüssigkeit[13] 20 ro; werde fein zerrieben, [werde getrunken][14] sofort.

Bln 155 (13,8–10)

Ein anderes (Heilmittel).

frisches (*ꜥnḫ*) Fleisch $\frac{1}{4}$; die beiden Hälften von *psḏ* ($\overset{\circ}{|||}$) $\frac{1}{8}$; *innk*-Pflanze $\frac{1}{8}$; *ꜥꜥꜣm*-Pflanze $\frac{1}{16}$; Früchte des Wacholder (*wꜥn*) $\frac{1}{32}$; *šw.t-ḏḥwtj* (kriechendes Fünffingerkraut) $\frac{1}{16}$; *išd*-Frucht $\frac{1}{32}$; Weinbeeren $\frac{1}{8}$; Feigen $\frac{1}{8}$; Terebinthenharz (*snṯr*) $\frac{1}{64}$; *šnf.t* ($\overset{\circ}{|||}$) [ ][1]; *wḏꜥ*-Teil der Dattel $\frac{1}{32}$; Fett (*mrḥ.t*) der Gans $\frac{1}{8}$; süßes Bier 25 ro; werde fein zerrieben, werde durchgepreßt, werde getrunken an vier Tagen.

Bln 156 (13,10–11)[1]

Ein anderes (Heilmittel).

šnj-tꜣ-Frucht $\frac{1}{8}$; Honig $\frac{1}{8}$; süßes Bier 5 ro; werde getrunken an vier Tagen.

Bln 157 (13,11–14,3)

Heilmittel für das In-Bewegung-bringen seiner Übersättigung[1]; es ist sein Bauch belastet ihretwegen.

Du sollst für ihn machen Mittel für das Brechen der Schmerzstoffe im Bauch ⟨und für⟩ das Schwindenlassen[2] der Schmerzstoffe: Feigen $\frac{1}{8}$; *išd*-Frucht $\frac{1}{8}$; Weinbeeren $\frac{1}{8}$; Früchte des Wacholder (*wꜥn*) $\frac{1}{16}$; *šw.t-ḏḥwtj* (kriechendes Fünffingerkraut) $\frac{1}{32}$; *psḏ* ($\overset{\circ}{|||}$) $\frac{1}{8}$; *innk*-Pflanze $\frac{1}{8}$; geritzte Sykomorenfrüchte $\frac{1}{4}$; Terebinthenharz (*snṯr*) $\frac{1}{64}$; Melilotus (*ꜥfꜣ*) $\frac{1}{8}$; Petersilie (Sellerie des Berglandes)[3] $\frac{1}{8}$; unterägyptischer Sellerie (*mꜣt.t*) $\frac{1}{32}$; frisches Brot $\frac{1}{8}$; fettes Fleisch 5 ro; *ꜥmꜣw*-Pflanze $2\frac{1}{2}$ ro; Fett (*mrḥ.t*) der Gans $\frac{1}{8}$; süßes Bier 25 ro; werde zerrieben, werde durchgepreßt, werde getrunken an vier Tagen.

Bln 170 (18,2–3)

Heilmittel für das Brechen der Schmerzstoffe im Bauch.

Behen-Öl $\frac{1}{4}$; Pflanzenschleim (*ḥsꜣ*) $7\frac{1}{2}$ ro; werde in den After gegossen an vier Tagen.

H 47 (4,1–2)

Heilmittel für das Töten der Schmerzstoffe im Bauch.

Datteln $2\frac{1}{2}$ ro; Blatt der Dornakazie $\frac{1}{8}$; *wꜥḥ*-Hülsenfrucht $2\frac{1}{2}$ ro; Milch 10 ro; Fett (*mrḥ.t*) der Gans 5 ro; ebenso[1].

Eb 100 (24,18–20)

Ein anderes (Heilmittel) für[1] das Töten der Schmerzstoffe im Bauch.

Grütze von Weizen 5 ro; Grütze von Gerste 5 ro; *wḏꜥ*-Teil der Dattel $\frac{1}{4}$; *šnf.t* ($\overset{\circ}{|||}$) $\frac{1}{8}$; Kerne (*inj.t*) von Datteln $\frac{1}{4}$; die beiden Hälften von *psḏ* ($\overset{\circ}{|||}$) $\frac{1}{4}$; *sꜥm*-Pflanze $\frac{1}{8}$; werde gekocht, werde nachts dem Tau ausgesetzt, werde getrunken an vier Tagen.

Eb 101 (24,20–25,3)

Ein anderes (Heilmittel).

mw.t-Teil von Zyperngras (*gjw*) $\frac{1}{16}$; Zyperngras (*gjw*) des Gartenlandes $\frac{1}{16}$; Zyperngras (*gjw*)[1] $\frac{1}{16}$; Früchte des Wacholder (*wꜥn*) $\frac{1}{16}$; *pr.t-šnj*-Frucht $\frac{1}{16}$; Gummi $\frac{1}{32}$; Fett (*mrḥ.t*) der Gans $\frac{1}{4}$; Honig $\frac{1}{4}$; Wasser 120 ro; ebenso.

Bln 153 (12,12–13,3)

Heilkunde für das Umherziehen (*ht*)[1] zahlreicher Schmerzstoffe in seinem Bauch[2].

Du sollst ihm machen Mittel für das Töten[3] der Schmerzstoffe ⟨und⟩ Mittel für[4] das Umherziehen der Schmerzstoffe im Bauch: fettes frisches (*ꜥnḫ*) Fleisch 5 ro; *innk*-Pflanze $\frac{1}{8}$; Petersilie (Sellerie des Berglandes)[5] $\frac{1}{16}$; Terebinthenharz (*snṯr*) $\frac{1}{64}$; frisches Brot $\frac{1}{64}$; *sḫp.t*-Flüssigkeit 20 ro; Brot vom Christdorn $\frac{1}{8}$; werde fein zerrieben darauf[6], werde gekocht, werde zu einem *šꜥj.t*-Kuchen gemacht, werde gegessen vom Manne mit süßem Bier, werde getrunken[7] an vier Tagen.

Eb 103 (25,8–11)

Ein anderes (Heilmittel) für das Töten der Schmerzstoffe im Bauch, das Töten der Wurzel der *wḫꜣ.w*-Hautkrankheit[1] im Bauch des Mannes oder der Frau.

Mehl von *wꜥḥ*-Hülsenfrucht, gekocht $\frac{1}{4}$; *šnj-tꜣ*-Frucht $\frac{1}{8}$; süßes Mehl $\frac{1}{8}$; Mehl von Datteln $\frac{1}{8}$; Fett (*ꜥḏ*) der Gans $\frac{1}{4}$; Honig $\frac{1}{4}$; werde zerrieben zu einer Masse, werde gegessen an einem Tage.

Eb 99 (24,14–18)

Ein anderes (Heilmittel) für das Töten der Schmerzstoffe . . . im Bauch siehe bei IV L 2a (ʿꜣʿ) (Seite 150).

Eb 32 (11,3–6) und Eb 33 (11,7–9)

Ein anderes (Heilmittel) für das Entleeren des Bauches, das Töten der Schmerzstoffe

siehe bei IV F 2a (Seite 119–120).

Eb 87 (23,4–5)

Ein anderes (Heilmittel) für das Abwehren der Schmerzstoffe im Bauch. *tjʿm*-Pflanze $\frac{1}{8}$; *išd*-Frucht $\frac{1}{8}$; *sẖp.t*-Flüssigkeit 5 ro; süßes Bier 10 ro; werde durchgepreßt, werde gekocht, werde getrunken an vier Tagen.

Eb 88 (23,5–7)

Ein anderes (Heilmittel).
smt (𓇳𓏥) $\frac{1}{64}$; *išd*-Frucht $\frac{1}{8}$; Blatt der Dornakazie $\frac{1}{32}$; Fett (*mrḥ.t*) der Gans $\frac{1}{16}$; Früchte des Wacholder (*wʿn*) $\frac{1}{16}$; süßes Bier 25 ro; ebenso.

Eb 89 (23,7–9)

Ein anderes (Heilmittel).
geritzte Sykomorenfrüchte $\frac{1}{8}$; Weinbeeren $\frac{1}{16}$; *išd*-Frucht $\frac{1}{8}$; Feigen $\frac{1}{8}$; Terebinthenharz (*snṯr*) $\frac{1}{64}$; Kümmel $\frac{1}{64}$; Früchte des Wacholder (*wʿn*) $\frac{1}{16}$; Fett (*mrḥ.t*) der Gans $\frac{1}{16}$; süßes Bier 25 ro; ebenso.

Bln 158 (14,3–4)

Heilkunde für einen Mann, in [dessen] Bauch eine Auftreibung (*sṯn.w*)[1] ist. Das In-Bewegung-bringen seiner Übersättigung[2].

Du sollst dagegen machen Mittel für das Fortnehmen der Schmerzstoffe im Bauch: *ʿʿꜣm*-Pflanze $\frac{1}{8}$; *išd*-Frucht $\frac{1}{8}$; Fett (*mrḥ.t*) der Gans $\frac{1}{8}$; süßes Bier 25 ro; werde fein zerrieben, werde durchgepreßt, werde getrunken an vier Tagen.

Bln 159 (14,4–5)

Ein anderes (Heilmittel)[1].
Behen-Öl $\frac{1}{8}$; Honig $\frac{1}{8}$; Blatt vom Christdorn $\frac{1}{8}$; Blatt der Dornakazie $\frac{1}{8}$; Blatt vom *ẖt-ds*-Baum $\frac{1}{8}$; werde nachts [dem] Tau ausgesetzt, werde zerkleinert in Wasser, werde eingegossen [in] den After an einem Tage.

Bln 160 (14,5–6)

Ein anderes (Heilmittel).
išd-Frucht $\frac{1}{8}$; Feigen $\frac{1}{8}$; *šw.t-ḏḥwtj* (kriechendes Fünffingerkraut) $\frac{1}{8}$; süßes Bier 25 ro; werde gekocht, werde getrunken vom Manne, der diese Krankheit hat.

Bln 164 (17,1–6)

Heilmittel für das Beseitigen der Schmerzstoffe im Bauch
siehe bei IV G 1 (Seite 125).

st.t (Schleimstoffe)

Eb 296 (52,1–7) = Eb 102 (25,3–8)

Ein anderes (Heilmittel)[1].
Wenn du betrachtest einen mit Schleimstoffen ⟨verbunden⟩ mit Schneiden[2] Behafteten; steif ist sein Bauch infolgedessen; er leidet an seinem Magen[3]; es sind seine[4] Schleimstoffe in seinem Bauch, nicht können sie einen Weg finden[5] für das Herausgehen; es ist aber auch kein Weg vorhanden, daß sie aus ihm[6] herausgehen könnten. Dann verfaulen sie in seinem Bauch, sie können nicht herauskommen und werden[7] zu Gewürm[8]. Dann werden sie ⟨schließlich⟩ vollständig[9] zu Gewürm, so daß sie zu Abgestorbenem werden. Dann scheidet er sie aus (*wsš*), dann geht es ihm sofort besser.
Wenn er sie nicht als Gewürm ausscheidet (*wsš*)[10], dann sollst du ihm Mittel für das Ausscheiden (*wsš*)[11] machen, so daß es ihm sofort besser geht.

Eb 297 (52,7–10) = Bln 136 (11,5–6)[1]

Ein anderes Heilmittel[2] für das Beseitigen von Schleimstoffen im Bauch, in allen Körperstellen[3].
Feigen $\frac{1}{8}$; *išd*-Frucht[4] $\frac{1}{8}$; Rosinen $\frac{1}{16}$; Kümmel $\frac{1}{64}$; Blatt der Dornakazie[5] $\frac{1}{32}$; *ṯrw*- ⟨rotes⟩ Mineral $\frac{1}{64}$; *nj3j3*-Pflanze $\frac{1}{32}$; *gngn.t*-Pflanze $\frac{1}{8}$; süßes Bier[6]; werde nachts dem Tau ausgesetzt, werde getrunken an vier Tagen.

Bln 137 (11,6–7)

Ein anderes (Heilmittel).
Gerstenschleim (*mw nw it*); Eindickung bis zu 35 ro[1].

Eb 300 (52,15–17)

Ein anderes (Heilmittel) für das Beseitigen von Schleimstoffen im Bauch des Mannes oder der Frau.
Feigen $\frac{1}{8}$; *išd*-Frucht $\frac{1}{8}$; Rosinen $\frac{1}{16}$; Terebinthenharz (*snṯr*) $\frac{1}{64}$; Kümmel $\frac{1}{64}$; *šnj-t3*-Frucht $\frac{1}{8}$; Honig $\frac{1}{8}$; süßes Bier 25 ro; werde durchgepreßt, werde getrunken.

šnʿ (Verstopfung)

Bln 149 (12,8–9)

Ein anderes (Heilmittel) für das Beseitigen einer Verstopfung im Bauch, die nicht abgeht.

männlicher Pflanzenschleim (*ḥsꜣ ṯꜣj*) 1; *šb.t* (Maische?) 1; *šnj-tꜣ*-Frucht 1; Bier 1; werde getrunken an einem Tage.

šfw.t (Schwellung)

Eb 585 (75,5–7)

Beseitigen von Schwellung im Bauch.

Milch einer Milchkuh (*ḥm.t*) 25 ro; Früchte des Wacholder (*wʿn*) $\frac{1}{16}$; *ktkt*[1]-Pflanze 5 ro; werde zu einer Masse zerkleinert, werde durchgepreßt, werde getrunken an vier Tagen.

Eb 586 (75,7)

Ein anderes (Heilmittel).

unterägyptisches Salz 5 ro; Bier 5 ro; ebenso.

Eb 587 (75,7–8)

Ein anderes (Heilmittel).

Weizen 5 ro; Honig $\frac{1}{8}$; *ḥnb.t* $\frac{1}{32}$; *ḏꜣs*-Pflanze $\frac{1}{32}$; werde gekocht, werde durchgepreßt, werde getrunken an vier Tagen.

Eb 39 (13,2–11)

Ein anderes (Heilmittel) für das Beseitigen von Schwellung[1] im Bauch.

Feigen $\frac{1}{8}$; *išd*-Frucht $\frac{1}{8}$; Rosinen $\frac{1}{8}$; Milch $\frac{1}{8}$; geritzte Sykomorenfrüchte $\frac{1}{8}$; Früchte von *ḫꜣsj.t* (Bryonia) $\frac{1}{8}$; Ocker (*stj*) $\frac{1}{32}$; Terebinthenharz (*snṯr*) $\frac{1}{64}$; Wasser; werde nachts dem Tau ausgesetzt, werde getrunken an vier Tagen.

ḥs-mr (kranker Kot)

Eb 30 (10,9–14)

Ein anderes (Heilmittel) für das Beseitigen von krankem Kot[1] im Bauch des Mannes.

weißer Gummi 1; roter *rj.t*-Farbstoff 1; Milch von Menschen; werde zu einer Masse gemacht, werde geschluckt vom Manne.

Eb 31 (10,15–11,2)

Ein anderes (Heilmittel).

Mehl von Weizen 1; *tjʿm*-Pflanze 1; Früchte des Wacholder (*wʿn*) 1; *šnj-tꜣ*-Frucht 1; *gngn.t*-Pflanze 1; *sẖ.t*-Körnerfrucht 1; werde zerrieben zu einer Masse, werde zu einem *šns*-Kuchen gemacht, werde gegessen vom Manne.

wrmj.t

Eb 20 (6,10–16) = Ram III A 10–11 = Ram III A 26–27

Ein anderes (Heilmittel)[1] für das Beseitigen von *wrmj.t*-Krankheitserscheinung im Bauch.

innk-Pflanze 1; werde gekocht in Milch vom Rind[2] oder süßem Bier, werde getrunken vom Manne[3], so daß er ausscheidet (*wsš*) die *wrmj.t*-Krankheitserscheinung, die in seinem Bauch ist.

Andere Krankheiten im Bauch siehe bei: IV L 2: *ꜥꜣꜥ*; *nsj.t* (H 211); IV L 3: Auftreten von Blut (Bln 150); IV L 6: Hustenbeschwerden (Eb 321); VII A: *wḥꜣ.w* (Eb 90; 95; 91; 92; 103); XIII *ḥꜣj.t* (Eb 251b = Eb 25).

IV F 1b) Würmer

ḥfꜣ.t-Wurm

Eb 50 (16,15–18)[1]

Töten des *ḥfꜣ.t*-Wurmes.

Wurzel des Granatapfelbaumes 5 ro; Wasser 10 ro; werde nachts dem Tau ausgesetzt, werde durchgepreßt, werde getrunken an einem Tage.

Eb 51 (16,19–20)

Ein anderes (Heilmittel).

oberägyptische Gerste 5 ro; unterägyptisches Salz $2\frac{1}{2}$ ro; Wasser 10 ro; ebenso.

Eb 52 (16,21–17,1)

Ein anderes (Heilmittel).

Blatt der Dornakazie 5 ro; Wasser 10 ro; werde nachts dem Tau ausgesetzt, werde durchgepreßt, werde getrunken an einem Tage.

Eb 55 (17,9–13) = Bln 2 (1,1)

Heilmittel für das Töten des *ḥfꜣ.t*-Wurmes[1].

Kerne (*inj.t*) der Dattel $\frac{1}{8}$; Koloquinthe (*ḏꜣr.t*)[2] $\frac{1}{8}$; süßes Bier 25 ro; werde gekocht, werde durchgepreßt[3], werde getrunken; geht sofort ab[4].

Eb 56 (17,14–18)

Ein anderes (Heilmittel).

ꜥḫm.w (Blätterzweige) des Laichkrautes 5 ro; *sꜥm*-Pflanze 5 ro; süßes Bier 20 ro; werde zerrieben, werde durchgeseiht, werde getrunken.

Eb 57 (17,19–18,2)

Ein anderes (Heilmittel).

ẖr-Teil des *ksb.t*-Baumes; werde veranlaßt, daß er vier Tage zubringt in *ḫmt-nj* (ᴑ|||)[1], werde nachts dem Tau ausgesetzt, werde durchgeseiht in einem *mḥ.t*-Topf am fünften Tage ... zerstört gefunden[2] ..., werde nachts dem[3] Tau ausgesetzt im Sommer, werde getrunken am Morgen.

Eb 58 (18,3–6)

Ein anderes (Heilmittel).

mw.t-Teil von *gjw* (Zyperngras) $\frac{1}{32}$; Malachit (*wꜣḏw*) $\frac{1}{32}$; Wasser 5 ro; werde gekocht, werde getrunken an vier Tagen.

Eb 59 (18,7–15) = Bln 4 (1,2–3)

Ein anderes (Heilmittel).

wꜣm-Pflanze $\frac{1}{4}$; *šnf.t* (○|||) $\frac{1}{4}$; *ẖr*-Teil des *ksb.t*-Baumes $\frac{1}{8}$; Honig $\frac{1}{8}$; Bier 5 ro; werde zerrieben[1], werde nachts stehen gelassen in Honig[2], du mögest früh auf sein, um es zu verreiben in Bier 5 ro[3], werde getrunken vom Manne an einem Tage[4].

Eb 60 (18,16–20)

Ein anderes (Heilmittel).

wꜣm-Pflanze 5 ro; Wasser 10 ro; werde nachts dem Tau ausgesetzt, werde getrunken an vier Tagen, oder in Bier[1].

Eb 61 (18,21–19,10)[1]

Ein anderes (Heilmittel).

Schilfrohr (*isw*) 5 ro; *šꜣms*-Pflanze $\frac{1}{4}$; werde gekocht in Honig, werde gegessen.

Ihre Beschwörung[2]: gelöst werde die Last (*pꜣw.t*), weichen möge die Schwäche, die in diesen meinen Bauch gelegt hat „einer der auf seinem Bauche ist“[3], den ein Gott gemacht hat, den ein Feind gemacht hat. Das, was ihm (dem Wurm) schädlich ist:[4] der Gott möge lösen, was er[5] gemacht hat in diesem meinem Bauch!

Eb 62 (19,11–19)[1].

Ein anderes nützliches Heilmittel, als etwas, was für den Bauch gemacht wird.

Schilfrohr (*isw*) 1; *šꜣms*-Pflanze 1; werde fein zerreiben, werde gekocht in Honig, werde gegessen vom Manne, in dessen[2] Bauch sich *ḥrr.t*-Gewürm[3] befindet. Der *ꜥꜣꜥ*-Giftstoff ist es, der es (das Gewürm) geschaffen hat.

Nicht können[4] ⟨sie⟩ sterben von einem (anderen) Heilmittel.

Eb 63 (19,19–22)[1]

Ein anderes (Heilmittel).
Wurzel des Granatapfelbaumes; werde zerstoßen (*ḥbḳ*) in Bier 5 ro, werde in einem *ḥnw*-Krug nachts stehen gelassen mit Wasser 15 ro. Du mögest früh auf sein, um es durch Tücher zu seihen; werde getrunken vom Manne.

Eb 65 (20,9–15)[1]

Ein anderes (Heilmittel) für das Töten des *ḥfꜣ.t*-Wurmes.
trockne *kꜣ.w*-Früchte der Sykomore 1; Dattel auf ihrer Mutter[2] 1; werde tüchtig zerkleinert, werde auf dickes Bier gegeben, werde getrunken vom Manne.

Eb 68 (21,8–14)

Heilmittel für das Töten des *ḥfꜣ.t*-Wurmes.
Blätter der Dornakazie; werde in Wasser gegeben in einem *njw*-Topf, werde nachts stehen gelassen, mit Leinen verhüllt[1]. Du mögest früh auf sein, um es in einem Mörser aus Stein zu zerstoßen (*ḥbḳ*), bis du es völlig zerkleinert (*swgm*) hast. Werde eine Binse an seine Nase gerieben[2], nachdem er es getrunken hat.

Eb 70 (21,21–23)[1]

Ein anderes (Heilmittel) für das Töten des *ḥfꜣ.t*-Wurmes.
wꜣm-Pflanze $\frac{1}{8}$; *šnf.t* (𓆰) $\frac{1}{16}$; unterägyptisches Salz $\frac{1}{32}$; Honig $\frac{1}{8}$; werde zu einer Masse gemacht, werde eingenommen an einem Tage.

Eb 71 (22,1–2)[1]

Ein anderes Heilmittel.
trockener *ḳꜣꜣ* (𓆰)-Teil[2] der Sykomore 1; frische Datteln 1; werde zerkleinert in Bier, werde getrunken an vier Tagen.

Bln 1 (1,1)

⌜. . . .⌝
⌜. . . .⌝ werde getrunken; geht sofort aus seinem After ab.

Bln 3 (1,2)

⌜Ein anderes (Heilmittel)⌝.
ᶜᶜꜣm-Pflanze; *šꜣms*-Pflanze; werde fein zerrieben in süßem Bier, werde getrunken vom Manne.

Bln 5 (1,3–4)[1]

Ein anderes (Heilmittel) für das Töten des *ḥfꜣ.t*-Wurmes im Bauch.
ẖr-Teil des *bẖb*-Baumes; *ḏsr.t*-Bier 20 ro; werde gekocht, werde durchgepreßt, werde getrunken.

Bln 6 (1,4–5)

Ein anderes (Heilmittel) für das Töten des *ḥfꜣ.t*-Wurmes.

Wurzel des Granatapfelbaumes; *ẖr*-Teil des *ksb.t*-Baumes; *ṯhw*-Teil des Moringa-Baumes[1]; du mögest früh auf sein, [um es] zu zerstoßen (*hbḳ*) in einem Mörser aus Stein in Wasser; werde getrunken vom Manne, nachdem er die Nacht hungrig verbracht hat[2].

Bln 7 (1,5–6)

Ein anderes (Heilmittel).

frisches Terebinthenharz (*snṯr*); Honig; Wein; werde vermischt (*ꜣbẖ*) zu einer Masse, werde getrunken an einem Tage.

Bln 8 (1,6)

Ein anderes (Heilmittel).

wꜣm-Pflanze; Kümmel; ⸢. . . .⸣; werde gemacht zu einem Morgenmittel (?)[1], werde ⸢geschluckt⸣[2] vom Manne.

Bln 9 (1,6–7)

Ein anderes (Heilmittel) wie es.

wꜣm-Pflanze; werde fein zerrieben ⸢in⸣ gegorenem Pflanzenschleim (*ḥsꜣ n ʿwꜣj.t*), werde durchgeseiht ⸢. . . .⸣.

Bln 10 (1,7–9)

⸢. . . .⸣

⸢. . . .⸣ trockene ⸢Wurzel vom⸣ echten Granatapfelbaum ⸢. . . .⸣; du sollst es zerstoßen (*hbḳ*) in einem Mörser aus Stein ⸢. . . .⸣ von der Wurzel des Granatapfelbaumes $\frac{1}{4}$ ⸢. . . .⸣.

Bln 11 (1,9)

⸢. . . .⸣

⸢. . . .⸣ $\frac{1}{4}$; ⸢. . . .⸣ werde getrunken vom Manne.

Bln 12 (1,9)

⸢. . . .⸣

⸢. . . .⸣ $\frac{1}{4}$; Honig $\frac{1}{4}$; ⸢. . . .⸣

Ram III A 28–29

⸢. . . .⸣

⸢. . . .⸣

Das ist ⸢. . . .⸣ in allen Körperteilen; das ist ein Töten des *ḥfꜣ.t*-Wurmes.

Pap. Louvre E 4864 Rs 2,4

Heilmittel für das Töten des *ḥfꜣ.t*-Wurmes ⌜im⌝ Bauch.
unterägyptisches Salz; Natron; *ḥmꜣj.t*-Pflanze; ⌜. . . .⌝.

Eb 53 (17,2–5)

Beseitigen des *ḥfꜣ.t*-Wurmes im Bauch.
Malachit (*wꜣḏw*) vier Stücke; werde in vier Kuchen gegeben, werde geschluckt vom Manne[1].

Eb 54 (17,5–8)

Ein anderes (Heilmittel).
ẖr-Teil des *ksb.t*-Baumes 5 ro; *srm.t* (Hefe?) 5 ro; Wasser 15 ro; werde nachts dem Tau ausgesetzt, werde durchgepreßt, werde getrunken an einem Tage.

Eb 64 (20,1–8)

Ein anderes (Heilmittel) [für] das Beseitigen des *ḥfꜣ.t*-Wurmes im Bauch.
Melilotus (*ʿfꜣ*) 1; *sʿm*-Pflanze 1; Pflanzenschleim (*ḥsꜣ*) 1; werde gemischt zu einer Masse, werde gegessen. Darauf scheidet er aus (*wsš*) alles Gewürm, das in seinem Bauch ist.

ḥfꜣ.t-Wurm/*pnd*-Wurm

Eb 66 (20,16–22)

Ein anderes (Heilmittel) für das Beseitigen einer Krankheit, die entstanden ist durch einen *ḥfꜣ.t*-Wurm ⟨oder⟩ durch einen *pnd*-Wurm.
Mehl von *psḏ* (𓇳𓏥) 1; *ḥꜣ.t*-Teil der *ʿmꜣ.w*-Pflanze 1; Fett (*mrḥ.t*) der Gans 1; werde zu einer Masse gemacht, werde durchgepreßt, werde getrunken an vier Tagen.

pnd-Wurm

Eb 72 (22,2–3)[1]

Ein anderes Heilmittel für das Töten des *pnd*-Wurmes.
ẖr-Teil des *ksb.t*-Baumes 5 ro; *ḏsr.t*-Bier 20 ro; werde gekocht, werde durchgepreßt, werde getrunken, sofort[2].

Eb 73 (22,3–5)[1]

Ein anderes (Heilmittel).
wꜣm-Pflanze $\frac{1}{8}$; unterägyptisches Salz $\frac{1}{32}$; *šnf.t* (𓇳𓏥) $\frac{1}{32}$; Honig $\frac{1}{8}$; süßes Bier $2\frac{1}{2}$ ro; werde zu vier[2] Pillen gemacht, werde geschluckt vom Manne, werde heruntergeschluckt mit ⟨dem⟩ Bier $2\frac{1}{2}$ ro[3].

Eb 74 (22,5–6)

Ein anderes Heilmittel.
wȝm-Pflanze $\frac{1}{4}$; *šnf.t* (𓇳𓏥) $\frac{1}{32}$; *ḏsr.t*-Bier 5 ro; werde fein zerrieben, werde getrunken an einem Tage.

Eb 75 (22,6–7)

Ein anderes (Heilmittel).
šnj-tȝ-Frucht 1; Föhrenöl (*sft*) 1; (Rinder-)Fett 1; rotes Natron 1; Galle (*bnf*) des *gw*-Stieres 1; werde zu einem Kuchen gemacht, werde gegessen an einem Tage.

Eb 76 (22,7–9)

Ein anderes (Heilmittel).
roter Ocker (*mnš.t*) 1; *ḳst.t*(?)-Pflanze[1]; *nstj*[2]; Brot von zwei Broten[3] 1; *mrḥ.t ḫȝs.t* (Asphalt?)[4] 1; süßes Bier; werde fein zerrieben, werde durchgepreßt, werde getrunken an einem Tage.

Eb 77 (22,9–10)

Ein anderes (Heilmittel).
šnj-tȝ-Frucht 1; rotes Natron 1; Föhrenöl (*sfṯ*) 1; werde gemacht [zu] einem Kuchen, werde gegessen an einem Tage.

Eb 78 (22,10–11)

Ein anderes (Heilmittel).
Früchte der *bȝgsw*-Pflanze $\frac{1}{8}$; Wein 5 ro; *ʿmȝw*-Pflanze 5 ro; werde erwärmt (*ššmm*), werde getrunken an vier Tagen.

Eb 79 (22,11–12)

Ein anderes (Heilmittel).
ḏsr.t-Bier 1; Kümmel 1; *ḏȝs*-Pflanze 1; *šw.t-ḏḥwtj* (kriechendes Fünffingerkraut) 1; *ʿmȝw*-Pflanze 1; *tjʿm*-Pflanze 1; *išd*-Frucht 1; süßes Bier; werde gekocht, werde getrunken an einem Tage.

Eb 80 (22,13–14)

Ein anderes (Heilmittel).
Früchte des *nḏm*-Baumes 1; Milch 1; Honig 1; *šnj-tȝ*-Frucht 1; Wein; werde gekocht, werde durchgepreßt, werde getrunken an vier Tagen.
Das ist ein Entleeren des Bauches.

Eb 81 (22,14–15)

Ein anderes (Heilmittel).

šnj-tꜣ-Frucht 1; Herz (*ḥꜣtj*) des *mšʿ*-Vogels 1; Honig 1; Wein 1; *innk*-Pflanze 1; süßes Bier 1; werde zu Kuchen[1] gemacht, werde gegessen an einem Tage.

Eb 82 (22,16–17)

Ein anderes (Heilmittel) [für] das Behandeln des *pnd*-Wurmes.

njꜣjꜣ-Pflanze 1; *kmw* (𓏥) 1; *nwꜣ*-Pflanze 1; *ʿmꜣw*-Pflanze 1; werde gekocht, werde durchgepreßt, werde getrunken an einem Tage.

Eb 83 (22,17–19)

Ein anderes (Heilmittel).

ʿmʿʿ-Teil der Dattel $\frac{1}{16}$; *sʿm*-Pflanze $\frac{1}{8}$; *gjw* (Zyperngras) $\frac{1}{16}$; *sꜣ-wr*-Harz $\frac{1}{64}$; *šnf.t* (𓏥) $\frac{1}{32}$; *sn-wt.t*[1]-Pflanze $2\frac{1}{2}$ ro; *ʿmꜣw*-Pflanze 5 ro; Kümmel $\frac{1}{64}$; süßes Bier 20 ro; werde gekocht, werde durchgepreßt, werde getrunken an vier Tagen.

Eb 84 (22,19–23,1)

Ein anderes (Heilmittel).

Koloquinthe (*ḏꜣr.t*) $\frac{1}{8}$; roter Ocker (*mnš.t*) $\frac{1}{64}$; gegorener Pflanzenschleim (*ḥsꜣ n ʿwꜣj.t*) $2\frac{1}{2}$ ro; weißes Öl $\frac{1}{8}$; süßes Bier 25 ro; werde gekocht, werde davon getrunken.

Das ist ein Töten des *pnd*-Wurmes.

Eb 85 (23,1–2)

Ein anderes (Heilmittel).

Früchte des Wacholder (*wʿn*) 5 ro; weißes Öl 5 ro; werde getrunken an einem Tage.

Eb 69 (21,14–20)

Ein anderes (Heilmittel) [für] das Beseitigen einer Krankheit, die entstanden ist durch einen *pnd*-Wurm.

innk-Pflanze 1; *inb*-Pflanze 1; *ṯs.t*-Teil der Binse 1; Honig 1; werde eingenommen an vier Tagen.

Eb 67 (20,23–21,7)

Beseitigen einer Krankheit, die entstanden ist durch einen *pnd*-Wurm.

Blatt der Dornakazie 1; *ʿẖm.w* (Blätterzweige) der *njꜣjꜣ*-Pflanze 1; Melilotus (*ʿfꜣ*) 1; *ḏꜣs*-Pflanze 1; werde zerstoßen (*hbḳ*) zu einer Masse, werde damit verbunden[1] der Bauch der Frau oder des Mannes (*ṯꜣj*).

IV F 1c) Zauber; Dämon[1]

Eb 165 (34,3–5)[1]

Beseitigen von Zauber im Bauch.
Inneres der *ḥmm*-Pflanze 1; Inneres einer Muschel 1; Terebinthenharz (*snṯr*) 1; *šnj-tꜣ*-Frucht 1; süßes Bier; werde verrieben zu einer Masse, werde getrunken vom Manne.

Eb 166 (34,5–6)

Ein anderes (Heilmittel).
ẖfꜥ-ꜥ-j-ꜣm-ꜥ-j-Pflanze[1]; werde 20 ro von Wasser nachts dem Tau ausgesetzt[2] und werde getrunken ein Hin-Maß[3] der Flüssigkeit (*mw*) davon jeden Tag an vier Tagen.

Eb 167 (34,7–10)

Ein anderes (Heilmittel) für das Beseitigen von Zauber im Bauch des Mannes oder der Frau.
ḏꜣs-Pflanze 1; *pr.t-šnj*-Frucht 1; Gärungsprodukt des Honigs 1; Natron[1]; werde zu einer Masse gemacht, werde eingenommen vom Manne oder von der Frau.

Eb 168 (34,10–13) bis Eb 174

Ein anderes (Heilmittel) [für] das Beseitigen von Zauber . . . . im Bauch des Mannes

siehe bei IV L 2a (ꜥꜣꜥ-Krankheit) (Seite 150).

H 36 (3,6–7)

Beseitigen von Zauber im Bauch.
Inneres einer Muschel; Terebinthenharz (*snṯr*); *pr.t-šnj*-Frucht; werde zu einer Masse gemacht, werde gegessen vom Manne.

H 54 (4,6–7)[1]

Heilmittel für das Beseitigen von Zauber im Bauch.
Inneres der *ḥmꜣj.t*-Pflanze 1; *wḏꜥ*-Teil der Dattel 1; *pr.t-šnj*-Frucht 1; Terebinthenharz (*snṯr*) 1; werde gegessen, werde heruntergeschluckt mit Bier.

Eb 182 (35,12–14) = H 16 (1,16–2,1)

Ein anderes (Heilmittel) für das Beseitigen eines Toten im Bauch des Mannes[1].
Früchte der Erbse (*tḥwj*) 1; Früchte des Sellerie (*mꜣt.t*) 1; *kꜣꜣ* (hieroglyph)[2]-Teil vom *ꜥrw*-Baum 1; Inneres einer Muschel 1; *šꜣšꜣ* (Baldrian?) 1; werde fein zerrieben, werde eingenommen mit Honig vom Manne.

Eb 231 (45,13–16) und Eb 232 (45,16–18)

Sofort-(wirkender)-Trank für das Beseitigen eines Toten im Bauch . . . .
siehe bei IV L 2a (ꜥꜣꜥ-Krankheit) (Seite 149);
siehe ebenda Rezepte gegen ꜥꜣꜥ „des Toten" neben ꜥꜣꜥ „eines Gottes".

Pap. Beatty VIII Vs. 5,1–3

(am Schluß eines längeren Zauberspruches, dessen Anfang zerstört ist, steht im Anschluß an die Erwähnung verschiedener Gottheiten):

⌜. . . .⌝ danach. Du sollst das Opfer vollziehen für diese Götter und du sollst ein Heilmittel machen für[1] das Ausreißen (*ẖdẖd*) des Giftes des Gottes im Bauch des Mannes oder der Frau ⟨und⟩ das Ausreißen (*ẖdẖd*) des Gottes im Bauch ⌜. . . .⌝ [jeden] Toten, jede Tote, jede Krankheit, indem man ihm macht[2]:

Honig $2\frac{1}{2}$ ro; Terebinthenharz (*snṯr*) $2\frac{1}{2}$ ro; frisches Behen-Öl $2\frac{1}{2}$ ro; Wein $2\frac{1}{2}$ ro; werde getrunken vom Manne oder von der Frau.

IV F 2. Sonstige Abführmittel[1]

a) Verschiedene Verben (*wẖꜣ*, *pẖꜣ*, *spẖꜣ*, *smꜣꜥ*, *srwẖ*) mit Objekt des Bauches

Eb 18 (5,17–6,1)[1]

Ein anderes (Heilmittel) für das Entleeren des Bauches.

Milch des Rindes 1; geritzte Sykomorenfrüchte 1; Honig 1; werde fein zerrieben, werde gekocht, werde getrunken an vier Tagen.

Eb 19 (6,2–9)

Ein anderes (Heilmittel) für den Bauch.

ḥm.w-Teile des Rizinus[1] $\frac{1}{4}$; Dattel . . . .[2] $2\frac{1}{2}$ro; *gjw* (Zyperngras) $\frac{1}{16}$; *kfꜣ.w* (Blattsprossen) von *ẖꜣsj.t* (Bryonia) $\frac{1}{16}$; Koriander (*šꜣw*) $\frac{1}{16}$; geronnenes Bier 10 ro; werde nachts dem Tau ausgesetzt, werde durchgepreßt, werde getrunken an vier Tagen.

Eb 22 (7,2–10)

Ein anderes (Heilmittel) für das Entleeren des Bauches, das Abgehenlassen aller schlechten Dinge, die im Körper (*ḥꜥw*) des Mannes sind.

šnj-tꜣ-Frucht $\frac{1}{8}$; Honig $\frac{1}{8}$; Datteln 5 ro; *wꜥḥ*-Hülsenfrucht 5 ro; werde zu einer Masse gemacht, werde eingenommen (*sẖp*) an einem Tage.

Eb 23 (7,11–8,2)

Ein anderes Mittel.

Pflanzenschleim (*ḥsꜣ*) $\frac{1}{2}$; *sꜥꜣm*-Pflanze $\frac{1}{32}$; *ꜥꜥꜣm*-Pflanze $\frac{1}{32}$; *tjꜥm*-Pflanze $\frac{1}{32}$; *pr.t-šnj*-Frucht $\frac{1}{16}$; *gjw* (Zyperngras) $\frac{1}{32}$; Früchte des Wacholder (*wꜥn*) $\frac{1}{16}$; Terebinthenharz (*snṯr*) $\frac{1}{64}$; unterägyptisches Salz $\frac{1}{32}$; werde gekocht bis zur Eindickung 15 ro; du mögest Honig hinzufügen, bevor man es ⟨vom Feuer⟩ nimmt; werde gekocht in Fingerwärme[1], werde getrunken an einem Tage.

Eb 24 (8,3–11)

Ein anderes Heilmittel für den Bauch.

šnj-tꜣ-Frucht $\frac{1}{4}$; *gngn.t*-Pflanze $\frac{1}{4}$; *sꜥm*-Pflanze $\frac{1}{4}$; süßes Bier 15 ro; werde zu einer Masse gemacht, werde gekocht, werde durchgepreßt, werde getrunken an einem Tage.

Das ist ein Veranlassen, daß der Mann alle Ansammlungen ausscheidet (*wsš*), die in seinem Bauch sind.

Eb 25 (8,12–16)[1]

Ein anderes (Heilmittel) [für] das Entleeren des Bauches, das Beseitigen von Leiden (*ḫꜣj.t*) im Bauch des Mannes.

Früchte der Rizinuspflanze (*dgm*), werde gekaut, werde heruntergeschluckt mit Bier, so daß alles herauskommt, was in seinem Bauch ist.

Eb 32 (11,3–6)[1]

Ein anderes (Heilmittel) für das Entleeren des Bauches, das Töten der Schmerzstoffe.

šsp.t-Teil der *ḥmꜣj.t*-Pflanze; werde fein zerrieben, werde in vier Kuchen gegeben, werde in Honig eingetaucht, werde geschluckt vom Manne.

H 3 (1,2–4)

Heilmittel ⌜. . . .⌝.

šsp.t-Teil der *ḥmꜣj.t*-Pflanze; werde eingetaucht in Honig, werde geschluckt vom Manne, werde eingenommen[1] mit einer Fingerspitze Honig danach, ⌜werde heruntergeschluckt mit⌝ süßem Bier an vier Tagen.

H 1 (1,1)

⌜. . . . .⌝

⌜. . . . .⌝ werde in einen Kuchen gegeben, auf dem ein anderer ist, werde in Honig getaucht, werde geschluckt vom Manne.

Eb 33 (11,7–9)

Ein anderes (Heilmittel).
Malachit (*w3ḏw*) $\frac{1}{64}$; Honig; ebenso[1].

H 2 (1,1–2)

Mittel für das Entleeren des Bauches ⌜. . . .⌝
š3š3 (Baldrian?) $\frac{1}{32}$; werde gemischt mit Pflanzenschleim (*ḥs3*), werde gemacht zu sieben[1] Pillen, werde eingetaucht in Honig, werde geschluckt vom Manne.

Eb 7 (2b, 7–11) = H 58 (4,9–10)[1]

Mittel für das Öffnen (*pẖ3*) des Bauches.
Milch 25 ro; geritzte Sykomorenfrüchte $\frac{1}{4}$; Honig $\frac{1}{4}$; werde gekocht, werde durchgepreßt, werde getrunken an vier Tagen.

Eb 16 (4,22–5,7)

Ein anderes Heilmittel für das Öffnen (*spẖ3*) des Bauches.
w3m-Pflanze 1; *inb*-Pflanze 1; *sr*-Teil des *ksb.t*-Baumes 1; Honig 1; *šnf.t* (𓈒𓏥) 1; werde zu einer Masse gemacht, werde gegessen an vier Tagen.

Eb 17 (5,8–16)

Ein anderes (Heilmittel).
tjᶜm-Pflanze 1; Koloquinthe (*ḏ3r.t*) 1; Kümmel 1; Feigen 1; *išd*-Frucht 1; Öl/Fett 1; werde zu einer Masse gemacht, werde gegessen vom Manne.

Eb 34 (11,10–17)

Heilmittel für das Öffnen (*spẖ3*) des Bauches.
šnj-t3-Frucht 1; *pr.t-šnj*-Frucht 1; Fett (*mrḥ.t*) der Gans 1; Honig 1; süßes Bier; werde zu einer Masse gemacht, werde getrunken an vier Tagen.

Eb 38 (12,17–13,1)

Ein anderes (Heilmittel) für das Regeln des Bauches.
š3š3 (Baldrian?) 1; *š3ms*-Pflanze 1; *ḏ3ᶜ* (𓈒𓏥) 1; Malachit (*w3ḏw*), ein wenig[1]; Honig 1; werde gemischt (*sf*), werde gegessen vor dem Schlafengehen.

Eb 132 (30,18–19) bis Eb 137

Heilmittel für das Behandeln des Bauches, das Behandeln des Afters siehe bei IV G 2b (Seite 131).

Bln 148 (12,6–8)

Heilmittel [für] das Beseitigen aller schlechten Dinge, die sich im Bauch befinden[1].

Pflanzenschleim (*ḥsꜣ*) 20 ro; *ꜥꜥꜣm*-Pflanze $\frac{1}{32}$; *šnj-tꜣ*-Frucht $\frac{1}{8}$; *gjw* (Zyperngras) $\frac{1}{32}$; Früchte des Wacholder (*wꜥn*) $\frac{1}{16}$; Terebinthenharz (*snṯr*) $\frac{1}{64}$; unterägyptisches Salz $\frac{1}{32}$; werde gekocht, Eindickung bis zu $2\frac{1}{2}$ ro, werde getrunken an einem Tage.

IV F 2b) Verschiedene Verben (*fgn*, *ḫꜣꜥ*, *wsš*) ohne Erwähnung des Bauches

Eb 28 (9,16–10,2)

Ein anderes (Heilmittel) für das Veranlassen, daß man abführt (*fgn*).

gngn.t-Pflanze[1] 6, sie ist wie Bohnen von Kreta; Früchte der *mnwḥ*-Pflanze, die man *šnj-tꜣ*-Frucht nennt; werde fein zerrieben, werde in Honig gegeben, werde gegessen vom Manne, werde heruntergeschluckt mit dattelsüßem (*bnr*) Wein 5 ro.

Eb 29 (10,3–8)

Ein anderes (Heilmittel).

pr.t-šnj-Frucht $\frac{1}{8}$; Honig $\frac{1}{8}$; werde gekocht, in Fingerwärme[1], werde heruntergeschluckt mit *ḫmt-nj* (○ |||)[2] von Bier, das *nḏꜣdꜣ* ist, an einem Tage.

Eb 36 (12,4–9)

Ein anderes (Heilmittel) für das Veranlassen, daß man abführt (*fgn*).

süßes Bier 25 ro; *šnf.t* (○ |||) $\frac{1}{16}$; unterägyptisches Salz $\frac{1}{16}$; *išd*-Frucht $\frac{1}{8}$; werde nachts dem Tau ausgesetzt, werde getrunken an vier Tagen.

Eb 37 (12,10–16)

Ein anderes (Heilmittel).

Gerste, ein Hin; werde gedörrt, werde geröstet ganz und gar, werde zu Kuchen gemacht, werde gegeben in Öl/Fett, werde gegessen vom Manne, der nicht abführen (*fgn*) kann.

Eb 27 (9,10–15)

Ein anderes (Heilmittel) für das Regeln des Harns, das Veranlassen, daß man abführt (*fgn*)[1].

Fett (*mrḥ.t*) der Gans 5 ro; *sꜣ-wr*-Harz $\frac{1}{32}$; werde gekocht, in Fingerwärme[2], werde heruntergeschluckt mit Wein.

Eb 9 (2 b,17–3,2)[1]

Mittel für das Ausscheiden (*ḫȝʿ*).
šnj-tȝ-Frucht $\frac{1}{8}$; Honig $\frac{1}{8}$; werde zu einer Masse gemacht, werde gegessen, werde heruntergeschluckt mit Bier 10 ro oder Wein 5 ro.

Eb 10 (3,3–9)[1]

Ein anderes (Heilmittel).
ʿʿȝm-Pflanze $\frac{1}{8}$; Koloquinthe (*ḏȝr.t*) $\frac{1}{8}$; *šnj-tȝ*-Frucht $\frac{1}{8}$; Honig $\frac{1}{32}$; werde zu einer Masse gemacht, werde gegessen vom Manne an[2] einem Tage.

Eb 11 (3,10–17)

Ein anderes (Heilmittel).
Honig $\frac{1}{8}$; *šnj-tȝ*-Frucht 5 ro; Dattelsaft 5 ro; *gngn.t*-Pflanze $\frac{1}{8}$; Öl/Fett 5 ro; werde gekocht, werde gegessen vom Manne an[1] einem Tage.

Eb 12 (3,18–22)[1]

Ein anderes (Heilmittel).
Wein 1; Honig 1; *šnj-tȝ*-Frucht 1; werde durchgepreßt, werde getrunken an[2] einem Tage.

Eb 13 (4,1–11)

Ein anderes (Heilmittel).
frische Datteln 1; unterägyptisches Salz 1; *šbb.t* (Maische?) 1; werde gemischt mit Wasser, werde gegeben in eine Schale, werde Mehl der *gngn.t*-Pflanze darauf gegeben, werde gekocht zu einer Masse, werde in das Innere eines *ʿpr.t*-Kruges[1] oder eines *bȝw*-Kruges gegeben, werde gegessen vom Manne in Fingerwärme, werde heruntergeschluckt mit süßem Bier.

Eb 14 (4,12–16)[1]

Ein anderes (Heilmittel).
šnj-tȝ-Frucht $\frac{1}{8}$; Honig[2] $\frac{1}{4}$; werde fein zerrieben, werde gegessen vom Manne, werde heruntergeschluckt mit süßem Bier.

Eb 15 (4,17–21)

Ein anderes (Heilmittel).
Malachit (*wȝḏw*) 1; werde fein zerrieben, werde in einen Fladen von Brot gegeben, werde zu drei Pillen gemacht, werde geschluckt vom Manne, werde heruntergeschluckt mit süßem Bier.

Eb 8 (2,12–16)

Ein anderes (Heilmittel) [für] das Veranlassen, daß man ausscheidet (*wsš*).

Honig 1; Mehl der Koloquinthe (*ḏꜣr.t*) 1; Mehl [der] *sʿm*-Pflanze 1; werde zu einem Zäpfchen gemacht[1].

H 59 (4,10–11)

Heilmittel für das Veranlassen, daß er ausscheidet (*wsš*).

Früchte des Wacholder (*wʿn*) 1; Honig 1; süßes Bier; werde durchgepreßt, werde getrunken an vier Tagen.

H 60 (4,11)

Ein anderes (Heilmittel).

ẖrš.w (𓈒𓏥)[1]; Granit 1; süßes Bier; werde gekocht, werde durchgepreßt, werde getrunken.

Ram IV C 12–15

Veranlassen, daß ein Kind ausscheidet (*wsš*) . . . .
siehe bei X B 6 (Seite 295).

Ram III A 8

Veranlassen, daß eine Frau ausscheidet (*wsš*)
siehe bei IX A 3f (Seite 286).

Ram III A 29–30

Was man macht gegen einen Fall von schwierigem Ausscheiden (*wsš*) im After des Mannes.

Kerne (*ỉnj.t*) von Datteln $\frac{1}{⌜..⌝}$[1]; ⌜. . . .⌝; [werde gemacht] zu *sšw* (eine Scheibe?)[2], werde gegessen vom Manne, werde heruntergeschluckt mit *ẖmt-nj* (𓏊𓏥)[3] von süßem Bier.

Eb 26 (8,17–9,9)

Heilmittel für Fälle von Ausscheiden (*wsš*).

Honig 1; *šꜣšꜣ* (Baldrian?) 1; *sʿm*-Pflanze 1; *pr.t-šnj*-Frucht 1; Früchte des Wacholder (*wʿn*) 1; Inneres einer Muschel 1; Kümmel 1; *ʿʿꜣm*-Pflanze 1; *tjʿm*-Pflanze 1; unterägyptisches Salz 1; werde zu einem Zäpfchen gemacht, werde gegeben in den After.

Eb 90 (23,9–14)

. . . . dann mögest du machen Mittel für das Ausscheiden (*wsš*) . . . .
siehe bei VII A (*wḥꜣ.w*) (Seite 246)

Eb 296 (52,1–5) = Eb 102 (25,3–6)

. . . . dann sollst du machen Mittel für das Ausscheiden (*wsš*) . . . .
siehe bei IV F 1a) (*st.t*) (Seite 108).

Eb 44 (14,11–17)[1]

Heilmittel für das Aufhörenlassen von Ausscheidungen (*wsš.t*).
frische Koloquinthe (*ḏ3r.t*) $\frac{1}{8}$; frischer Brei (*3ḥ*) $\frac{1}{8}$; Öl/Fett[2]; Honig $\frac{1}{4}$; Wachs $\frac{1}{16}$; Wasser 25 ro; werde gekocht, werde gegessen an vier Tagen.

Eb 45 (14,18–22)[1]

Ein anderes (Heilmittel).
Fladen von *šns*-Gebäck $\frac{1}{16}$; Ocker (*stj*) $\frac{1}{32}$; *sḫt* von *ḏwjw*[2] $\frac{1}{16}$; Wasser 25 ro; werde getrunken an vier Tagen.

Eb 46 (15,1–9)

Ein anderes (Heilmittel).
šnf.t (𓈒𓏥) $\frac{1}{8}$; *išd*-Frucht $\frac{1}{8}$; Rosinen $\frac{1}{16}$; *ins.t*-Pflanze $\frac{1}{16}$; Früchte des Wacholder (*wʿn*) $\frac{1}{16}$; Honig $\frac{1}{16}$; Wasser 25 ro; werde nachts dem Tau ausgesetzt, ebenso.

Eb 47 (15,10–15)[1]

Ein anderes (Heilmittel).
Fladen von *šns*-Gebäck $\frac{1}{16}$; *sḫt* von *ḏwjw*[2] $\frac{1}{8}$; Koloquinthe (*ḏ3r.t*) $\frac{1}{32}$; Wasser 25 ro; werde getrunken an vier Tagen.

Eb 48 (15,16–16,6)

Ein anderes (Heilmittel).
Feigen $\frac{1}{8}$; Weinbeeren $\frac{1}{8}$; geritzte Sykomorenfrüchte $\frac{1}{32}$; Gummi $\frac{1}{32}$; Ocker (*stj*) $\frac{1}{64}$; Koloquinthe (*ḏ3r.t*) $\frac{1}{32}$; *pr.t-šnj*-Frucht $\frac{1}{8}$.
Dann soll man sagen: o männliches *ḥtw*-Tier, o weibliches *ḥt.t*-Tier! und umgekehrt – o *ʿḏn*-Mann, o *ʿḏn.t*-Frau! und umgekehrt, während man ⟨die obigen Drogen⟩ mit 5 ro Wasser vervollständigt (*sip*); werde nachts dem Tau ausgesetzt, werde getrunken an vier Tagen.

IV G. After

1. Verschiedene Krankheiten

Eb 141 (31,13–15)

Ein anderes (Heilmittel) für das Beseitigen der Schmerzstoffe auf dem After.
Feigen 1; unterägyptisches Salz 1; Terebinthenharz (*sntr*) 1; Rückenmark (*im3ḫ*)[1] des Rindes 1; werde zu einem Zäpfchen gemacht, werde in den After gegeben.

H 4 (1,4)

Heilmittel für das Beseitigen von *rhn.w* der Schmerzstoffe[1] im After.
ḫt-ds-Baum; werde damit verbunden.

Bln 164 (17,1–6)[1]

a) Heilmittel für das Beseitigen von Schmerzstoffen im Bauch, Verhaltungen (?) (*ḥdbw*) der Schmerzstoffe, Verstopfung des Afters.
Honig $\frac{1}{4}$; Behen-Öl $\frac{1}{8}$; süßes Bier 10 ro; werde in den After gegossen an vier Tagen.

b) Kunst des *swnw*-Arztes[2]:
Honig 5 ro; Behen-Öl 5 ro; Pflanzenschleim (*ḥsȝ*) 20 ro; unterägyptisches Salz $\frac{1}{16}$; werde in den After gegossen an vier Tagen.

c) Was man macht dagegen als Heilmittel bei (*m-ḫt*)[3] seiner (des Afters) Verstopfung; veranlassen, daß es abgeht:
Mehl von Bohnen, durchgesiebt durch Tücher $2\frac{1}{2}$ ro; Wasser, gekocht 20 ro; werde in den After gegossen, so daß es sofort abgeht.
Wirklich vorzüglich.

Eb 145 (31,20–32,3)

Ein anderes (Heilmittel) für eine Verschiebung (*wnḫ*)[1] im After.
ʿntjw-Harz 1; Terebinthenharz (*sntr*) 1; *gjw* (Zyperngras) des Gartenlandes 1; *mḫt.t*[2] des Uferlandes 1; Sellerie (*mȝt.t*) 1; Koriander (*šȝw*) 1; Öl/Fett 1; Salz 1; werde gekocht zu einer Masse, werde zu einem Faser-(Bausch)[3] gemacht, werde in den After gegeben.

Eb 146 (32,3–4)

Ein anderes Heilmittel.
sḫt-Teil[1] der *rȝ*-Gans 1; *ʿmm*-Teil der *trp*-Gans 1; werde in den After gegeben.

Bt 9 (5,7–8)

Heilmittel [für] das Beseitigen einer Umwendung (*ʿn*)[1] im After.
Mehl von Bohnen; unterägyptisches Salz; Fett (*mrḥ.t*) der Gans; Pflanzenschleim (*ḥsȝ*) von Gerste; Honig; werde zu einer Masse gemacht, werde an den After gegeben an vier Tagen.

Eb 162 (33,13–15)

Ein anderes (Heilmittel) für das Gesundmachen des Afters, wenn er krank ist.

Rückenmark (*imꜣḫ*)[1] des Rindes 1; getrocknetes *swg*[2] *n mrḥ.t* 1; Bodensatz (*tꜣḥ.t*) von Wein; werde zu einem Zäpfchen gemacht für den Mann oder die Frau.

H 7 (1,6)

Heilmittel für den After, wenn er krank ist.

Es werde geräuchert mit Kalkstein, mit Sand, mit Pflanzenschleim (*ḥsꜣ*) oder Bier[1].

Bt 1 (1,1–7)

⌜. . . .⌝[1] After, wenn ⌜er⌝ krank ist.

mhwj (𓈒𓏥) ⌜. .⌝; Kraut[2] ⌜. .⌝; werde zerstampft zu einer Masse (*šd.t*)[3], werde geseiht ⌜durch⌝ Tücher, werde gemischt mit Honig, werde gemacht ⌜zu⌝ einer Kugel[4] für den After, so daß er sofort gesund wird.

Bt 11 und 12 (5,12–6,2)

. . . . Beseitigen jeglicher Krankheit auf dem After . . . .
siehe bei IV H 1 (Seite 132–133).

Bt 7 (5,5–6)

Heilmittel [für] alle ⟨schlechten⟩ Dinge im After.

Mehl der Koloquinthe (*ḏꜣr.t*) 1; unterägyptisches Salz 1; Natron 1; östliches Salz 1; Honig 1; [ ][1].

Bt 8 (5,6–7)

Ein anderes (Mittel) ebenso wie es[1].

ḥs-Teil des *imꜣ*-Laubbaumes 1; Koloquinthe (*ḏꜣr.t*) 1; Honig 1; Natron 1; werde zu einer Masse gemacht, werde damit verbunden an vier Tagen.

Sm 22,11–14

Wenn du betrachtest einen Mann, der an seinem After leidet, wenn er steht ⟨und wenn⟩ er sitzt, ⟨und⟩ der leidet an Zusammenziehungen (*nḏr.wt*) an seinen beiden Beinen sehr stark.

Dann sollst du ihm ein Heilmittel geben: Öl/Fett; *sꜣ-wr*-Harz; Blätter der Dornakazie; werde fein zerrieben, werde gekocht zu einer Masse, werde ein Tuch (*stp*) von feinem Leinen damit gesalbt (*wrḥ*), werde in den After gegeben, so daß er sofort gesund wird.

Bt 2 (1,8–2,9)

⸢. . . .⸣[1] ⸢. . . .⸣ ⸢Beseitigen⸣ einer Schwellung von *bnw.t*-Geschwüren ⟨und⟩ einer Quetschung von *bnw.t*-Geschwüren auf dem After[2]; Beruhigen der Gefäße ⸢des⸣ Afters; Beseitigen von Fressen (*wšʿ.w*) ⸢. . .⸣ ⸢des Mannes oder⸣ der Frau.

⸢unterägyptisches⸣ Salz ⸢. .⸣; *ʿntjw*-Harz ⸢. .⸣; ⸢östliches⸣[13] Salz ⸢. .⸣; Milch vom Menschen ⸢. .⸣; Honig ⸢. .⸣; Terebinthenharz (*snṯr*) ⸢. .⸣; Fett (*mrḥ.t*) der Gans ⸢. .⸣; werde zu einer Masse gemacht, ⸢. . . .⸣[14] an vier Tagen.

Bt 3 (2,10–3,9)

Was man macht für ⸢. . . .⸣ nach ihm (Bt 2).

Mehl von ⸢. . . .⸣ ⸢. .⸣; Fett (*mrḥ.t*) der Gans ⸢. .⸣; Mehl von ⸢grünem⸣ Glasfluß ⸢. .⸣; Honig ⸢. . . .⸣[11]; ⸢. . . .⸣ After, ⸢. . . .⸣[12], ⸢. . . .⸣.

Bt 4 (3,10–13)

⸢. . . .⸣ After.

⸢. . . .⸣.

Bt 5 (4,1–10)

Ein anderes Mittel, was man macht für eine Quetschung von *bnw.t*-Geschwüren.

. . . [1] des Meeres (*jm*); *gjw* (Zyperngras) der Oase; Blätter vom Flachs; Wasser der *mstꜣ*-Flüssigkeit; werde gemischt zu einer Masse mit diesem (Wasser von *mstꜣ*-Flüssigkeit). Du sollst zwölf Pillen machen, indem du vier[2] Pillen an seinen After gibst, so daß er gesund wird.

Bt 6 (4,11–5,5)

Ein anderes (Mittel), was man macht nach derartigem[1].

bsbs-Pflanze 1; Fett (*mrḥ.t*) der Gans 1; Honig 1; werde gegeben[2] in einen Beutel von Stoff; dann sollst du vier Pillen machen; es werde gegeben je eine von ihnen in den After jeden Tag.

Wenn du Blut danach[3] findest ⟨und⟩ wenn es (das Blut) herausläuft (*wbn*) [wie?] Wasser:

Dann sollst du ihm machen: Früchte des Wacholder (*wʿn*); werde zerstampft, werde an den Tau gegeben, werde belegt (*wdj*) jede Körperstelle damit, so daß er gesund wird.

Wenn du Blut danach[3] findest, indem es an fünf Tagen herausläuft (*wbn*):

Dann sollst du ihm machen als ein Heilmittel: Bleiglanz (*msdm.t*); Fett (*ʿḏ*) des Steinbocks; Samenkorn des Emmer (*mjmj*); werde fein zerrieben zu einer Masse, werde gemacht[4] zu vier Pillen, werde nachts dem Tau ausgesetzt, werde gegeben in den After, so daß er gesund wird.

Bt 10 (5,8–12)

Ein anderes Heilmittel für eine Quetschung von *bnw.t*-Geschwüren, das Beseitigen von *t3w*-Hitze auf seinem After, auf der Blase, auf dem *sʿḳ-mš3.t*-Körperteil[1] für einen Mann oder eine Frau.

Natron 1; roter Ocker (*mnš.t*) 1; Terebinthenharz (*snṯr*) 1; Föhrenöl (*sfṯ*) 1; Honig 1; trockenes *ʿntjw*-Harz 1; geschmeidiges *ʿntjw*-Harz 1; Frucht des *ʿwn.t*-Baumes[2] 1; Frucht der *ṯwn*-Pflanze 1; *pr.t-šnj*-Frucht 1; Schilfrohr (*isw*) 1; geschmeidiges (Rinder-)Fett 1; *njwbw*-Baum[3] 1; *ḳnj*-Pflanze 1; *tj-šps* (Zimtbaum?) 1; werde fein zerrieben, werde damit verbunden, so daß er gesund wird.

Bt 13a (6,2–6)[1]

Wenn es hervorquillt (*bs*) nach Art (*mj sḫr*) einer Einwirkung, indem *bnw.t*-Geschwüre auf der Blase, *snkt.t* (?)[2] in seinen Gelenken sind, indem er Wasser[3] ausscheidet (*wdj*) zwischen (*r iwd*) seinen Hinterbacken; seine Körperteile sind behaftet mit *srf*-Hitze wegen des Leidens; sein Harn ist fortgelaufen, . . .[4] ist sein Gehen[5], sein After ist belastet, nicht gibt es ein Ende seines Ausflusses (?)[6].

Dann sollst du dazu sagen: das ist eine Belastung seines Afters; eine Krankheit, die ich behandle.

Dann sollst du als Heilmittel machen, so daß er gesund wird: Fett (*mrḥ.t*) der Gans 5 ro; Honig 5 ro; Milch vom Menschen 15 ro; werde gegossen in den After an vier Tagen.

Bt 13b (6,6–8)

Ein anderes Heilmittel, was man macht nach ihm (Bt 13a).

Wasser des Samenkorns des Emmer (*mjmj*) 1; Wasser [von] *šmšm.t* (Hanf) 1; Wasser der *ḳbw*-Pflanze[1] 1; frischer Brei (*3ḫ*) 1; Fett (*mrḥ.t*) der Gans 1; Blätter (*ḫ3.w*) des Lotus 1; Blätter der Dornakazie[2]; werde gemacht [zu] einer [Masse][3], werde gegossen in den After an vier Tagen.

Hitze-Erscheinungen des Afters siehe bei IV L 1 (Seite 141–146).

IV G 2. Verschiedene Behandlungen

a) Kühlen (*sḳbb*)

Eb 143 (31,16–17)[1]

Heilmittel für das Kühlen des Afters.

Behen-Öl 1; Wasser von Koloquinthe (*ḏ3r.t*) 1; Öl/Fett 1; Honig 5 ro; werde in den After gegossen.

Eb 156 (33,4–6)

Heilmittel für das Kühlen. Kunst des *swnw*-Arztes[1].

Zwiebeln (?)[2] $\frac{1}{64}$; Wein 5 ro; Gekröse (*ꜣs*) eines fetten[3] *iwꜣ*-Rindes $\frac{1}{2}$; *sḏr*-Flüssigkeit 15 ro; Honig; werde durchgepreßt, werde in den After gegossen.

Eb 157 (33,6–8)[1]

Ein anderes (Heilmittel).

Gekröse (*ꜣs*) des *iwꜣ*-Rindes 5 ro; gekochte Milch $2\frac{1}{2}$ ro; Honig 5 ro; *mhwj* (𓏊) $\frac{1}{2}$; werde durchgepreßt, werde in den After gegossen an einem Tage.

Eb 158 (33,8–9)

Ein anderes (Heilmittel).

Koloquinthe (*ḏꜣr.t*) 1; *innk*-Pflanze 1; Wasser; werde in den After gegossen.

Eb 159 (33,9–10)

Ein anderes (Heilmittel).

Wasser von Koloquinthe (*ḏꜣr.t*) 1; Blatt der Dornakazie 1; Blatt des Christdorns 1; *mhwj* (𓏊)[1]; werde in den After gegossen.

Bln 179 (19,2–3)[1]

Ein gutes Heilmittel für das Kühlen.

Gekröse (*ꜣs*) des Rindes[2] 5 ro; Milch des Rindes 5 ro; frisches Behen-Öl 10 ro[3]; Honig[4] 1; werde in den After gegossen an vier Tagen.

Bln 180 (19,3–4)

Ein anderes (Heilmittel).

Gekröse (*ꜣs*) des Rindes[1] 5 ro; Milch des Rindes $2\frac{1}{2}$ ro; werde in den After gegossen an vier Tagen[2].

Es (das Heilmittel) ist gut[3].

Bln 181 (19,4)

Ein anderes (Heilmittel).

Honig 5 ro; Öl/Fett 5 ro; werde in den After gegossen an vier Tagen.

Bln 182 (19,4–5)[1]

Ein anderes (Heilmittel).

mhwj (𓏊) von Öl/Fett[2] 5 ro; unterägyptisches Salz $\frac{1}{4}$; Wasser von Koloquinthe (*ḏꜣr.t*) 10 ro; süßes Bier 5 ro; werde in den After gegossen an vier Tagen.

Eb 140 (31,11–13)

Ein anderes Zäpfchen[1] für das Kühlen des Afters.

ḫpr-wr-Pflanze 1; *pr.t-šnj*-Frucht 1; Früchte des Wacholder (*wꜥn*) 1; Terebinthenharz (*snṯr*) 1; Ocker (*stj*) 1; *ns-š* ([Hieroglyphe]) 1; Kümmel 1; Honig 1; *ꜥntjw*-Harz 1; *tj-šps* (Zimt?) 1; werde zu einem Zäpfchen gemacht, werde in den After gegeben.

Eb 163 (33,16–19)

Ein anderes kühlendes Zäpfchen[1] für den After.

šꜣšꜣ (Baldrian?) 1; Mehl von Koloquinthe (*ḏꜣr.t*) 1; Bodensatz (*tꜣḥ.t*) von Wein 1; *ḫpr-wr*-Pflanze 1; unterägyptisches Salz 1; Mehl von Gerste 1; Mehl von Datteln 1; Honig 1; werde zu einem Zäpfchen gemacht, werde in den After gegeben.

Eb 160 (33,10–12)

Ein anderes (Heilmittel) [für] das Kühlen des Afters.

Mehl von Koloquinthe (*ḏꜣr.t*) $\frac{1}{32}$; „Mauseschwanz"[1]-Pflanze $\frac{1}{32}$; Honig $\frac{1}{4}$; Wasser 5 ro; werde durchgepreßt, werde getrunken an vier Tagen.

H 93 (7,12–13)

Heilmittel für das Kühlen des Afters.

wꜥḥ-Hülsenfrucht, zerkleinert (*nꜥgw*) $\frac{1}{4}$; *wḏꜥ*-Teil der Dattel $\frac{1}{4}$; frischer Brei (*ꜣḥ*) $\frac{1}{8}$; Samenkorn des Emmer (*mjmj*) $\frac{1}{4}$; Wasser 20 ro; werde nachts dem Tau ausgesetzt, werde getrunken an vier Tagen.

Bt 14 und 15 (6,8–11)[1]

Heilmittel [für] . . . . Kühlen des Afters
siehe bei IV A (Seite 86).

Bt 16 und 17 (6,13 A–13)[1]

Ein anderes Heilmittel für . . . . Kühlen des Afters
siehe bei IV L 1 a (Seite 141).

Bt 18 und 19 (6,13–7,3)[1]

Ein anderes Heilmittel für . . . . Kühlen des Afters
siehe bei IV D 3 (Seite 99—100).

Bt 25 und 26 (7,9–12)[1]

Ein anderes Heilmittel, was man macht für . . . . Kühlen des Afters
siehe bei IV L 1 a (Seite 142).

IV G 2b) Behandeln (*srwḫ*)

Eb 147 (32,4–5) = Eb 132 (30,18–19)

Ein anderes (Heilmittel) für das Behandeln des Afters[1].

Milch 5 ro[2]; Fett (*ʿḏ*)[3] der Gans $\frac{1}{8}$; Mehl von *wʿḫ*-Hülsenfrucht[4] $\frac{1}{4}$; *šnj-tȝ*-Frucht $\frac{1}{4}$; Rosinen $\frac{1}{4}$; werde durchgepreßt, werde getrunken an einem Tage.

Eb 148 (32,6–7) = Eb 133 (30,19–31,1)

Ein anderes (Heilmittel)..

geritzte Sykomorenfrüchte[1] $1\frac{1}{2}$; Mehl von Gerste $\frac{1}{4}$; Mehl von Datteln $\frac{1}{4}$; Mehl von Weizen[2] $\frac{1}{4}$; Honig $\frac{1}{16}$; *šnj-tȝ*-Frucht $\frac{1}{4}$; Fett (*ʿḏ*) der Gans[3] $\frac{1}{8}$; werde zu einer Masse gemacht[4], werde durchgepreßt[5], werde getrunken an einem Tage.

Eb 149 (32,8–9) = Eb 134 (31,1–2)

Ein anderes (Heilmittel).

Fett (*ʿḏ*) der Gans $\frac{1}{16}$; Honig $\frac{1}{16}$; *šnj-tȝ*-Frucht $\frac{1}{4}$; frisches Brot $\frac{1}{4}$; werde durchgepreßt[1], werde getrunken an einem Tage.

Eb 150 (32,9) = Eb 135 (31,2–2a)[1]

Ein anderes (Heilmittel).

Wasser von Koloquinthe (*ḏȝr.t*)[2] 1; Honig $\frac{1}{8}$; werde durchgepreßt[3], werde getrunken an vier Tagen.

Eb 151 (32,10–12) = Eb 136 (31,2a–4)

Ein anderes Heilmittel[1].

Wein 5 ro; Honig $\frac{1}{32}$; *šnj-tȝ*-Frucht $\frac{1}{8}$; Wasser von Koloquinthe (*ḏȝr.t*) $\frac{1}{4}$; Pflanzenschleim (*ḥsȝ*) für *šʿj.t*-Kuchen[2] $\frac{1}{4}$; Fett (*ʿḏ*) der Gans $\frac{1}{4}$; werde gekocht, werde zu einem *šʿj.t*-Kuchen gemacht, werde gegessen jeden Tag, werde heruntergeschluckt mit *ḫmt-nj* (𓍿)[3] von Bier, das *nḏȝḏȝ* ist.

Eb 152 (32,13–15) = Eb 137 (31,4–6)

Ein anderes (Heilmittel).

šnj-tȝ-Frucht $\frac{1}{8}$; süßes Bier $\frac{1}{4}$; Honig $\frac{1}{16}$; Terebinthenharz (*sntr*) $\frac{1}{64}$; Früchte des Wacholder (*wʿn*) $\frac{1}{16}$; Rosinen 5 ro; Feigen $\frac{1}{8}$; *išd*-Frucht[1] $\frac{1}{8}$; werde nachts dem Tau ausgesetzt, werde durchgepreßt[2], werde getrunken an vier Tagen.

Eb 138 (31,6–8)

Ein anderes (Heilmittel) für .... Behandeln des Afters, ihn kühlen siehe bei IV L 2a (*ʿȝʿ*) (Seite 151).

IV G 2c) Lindern (*snḏm*)

Eb 144 (31,17–20)

Ein anderes Heilmittel für das Lindern des Afters.

Terebinthenharz (*snṯr*) 1; *shr.t*[1] (Chalcedon) 1; *ẖsȝj.t*-Balsam(?) 1; [ ][2] Wacholder (*wʿn*) 1; Kümmel 1; Bleiglanz (*msdm.t*) 1; Koloquinthe (*ḏȝr.t*) 1; *sjȝ*-Mineral 1; Behen-Öl 1; (Rinder-)Fett 1; Öl/Fett 1; unterägyptisches Salz 1; werde fein zerrieben, werde zu einer Pille gemacht, werde in den After gegeben an vier Tagen.

Eb 164 (33,19–34,2)

Lindern des Afters ....

siehe bei IV K 3 (Seite 140).

Eb 161 (33,12–13)[1]

Ein anderes (Heilmittel) [für] das Lindern der Gefäße des Afters.

(Rinder-)Fett $\frac{1}{64}$; Blatt der Dornakazie $\frac{1}{64}$; werde damit verbunden.

IV G 2d) Beruhigen (*sḥtp*)

Bt 2 (1,8–2,9)

.... Beruhigen der Gefäße ⌜des⌝ Afters ....

siehe bei IV G 1 (Seite 127).

IV H. Blase und Harn

1. Blase

H 62 (4,12–14)

Sofort-(wirkender)-Trank [für] das Behandeln der Blase, das Regeln des Harns.

ḥm.w-Teile des Rizinus[1] $\frac{1}{8}$; Dattel, die angefangen hat zu wachsen[2] $\frac{1}{8}$; *pr.t-šnj*-Frucht $\frac{1}{32}$; *šb.t* (Maische?) $\frac{1}{16}$; *ḥȝsj.t* (Bryonia) $\frac{1}{32}$; Blätter (*ḥȝ.w*) von *šsp.t* (Gurke?) $\frac{1}{32}$; zerkleinerte (*nʿgw*) *wʿḥ*-Hülsenfrucht $\frac{1}{4}$; *iʿj.t*-Flüssigkeit 25 ro; werde nachts dem Tau ausgesetzt, werde getrunken an vier Tagen.

Bt 11 (5,12–6,1)

Ein anderes Heilmittel für ....[1] Blase, das Beseitigen von *šnf.t*[2], das Beseitigen von jeder ⌜Krankheit⌝ auf dem After des Mannes oder der Frau.

Öl (*nḥḥ*) 1; Öl/Fett 1; Honig 1; unterägyptisches Salz 1; Milch vom Menschen 1; werde in den After gegossen an vier Tagen.

Bt 12 (6,1–2)

Was man als Verband macht nach diesem (Einguß).

ʿntjw-Harz 1; Fett (*mrḥ.t*) der Gans 1; Kümmel 1; Terebinthenharz (*sn*ṯ*r*) 1; Honig 1; werde zu einer Masse gemacht, werde damit verbunden, so daß er gesund wird[1].

Eb 139 (31,8–9)

Ein anderes Heilmittel für das Beseitigen von Hitze auf dem After, auf der Blase

siehe bei IV L 1 a (*tȝw*) (Seite 143).

H 69 (5,4–5)

Behandeln des Umherziehens von Hitze auf seiner Blase

siehe bei IV L 1 a (*tȝw*) (Seite 143).

H 70 (5,5–7)

Beseitigen des Umherziehens von Hitze auf der Blase

siehe bei IV L 1 a (*tȝw*) (Seite 144).

Eb 265 (49,6–8)

Ein anderes (Heilmittel) für das Beseitigen einer Stopfung von Hitze auf der Blase

siehe bei IV L 1 a (*tȝw*) (Seite 144).

Bt 13 a und 13 b (6,2–8)

. . . . *bnw.t*-Geschwüre auf der Blase . . . .

siehe bei IV G 1 (Seite 128).

IV H 2. Harn

a) Krankheiten und krankhafte Zustände

Stauungen und Verhaltungen

Eb 261 (48,21–22)

Anfang von den Heilmitteln für das Beseitigen einer Stauung (*ṯs.t*) von Harn, indem die Schamgegend (*kns*) schmerzt.

Weizen $\frac{1}{8}$; Datteln $\frac{1}{4}$; gekochte *wʿḥ*-Hülsenfrucht $\frac{1}{4}$; Wasser[1] $\frac{3}{4}$; werde zerrieben, werde durchgepreßt, werde getrunken an vier Tagen.

Eb 262 (48,22–49,2)

Ein anderes (Heilmittel) für das Veranlassen, daß ein Kind ausscheidet (*wsš*) die Stauung (*ṯsw*) von Harn, die in seinem Bauch ist

siehe bei X B 6 (Seite 294).

Eb 267 (49,10–11)

Ein anderes Heilmittel, was man macht für einen, der an Zusammenziehungen (*ḥnʿ.w*)[1] in seinem Harn leidet.

Leber des Rindes 1; *ỉns.t*-Pflanze 1; werde zu einem *pʿ.t*-Gebäck gemacht, werde gegessen vom Manne.

Eb 268 (49,12–13)[1]

Ein anderes (Heilmittel).

dšr-Pflanze[2] $\frac{1}{8}$; Inneres der Koloquinthe (*ḏ3r.t*) $\frac{1}{32}$; zerstampfter Weizen $\frac{1}{4}$; Fett (*ʿḏ*) der Gans $\frac{1}{8}$; Honig $\frac{1}{8}$; *ỉḫw*-Frucht $\frac{1}{8}$; Wasser 10 ro; werde gekocht, werde durchgepreßt, werde getrunken an vier Tagen.

Eb 265 (49,6–8)

Ein anderes (Heilmittel) .... er leidet an Verhaltungen (*ḥdb.w*) des Harns siehe bei IV L 1 a (*t3w*) (Seite 144).

Überfluß an Harn

Eb 274 (50,2–3)[1]

Ein anderes Heilmittel für das Beseitigen von Harn, wenn er viel ist.

Grütze von Weizen $\frac{1}{8}$; *ỉšd*-Frucht $\frac{1}{8}$; Ocker (*stj*) $\frac{1}{32}$; Wasser 5 ro; werde nachts dem Tau ausgesetzt, werde durchgepreßt, werde getrunken an vier Tagen.

Eb 275 (50,4)

Ein anderes (Heilmittel).

Gummi $\frac{1}{4}$; Grütze von Weizen $\frac{1}{4}$; frischer Brei (*3ḥ*) $\frac{1}{4}$; werde durchgepreßt, werde getrunken an vier Tagen.

Eb 277 (50,6–8) = H 63 (4,14–15)

Ein anderes (Heilmittel)[1] für das Beseitigen von Harn, wenn er viel ist.

Gummi $\frac{1}{4}$; Grütze von Weizen $\frac{1}{4}$; frischer Brei (*3ḥ*) $\frac{1}{4}$; Ocker (*stj*) $\frac{1}{32}$; Wasser[2]; Honig 15 ro[2]; werde nachts stehengelassen, werde durchgepreßt, werde getrunken an vier Tagen[3].

Eb 278 (50,8–9) = H 64 (4,15–16)

Ein anderes (Heilmittel).

Wurzel der *ḳ3d.t*-Pflanze $\frac{1}{4}$; Weinbeeren $\frac{1}{8}$; Honig $\frac{1}{4}$; Früchte des Wacholder (*wʿn*) $\frac{1}{32}$; süßes Bier $7\frac{1}{2}$ ro; werde gekocht, werde durchgepreßt, werde getrunken an einem[1] Tage.

Eb 279 (50,10–11) = H 66 (4,16–5,1)[1]

Ein anderes (Heilmittel).

išd-Frucht $\frac{1}{8}$; Grütze von Weizen $\frac{1}{8}$; Ocker (*stj*) $\frac{1}{32}$; Gummi $\frac{1}{32}$; Wasser 10 ro; ebenso[2].

Eb 280 (50,11) = H 65 (4,16)[1]

Ein anderes (Heilmittel).

Gummi $\frac{1}{8}$; Honig $\frac{1}{32}$; Wasser 5 ro; werde gekocht[2], werde durchgepreßt, werde getrunken an einem Tage.

Eb 276 (50,5–6) = Eb 281 (50,11–13)

Ein anderes (Heilmittel) für das Beseitigen von Entweichen (*ꜣs*) des Harns.

pr.t-šnj-Frucht 1; *gjw* (Zyperngras) 1; Bier, ein Hin-Maß[1]; werde gekocht, werde durchgepreßt, werde getrunken an vier Tagen[2].

Eb 264 (49,4–6)

Ein anderes (Heilmittel) für das In-Ordnung-Bringen (*ʿḳꜣ*) von Harnüberfluß[1].

gjw (Zyperngras) 1; *pr.t-šnj*-Frucht 1; Wurzel der *bḥḥ*-Pflanze 1; werde zerstoßen (*hbḳ*) zu einer Masse, werde nachts stehengelassen in süßem Bier, werde getrunken, indem der Bodensatz dabei ist.

Bln 183 (19,5–6)

Heilmittel für das Beseitigen der *špn*[1]-Krankheitserscheinung im Harn.

Wein 5 ro; Hammerschlag des Kupfers $\frac{1}{32}$; unterägyptisches Salz $\frac{1}{32}$; werde in den After gegossen an vier Tagen.

Eb 705 (86,4–5)

Anfang von den Heilmitteln für das Beseitigen der *špn*[1]-Krankheitserscheinung, die den Körper (*ḥʿw*) des Mannes oder der Frau bindet.

unterägyptisches Salz $\frac{1}{4}$; Terebinthenharz (*snṯr*) $\frac{1}{4}$; Pflanzenschleim (*ḥsꜣ*) 10 ro; werde in den After gegossen. Es wird ⟨auch⟩ gemacht, ohne Terebinthenharz (*snṯr*) zu geben.

Eb 706 (86,5–6)

Ein anderes (Heilmittel).

Harn[1] 5 ro; Koloquinthe (*ḏꜣr.t*) 2$\frac{1}{2}$ ro; Öl/Fett 5 ro; ebenso.

Eb 707 (86,6–8)

Ein anderes (Heilmittel).
Pflanzenschleim (*ḥsꜣ*) 15 ro; Behen-Öl $2\frac{1}{2}$ ro; Hammerschlag des Kupfers $\frac{1}{16}$; Bleiglanz (*msdm.t*) $\frac{1}{16}$; Honig $\frac{1}{8}$; ebenso.
Es ist nützlich für das Beseitigen von Schmerzstoffen[1].

Eb 273 (49,21–50,2)

Was man macht für ein Kind, wenn es an Nässen (*ḏꜣḏj.t*)[1] leidet
siehe bei X B 6 (Seite 294).

Allgemeines

Bln 171 (18,3–4)

Was man macht [für] den Harn, wenn er krank ist.
Honig $\frac{1}{8}$; frisches Behen-Öl $\frac{1}{4}$; *mhwj* (𓏌) von Öl/Fett $\frac{1}{8}$; unterägyptisches Salz $\frac{1}{16}$; Pflanzenschleim (*ḥsꜣ*) 20 ro; werde in den After gegossen an vier Tagen.

Bln 166 (17,7–8)

Was man macht für einen Mann, der am Harn leidet.
frisches Behen-Öl $\frac{1}{4}$; unterägyptisches Salz $\frac{1}{16}$; Pflanzenschleim (*ḥsꜣ*) 25 ro; werde gegossen [in den After] an vier Tagen.

Kah 10 (2,1–5)

Heilkunde einer Frau, [die] am Harn leidet
siehe bei IX A 1a (Seite 269).

Eb 784 (93,9–10)

Heilmittel für das Nichtzulassen, daß eine Frau an ihrem Harn leidet
siehe bei IX A 3f (Seite 286).

Kah 34 (3,27–28)

⌜. . . .⌝ Frau, der Harn ist in schlimmem Zustand
siehe bei IX A 4 (Seite 288).

IV H 2b) Behandlungen ohne Krankheitsangaben

Regeln (*smꜣꜥ*)

H 67 (5,1–2)[1]

Regeln des Harns.
Milch $\frac{1}{4}$; Honig $\frac{1}{4}$; Früchte des Wacholder (*wꜥn*) $\frac{1}{4}$; *ḳꜣd.t*-Pflanze[2] $\frac{1}{8}$; süßes Bier 200 ro; werde durchgepreßt, werde getrunken an vier Tagen.

Eb 263 (49,2–4)

Ein anderes (Heilmittel) für das Regeln des Harns.

Rispe des Schilfrohrs (*nbj.t*) $\frac{1}{8}$; Datteln $\frac{1}{4}$; *kfȝ.w* (Blattsprossen?) von *ḫȝsj.t* (Bryonia) $\frac{1}{4}$; Honig $2\frac{1}{2}$ ro; Früchte des Wacholder (*wꜥn*) $\frac{1}{4}$; Wasser 20 ro; werde durchgepreßt, werde getrunken an vier Tagen.

Eb 266 (49,8–10)

Ein anderes (Heilmittel) [für] das Regeln des Harns, wenn er nicht geregelt ist.

Früchte des Wacholder (*wꜥn*) $\frac{1}{16}$; *šȝšȝ* (Baldrian?) $\frac{1}{8}$; Fett (*ꜥḏ*) der Gans $\frac{1}{8}$; Honig 5 ro; *wꜥḥ*-Hülsenfrucht $\frac{1}{8}$; Kerne (*inj.t*) der Dattel $\frac{1}{16}$; frische Datteln $\frac{1}{32}$; werde nachts dem Tau ausgesetzt, werde durchgepreßt, werde getrunken an vier Tagen.

Eb 271 (49,15–17)

Ein anderes (Heilmittel).

hnw-Topf, gefüllt mit Teichwasser 1; *pr.t-šnj*-Frucht 1; *sd*-Teile[1] von *ḫȝsj.t* (Bryonia) 1; Pflanzenschleim (*ḥsȝ*) 1; *iꜥj.t*-Flüssigkeit des Biers 1; Blätter (*ḫȝ.w*) von *ššp.t* (Gurke ?) 1; frische Datteln 1; werde zu einer Masse gemacht, werde durchgepreßt, werde getrunken an vier Tagen.

Eb 269 (49,13–14)

Ein anderes (Heilmittel) für das Regeln des Harns.

ẖt-ds-Baum 1; werde zerstoßen in Pflanzenschleim (*ḥsȝ*); werde an das männliche Glied gegeben.

Eb 270 (49,14–15)

Ein anderes (Heilmittel).

Halm (*mȝ.t*) der Binse 1; zerkochte Bohnen 1; werde in Öl/Fett gegeben; werde das männliche Glied damit gesalbt (*gs*).

Eb 272 (49,17–18)

Ein anderes (Heilmittel).

Holz des Christdorns 1; werde zerstoßen in *ḥmt-nj* ()[1] von *mstȝ*-Flüssigkeit; werde das männliche Glied damit gesalbt (*gs*).

Eb 272 bis (49,18–21) = Ram III A 30

Ein anderes (Heilmittel) für das Regeln des Harns eines Kindes
siehe bei X B 6 (Seite 295).

Eb 27 (9,10–15)

Ein anderes (Heilmittel) für das Regeln des Harns
siehe bei IV F 2b (Seite 121).

H 62 (4,12–14)

Sofort-(wirkender)-Trank [für] das Behandeln der Blase, das Regeln des Harns
siehe bei IV H 1 (Seite 132).

Eb 283 (50,16–21)

[Ein anderes Heilmittel] für das Regeln des Harns
siehe bei IV K 3 (Seite 140).

Zusammenhalten (*sꜣḳ*)

Eb 282 (50,13–15) = H 68 (5,2–4)

Heilmittel für das Zusammenhalten (*sꜣḳ*) des Harns.

Petersilie (Sellerie des Berglandes)[1] $\frac{1}{4}$; unterägyptischer Sellerie (*mꜣt.t*) $\frac{1}{8}$; oberägyptische *ỉbw*-Pflanze $\frac{1}{16}$; Früchte des Wacholder (*wꜥn*) $\frac{1}{16}$; frischer Brei (*ꜣḥ*) $\frac{1}{8}$; unterägyptische *ỉbw*-Pflanze $\frac{1}{16}$; *pšn.t*[2] (𓇳𓏥) $\frac{1}{16}$; *wꜣm*[2]-Pflanze $\frac{1}{16}$; *dwꜣ.t* (?)-Pflanze $\frac{1}{16}$; Wasser $\frac{1}{16}$; werde nachts dem Tau ausgesetzt, werde durchgepreßt, werde getrunken an vier Tagen.

IV J. Seiten

1. *ḏrww*

Eb 602 (76,18–19)

Ein anderes (Heilmittel) für die Seite (*ḏrww*), wenn sie krank ist.

Hin-Maß[1] von *šb.t* (Maische?) 1; unterägyptisches Salz 1; Fett (*ꜥḏ*) des Rindes 1; werde zu einer Masse gekocht, werde gemischt, werde damit verbunden.

Bt 37 (8,9–11)

⸢. . . .⸣ in der Seite (*ḏrww*).

geritzte Sykomorenfrüchte $\frac{1}{8}$; Weinbeeren $\frac{1}{8}$; *smt* (𓇳𓏥) $\frac{1}{64}$; Terebinthenharz (*snṯr*) $\frac{1}{64}$; Kümmel ⸢. .⸣; ⸢. . . .⸣; Blatt der Sykomore[1] $\frac{1}{8}$; Koloquinthe (*ḏꜣr.t*) $\frac{1}{32}$; süßes Bier 25 ro; werde nachts dem Tau ausgesetzt, werde durchgepreßt, werde getrunken an vier Tagen.

Bt 38 (8,11–13)[1]

Ein anderes (Heilmittel).

Galle von ⸢. . .⸣ ⸢. .⸣; ⸢. . . .⸣; unterägyptisches Salz 1; werde fein zerrieben, werde [zu] einer Pille gemacht, werde geschluckt vom Manne.

Pflanzenschleim (*ḥsꜣ*) 5 ro; ⸢. . . .⸣; süßes ⸢Bier⸣ 25 ro; werde in den After gegossen an vier Tagen.

Bt 39 + 40 (8,13–14)

Was man macht nach dem Einguß[1].

geritzte Sykomorenfrüchte $\frac{1}{8}$; *šsp.t*-Teile ⸢der Weinbeere . . . .⸣; *išd*-Frucht $\frac{1}{8}$; Wasser 20 ro; werde durchgepreßt, werde getrunken an vier Tagen.

Bt 41 (8,14)

Was man macht danach als Einguß.

Blätter der Dornakazie ⸢. . . .⸣.

Eb 597 (76,9–12)

Ein anderes (Heilmittel) für das Beseitigen von Blut auf der Seite (*ḏrww*) siehe bei IV L 3 (Seite 157).

Bt 14 (6,8–10)

. . . . Behandeln seiner Seite (*ḏrww*) siehe bei IV A (Seite 86).

Bt 32 (8,4–5)

. . . . für das Kühlen der Seite (*ḏrww*) siehe bei IV L 1 c (Seite 146).

IV J 2. *šw.tj*

Bln 48 (4,8–11)

Heilmittel für das Beseitigen von Schleimstoffen in seinen beiden Seiten[1].

Du sollst veranlassen, daß er ißt Koloquinthe[2] (*ḏꜣr.t*) an vier Tagen, gekocht in Wasser[2], und machen ⟨ein Mittel⟩ aus: die beiden Hälften von *psḏ* (𓇳𓏥) $\frac{1}{8}$; *sꜥm*-Pflanze[3] ⸢. .⸣; gegorener Pflanzenschleim (*ḥsꜣ n ꜥwꜣj.t*) $\frac{1}{8}$; *šꜣšꜣ* (Baldrian?) ⸢. .⸣; ⸢. . . .⸣ $\frac{1}{8}$; ⸢. . . .⸣ $\frac{1}{8}$; Kümmel $\frac{1}{64}$; süßes Bier 25 ro; werde gekocht, werde getrunken an vier Tagen.

IV K. Verschiedene Teile des Unterleibes

1. Unterleib (*ẖrj-ẖ.t*)

Bln 56 (5,7–8)

Ein anderes (Heilmittel) für das Brechen einer *ḥmꜣ*-Geschwulst[1] im Unterleib.

geritzte Sykomorenfrüchte $\frac{1}{8}$; Koloquinthe (*ḏꜣr.t*) $\frac{1}{8}$; süßes Bier 15 ro; werde getrunken.

Eb 175 (35,4–5) bis Eb 181

Heilmittel für das Beseitigen von *tꜣw*-Hitze im Unterleib
siehe bei IV L 1 a (Seite 144–145).

Eb 865 (106,13–17)

Heilkunde für eine *ꜥꜣ.t*-Geschwulst seines Unterleibes[1]
siehe bei VI A 2 a (Seite 225).

IV K 2. Beckenraum (*npḥw*)[1]

Eb 294 (51,15–19) = H 35 (3,4–6)

Anfang von den Heilmitteln[1] für das Abgehenlassen[2] von Schleimstoffen[3] im Beckenraum (*npḥw*)[4].

Ein Kraut, *sn-wt.t*-Pflanze[5] ist sein[6] Name. Es wächst auf seinem Bauch wie die *ḳꜣd.t*-Pflanze. Es bildet eine Blüte wie der Lotus[7]. Wenn[8] man seine Blütenblätter (*gꜣb.t*)[9] findet wie weißes Holz, dann soll man es holen, dann soll man es reiben[10] auf den Beckenraum (*npḥw*). Dann werden sie (die Schleimstoffe) sofort abgegangen sein[11].

Seine Frucht aber, man gibt sie auch den an Schmerzstoffen Leidenden (*wḫdj*) auf Brot, um zu veranlassen, daß ⟨die Schleimstoffe⟩ abgehen aus dem Beckenraum (*npḥw*).

IV K 3. Schamgegend (*kns*)[1]

H 88 (7,10)

Heilmittel für die Schamgegend, wenn sie schmerzt.

Samenkorn des Emmer (*mjmj*) $\frac{1}{4}$; Gummi $\frac{1}{32}$; Wasser 5 ro; werde nachts dem Tau ausgesetzt, werde getrunken jeden Tag.

Eb 164 (33,19–34,2)

Lindern des Afters, Lindern der Schamgegend.

Mehl von Bohnen 1; Natron 1; werde angerührt (*wšm*) in *ꜥntjw*-Harz 1; *ḫsꜣj.t*-Balsam (?) des *mḏꜣ*-Landes[1] 1; *pr.t-šnj*-Frucht 1; Früchte des Wacholder (*wꜥn*) 1; Terebinthenharz (*snṯr*) 1; Mehl von Koloquinthe (*ḏꜣr.t*) 1; Kümmel 1; Honig 1; werde zerrieben zu einer Masse, werde gemischt mit diesem Honig[2], werde zu einer Pille gemacht, werde in den After gegeben an vier Tagen.

Eb 283 (50,16–21)

[Ein anderes Heilmittel][1] für das Regeln des Harns, indem die Schamgegend schmerzt, beim erstenmal des an ihm (dem Harn) Leidens.

Honig 1; Terebinthenharz (*sntr*) 1; *pr.t-šnj*-Frucht 1; *gjw* (Zypern gras) 1; *išf*-Flüssigkeit des Bäckers 1; *ẖs*-Teil der Sykomore 1; Wurzel des Rizinus[2] 1; Ocker (*stj*) 1; frische Datteln 1; Wurzel von *ḫꜣsj.t* (Bryonia) 1; Brei (*ꜣḥ*); werde erhitzt (*srf*), werde durchgepreßt, werde gegeben in einen *ṯb*-Krug; man macht ⟨es⟩ am frühen Morgen (*nhp*), bis die Zeit des Frühstücks anbricht, und trinkt es, so daß er sofort gesund wird.

Eb 261 (48,21–22)

Anfang von den Heilmitteln für das Beseitigen einer Stauung (*ṯs.t*) von Harn, indem die Schamgegend schmerzt

siehe bei IV H 2a (Seite 133).

IV L. Innere Krankheiten und Krankheitserscheinungen, die entweder an mehreren Organen auftreten oder unlokalisiert erwähnt werden

1. Hitzeerscheinungen

a) *tꜣw*

Herz (*ḥꜣ.tj*)

Eb 219 (44,8–10)

Heilmittel für das Beseitigen von Ballung der *tꜣw*-Hitze auf dem Herzen (*ḥꜣ.tj*).

ins.t-Pflanze 1; *išd*-Frucht $\frac{1}{8}$; Grütze von Weizen $\frac{1}{8}$; Gummi $\frac{1}{32}$; Blätter (*ẖꜣ.w*) von *šsp.t* (Gurke?) $\frac{1}{32}$; *ḳsntj* (○ |||) $\frac{1}{32}$; Honig $\frac{1}{4}$; Wasser 20 ro; werde nachts dem Tau ausgesetzt, werde getrunken an vier Tagen.

Herz (*ḥꜣ.tj*) und After

Bt 16 (6,13A + 12)

Ein anderes Heilmittel für das Behandeln[1] des Brustraumes, das Kühlen des Herzens (*ḥꜣ.tj*), das Kühlen des Afters, das Beseitigen aller ihrer *tꜣw*-Hitze.

frische Datteln 5 ro; geritzte Sykomorenfrüchte $2\frac{1}{2}$ ro; Weinbeeren $2\frac{1}{2}$ ro; Samenkorn des Emmer (*mjmj*) $\frac{1}{4}$; *wꜥḥ*-Hülsenfrucht 5 ro; Honig $\frac{1}{4}$; Wasser; werde nachts dem Tau ausgesetzt, werde durchgepreßt, [werde getrunken] an vier Tagen.

Bt 17 (6,12–13)[1]

Was man macht als Einguß nach diesem (Heilmittel).

Milch von Kleinvieh; Honig; werde eingegossen in den After an vier Tagen.

Bt 25 (7,9–10)

Ein anderes Heilmittel, was man macht für das Beseitigen von *tꜣw*-Hitze auf dem Herzen (*ḥꜣ.tj*), das Kühlen des Afters.

Weinbeeren 5 ro; Früchte von *ḫꜣsj.t* (Bryonia) 5 ro; Koloquinthe (*ḏꜣr.t*) $\frac{1}{32}$; Honig $\frac{1}{32}$; Wasser $\frac{1}{16}$; werde durchgepreßt, [werde getrunken] an vier Tagen.

Bt 26 (7,10–12)[1]

Ein anderes (Heilmittel), was man macht nach ihm als Einguß.

Gekröse (*ꜣs*) des Rindes 5 ro; Milch, gekocht[2] 5 ro; frisches Behen-Öl 10 ro; Honig 5 ro; werde eingegossen in den After an vier Tagen.

Bt 27 (7,12–13)

Ein anderes Heilmittel für das Beseitigen von *tꜣw*-Hitze.

Feigen $\frac{1}{8}$; *ỉšd*-Frucht $\frac{1}{8}$; *ḳsntj* (○|||) $\frac{1}{32}$; Grütze von Weizen $\frac{1}{8}$; Wasser 5 ro; werde durchgepreßt, werde getrunken an vier Tagen.

Bt 28 (7,13–14)

Ein anderes Heilmittel, was man macht als Einguß.

Mehl von Bohnen $\frac{1}{32}$[1]; Salz $\frac{1}{32}$; Öl/Fett $2\frac{1}{2}$ ro; Honig $\frac{1}{4}$; süßes Bier 25 ro; werde in den After eingegossen an vier Tagen.

Bt 29 (7,14–8,1)

Ein anderes (Heilmittel), was man macht an diesem Tage[1].

ỉšd-Frucht $\frac{1}{8}$; *ḳsntj* (○|||) $\frac{1}{32}$; Grütze von Weizen $\frac{1}{8}$; Honig $\frac{1}{32}$; Wasser 10 ro; werde durchgepreßt, werde getrunken an vier Tagen.

Bt 30 (8,1–3)

Ein anderes Heilmittel, was man macht als Einguß nach ⌜diesem (Heilmittel)⌝.

⌜. . . .⌝; *pr.t-šnj*-Frucht $\frac{1}{16}$; *šꜣšꜣ* (Baldrian?) $\frac{1}{16}$; *ỉbsꜣ*-Pflanze $\frac{1}{32}$[1]; Koloquinthe (*ḏꜣr.t*) $\frac{1}{32}$[1]; geritzte Sykomorenfrüchte ⌜. . . .⌝; ⌜werde eingegossen⌝ in den After an vier Tagen.

After

Eb 142 (31,15–16)

Ein anderes (Heilmittel) für das Fortnehmen der *tꜣw*-Hitze im After.

Fett (*ʿḏ*) der Kuhantilope 1; Kümmel 1; ebenso[1].

Eb 153 (32,15–17)

Was man macht für eine Stopfung von *tꜣw*-Hitze im After, indem er (der Kranke) leidet an Zusammenziehungen (*ḥnʿ.w*)[1] in seinen beiden Beinen.

Inneres der Koloquinthe (*ḏꜣr.t*) $\frac{1}{32}$; frischer Brei (*ꜣḥ*) $\frac{1}{8}$; Wachs $\frac{1}{16}$; Fett (*ꜥḏ*) der Gans $\frac{1}{8}$; Wasser 25 ro; werde nachts dem Tau ausgesetzt, werde getrunken an vier Tagen.

Eb 154 (32,17–33,1)

Ein anderes (Heilmittel) für das Beseitigen von *tꜣw*-Hitze im After.

šꜣšꜣ (Baldrian?) 1; *ỉwḥ*-Körnerfrucht 1; Gummi 1; *pr.t-šnj*-Frucht 1; *sꜥm*-Pflanze 1; *mw.t*-Teile der *rkrk*-Pflanze 1; Ocker (*stj*) 1; *tpꜣw.t*-Teile der Sykomore 1; Zwiebeln (?)[1] 1; Datteln, . . .[2] 1; werde zerrieben, werde gemaischt, werde getrunken von dem Manne, der an *tꜣw*-Hitze leidet, oder von der Frau.

Eb 155 (33,1–4)

Ein anderes (Heilmittel) für das Beseitigen von *tꜣw*-Hitze auf dem After.

Mehl von Bohnen 1; Mehl der Koloquinthe (*ḏꜣr.t*) 1; *ꜥntjw*-Harz 1; *ỉhm.t*-Harz 1; Bleiglanz (*msdm.t*) 1; werde zu einem Zäpfchen gemacht, werde in den After gegeben.

Ein Rezept gegen *tꜣw*-Hitze im After (Eb 856c = Bln 163c)
siehe bei I B 1 (Seite 8)

After und Blase

Eb 139 (31,8–11)

Ein anderes Heilmittel für das Beseitigen von *tꜣw*-Hitze auf dem After, auf der Blase für einen, der viele Winde hat, ohne daß er es weiß.

ỉbw-Pflanze 1; Salz 1; *bddw-kꜣ*-Pflanze 1; Honig 1; werde zerrieben zu einer Masse, werde zu einem Zäpfchen gemacht, werde in den After gegeben.

Bt 10 (5,8–12)

Ein anderes Heilmittel . . . . Beseitigen von *tꜣw*-Hitze auf seinem After, auf der Blase . . . .
siehe bei IV G 1 (Seite 128).

Blase

H 69 (5,4–5)

Behandeln des Umherziehens (*hb*) von *tꜣw*-Hitze auf seiner Blase[1].

Weizen, gekocht $2\frac{1}{2}$ ro; *ỉḥw*-Frucht $2\frac{1}{2}$ ro; Fett (*mrḥ.t*) der Gans $\frac{1}{8}$; Wasser 20 ro; werde nachts dem Tau ausgesetzt, werde durchgepreßt, werde getrunken an vier Tagen.

H 70 (5,5—7)

Beseitigen des Umherziehens (*hb*) von *tꜣw*-Hitze auf der Blase.

Mehl von Weizen, gekocht 5 ro; Mehl von Gerste, gekocht 5 ro; Samenkorn des Emmer (*mjmj*) 5 ro; Feigen 5 ro; Früchte des Wacholder (*wꜥn*) $\frac{1}{4}$; *pr.t-šnj*-Frucht $\frac{1}{4}$; Terebinthenharz (*snṯr*) $\frac{1}{64}$; Kümmel $\frac{1}{64}$; Fett (*mrḥ.t*) der Gans $\frac{1}{4}$; Honig $\frac{1}{4}$; *wꜥḥ*-Hülsenfrucht $\frac{1}{4}$; Wasser 120 ro; werde nachts dem Tau ausgesetzt, werde getrunken an vier Tagen. Eindickung bis zu 20 ro[1].

Eb 265 (49,6–8)

Ein anderes (Heilmittel) für das Beseitigen von Stopfung der *tꜣw*-Hitze auf der Blase, indem er (der Kranke) leidet an Verhaltungen (*ḥdb.w*) des Harns.

unterägyptisches Salz $\frac{1}{64}$; *mhwj* (𓈒𓏥) 5 ro; Behen-Öl 1; Honig 1; süßes Bier 1; werde eingegossen in den After.

Unterleib (*ẖrj-ẖ.t*)

Eb 175 (35,4–5)[1]

Heilmittel für das Beseitigen von *tꜣw*-Hitze im Unterleib.

Samenkorn des Emmer (*mjmj*) 1; Weizen, gekocht 1; Mehl von Weizen 1; Mehl von Gerste 1; *ḫt-ds*-Baum 1; Honig 1; werde der Unterleib damit[2] verbunden.

Eb 176 (35,5–6)

Ein anderes (Heilmittel)

Feigen 1; Kümmel 1; Mehl der *wꜥḥ*-Hülsenfrucht 1; Honig 1; *šfw* (Schlamm?)[1] 1; werde der Unterleib damit[2] verbunden.

Eb 177 (35,7–8)

Ein anderes (Heilmittel).

Früchte des Wacholder (*wꜥn*) 1; Terebinthenharz (*snṯr*) 1; *ỉšd*-Frucht 1; Datteln 1; Öl/Fett 1; *srm.t* (Hefẹ?) 1; werde der Unterleib damit verbunden.

Eb 178 (35,8–9)

Ein anderes (Heilmittel).

wꜥḥ-Hülsenfrucht, zerrieben 1; Honig 1; Öl/Fett 1; *njꜣjꜣ*-Pflanze 1; *ḫt-ds*-Baum 1; werde der Unter[leib] damit verbunden.

Eb 179 (35,9–10)

Ein anderes (Heilmittel).

Samenkapseln von *kfꜣ.w* (Stengelenden) des Flachses 1; Pflanzenschleim (*ḥsꜣ*); werde gegeben an den Unterleib des Mannes, der schmerzt.

Eb 180 (35,10–11)

Ein anderes (Heilmittel).
Öl/Fett vom oberen Teil eines *ds*-Topfes[1]; werde gegeben an den Unterleib des Mannes.

Eb 181 (35,11–12)

Ein anderes (Heilmittel).
šfšf.t (Schlamm?); werde zerschlagen[1] [in][2] *ỉ3b* von *mst3*-Flüssigkeit; werde gegeben an den Unterleib des Mannes.

Eb 820 (96,6–7) bis Eb 822

Ein anderes (Heilmittel) für das Kühlen der Gebärmutter, das Beseitigen ihrer *t3w*-Hitze
siehe bei IX A 3d (Seite 281).

Eb 834 (97,7–8)

Ein anderes Heilmittel für Schneiden der *t3w*-Hitze auf der Gebärmutter
siehe bei IX A 3d (Seite 281).

Bln 154 (13,3–8) bis Bln 156

Ein anderes (Heilmittel) [für] ein Nest des Umherziehens (*hb*) von *t3w*-Hitze
siehe bei IV F 1a (Seite 104–105).

IV L 1b) *k3pw*

Herz (*ḥ3.tj*)

Bt 20 (7,3–4)

Ein anderes Heilmittel für das Beseitigen von *k3pw*-Hitze auf dem Herzen (*ḥ3.tj*).
frische Datteln 5 ro; Honig $\frac{1}{4}$; süßes Bier 10 ro; werde eingegossen in den After an vier Tagen.

Bt 21 (7,4–5)

Ein anderes Heilmittel, was man macht nach ihm als Einguß.
unterägyptisches Salz $\frac{1}{4}$; *mhwj* (𓏤) $2\frac{1}{2}$ ro; Wasser von Koloquinthe (*ḏ3r.t*) 10 ro; süßes Bier 15 ro; werde eingegossen in den After an vier Tagen.

Herz (*ḥ3.tj*) und After

Bt 22 (7,5–6)

Ein anderes Heilmittel [für] das Kühlen des Herzens (*ḥ3.tj*), das Beseitigen von *k3pw*-Hitze auf dem After.

Weinbeeren 5 ro; *wꜥḥ*-Hüsenfrucht 5 ro; *ỉns.t*-Pflanze $\frac{1}{16}$; Honig $\frac{1}{8}$; Wasser 25 ro[1]; werde durchgepreßt, werde getrunken an vier Tagen.

After

Bt 23 (7,6–8)

Ein anderes Heilmittel [für] das Beseitigen von *kꜣpw*-Hitze im After.

šsp.t-Teil der Weinbeere $\frac{1}{16}$; Blätter (*ḥꜣ.w*) von *šsp.t* (Gurke?) $\frac{1}{16}$; frische Datteln $\frac{1}{8}$; Brei (*ꜣḥ*) $\frac{1}{32}$; Wasser 10 ro[1]; werde nachts dem Tau ausgesetzt, werde getrunken an vier Tagen.

Bt 24 (7,8–9)

Ein anderes Heilmittel, was man macht nach ihm als Einguß; das Beseitigen von *kꜣpw*-Hitze im After; ihn kühlen.

šmšm.t (Hanf) $\frac{1}{4}$; Koloquinthe (*ḏꜣr.t*) $\frac{1}{32}$; Wasser von *mstꜣ*-Flüssigkeit 25 ro; werde in den After eingegossen an vier Tagen.

IV L 1 c) *ꜣmw*

Bt 31 (8,3–4)

Ein anderes (Heilmittel), was man macht als Trankmittel für das Beseitigen von *ꜣmw*-Hitze mit Schmerzstoffen.

wꜥḥ-Hülsenfrucht ⸢. .⸣; ⸢. . . .⸣ $\frac{1}{4}$; Honig $\frac{1}{4}$; Wasser 25 ro[1]; werde durchgepreßt, werde getrunken an vier Tagen.

Bt 32 (8,4–5)

Ein anderes (Heilmittel), was man macht nach ihm als Einguß ⸢. . . .⸣ für das Kühlen der Seite (*ḏrww*).

Feigen $\frac{1}{8}$; *ỉšd*-Frucht $\frac{1}{8}$; *ỉns.t*-Pflanze $\frac{1}{8}$; Weinbeeren ⸢. .⸣; ⸢. . . .⸣[1].

IV L 2. Krankheiten dämonischer Herkunft

a) *ꜥꜣꜥ*-Giftstoff[1]

Eb 221 (44,13–15) = H 79 (6,11–12)

Anfang von den Heilmitteln für[1] das Beseitigen des *ꜥꜣꜥ*-Giftstoffes im Bauch, im Herzen (*ḥꜣ.tj*).

Früchte[2] der *šꜣms*-Pflanze $\frac{1}{16}$; *šꜣšꜣ* (Baldrian?) $\frac{1}{8}$; Ocker (*stj*) $\frac{1}{64}$; Honig[3] . . . $\frac{1}{2}$; werde zu einer Masse gemacht, werde gegessen vor dem Schlafengehen.

Eb 222 (44,15–17) = H 80 (6,12–14)

Heilmittel für das Beseitigen des *ꜥꜣꜥ*-Giftstoffes im Bauch, im Herzen (*ḥꜣ.tj*)[1].

gjw (Zyperngras) $\frac{1}{8}$; *š3š3* (Baldrian?) $\frac{1}{8}$; *pr.t-šnj*-Frucht $\frac{1}{16}$; Malachit (*w3dw*) $\frac{1}{64}$; *shr.t*[2] (Chalcedon) $\frac{1}{32}$; *psd* (○)[3] $\frac{1}{32}$; Honig[4] . . . $\frac{1}{2}$; werde zu einer Masse gemacht, werde gegessen vor dem Schlafengehen.

Eb 223 (44,17–19) ≐ H 81 (6,14–15)[1]

Ein anderes Heilmittel für das Beseitigen des *ʿ3ʿ*-Giftstoffes im Bauch, im Herzen (*ḥ3.tj*)[2].

Gummi $\frac{1}{32}$; Weinbeeren $\frac{1}{16}$; *š3š3* (Baldrian?) $\frac{1}{8}$; *š3ms*-Pflanze $\frac{1}{16}$; Honig[3] . . . $\frac{1}{2}$; werde zu einer Masse gemacht, werde gegessen vor dem Schlafengehen.

Eb 224 (44,19–22) = H 82 (6,15–16)

Ein anderes Heilmittel.

wʿḥ-Hülsenfrucht, zerrieben 5 ro[1]; *ḥm.w*-Teile des Rizinus[2] $\frac{1}{8}$; *ẖs*-Teil der Sykomore $\frac{1}{8}$; frische Datteln $\frac{1}{8}$; Blätter (*ẖ3.w*) des[3] Lotus $\frac{1}{8}$; frischer Brei (*3ḥ*) 10 ro[4]; Wasser 20 ro[5]; werde durchgepreßt, werde getrunken, sofort[6].

Eb 225 (44,22–45,4)[1]

Ein anderes (Heilmittel) für das Beseitigen des *ʿ3ʿ*-Giftstoffes eines Gottes, eines Toten im Bauch des Mannes.

Blätter der Dornakazie $\frac{1}{32}$; Blatt des *ʿrw*-Baumes $\frac{1}{32}$; *k33* (○)-Teil des *ʿrw*-Baumes $\frac{1}{32}$; Koloquinthe (*d3r.t*) $\frac{1}{8}$; Salz $\frac{1}{32}$; Weinbeeren $\frac{1}{8}$; Inneres einer Muschel $\frac{1}{32}$; *š3š3* (Baldrian?) $\frac{1}{8}$; *š3ms*-Pflanze $\frac{1}{16}$; Honig[2] . . . $\frac{1}{2}$; werde zu einer Masse gemacht, werde gegessen vor dem Schlafengehen.

H 83 (6,16–7,2)[1]

Beseitigen des *ʿ3ʿ*-Giftstoffes eines Gottes, eines Toten im Bauch des Mannes oder der Frau.

Blatt der Dornakazie $\frac{1}{32}$; Blatt des *ʿrw*-Baumes $\frac{1}{32}$; *k33* (○)-Teil des *ʿrw*-Baumes $\frac{1}{32}$; Koloquinthe (*d3r.t*) $\frac{1}{8}$; Weinbeeren $\frac{1}{8}$; unterägyptisches Salz $\frac{1}{32}$; Inneres einer Muschel $\frac{1}{32}$; Erbsen (*tḥwj*) $\frac{1}{8}$; Bleiglanz (*msdm.t*) $\frac{1}{64}$; *š3š3* (Baldrian?) $\frac{1}{4}$; *šnj-t3*-Frucht $\frac{1}{8}$; Honig $\frac{1}{32}$; Pflanzenschleim (*ḥs3*) 25 ro; werde gekocht, werde durchgepreßt, werde getrunken an vier Tagen.

H 86 (7,7–9)

Ein anderes Heilmittel.

š3ms-Pflanze $\frac{1}{64}$; *pr.t-šnj*-Frucht $\frac{1}{32}$; *gjw* (Zyperngras) $\frac{1}{32}$; *š3š3* (Baldrian?) $\frac{1}{32}$; Früchte von Koriander (*š3w*) $\frac{1}{32}$; Früchte von *ḫ3sj.t* (Bryonia) $\frac{1}{64}$; *ʿ3mw*-Pflanze $\frac{1}{32}$; Honig $\frac{1}{8}$; Erbsen (*tḥwj*) $\frac{1}{32}$; Ocker (*stj*) $\frac{1}{64}$; werde zu einer Masse gemacht, werde gegessen vor dem Schlafengehen.

Eb 226 (45,4–6) = H 84 (7,2–4)

Ein anderes Heilmittel[1].

ỉns.t-Pflanze $\frac{1}{8}$; Feigen $\frac{1}{8}$; unterägyptischer Sellerie (*mꜣt.t*)[2] $\frac{1}{32}$; *ḳsntj*[3] (𓈒𓏥) $\frac{1}{32}$; Honig 20 ro[4]; Weinbeeren[5] $\frac{1}{32}$; *wꜥḥ*-Hülsenfrucht $\frac{1}{16}$; Brot vom Christdorn $\frac{1}{16}$; *ỉbw*-Pflanze $\frac{1}{32}$; Koriander (*šꜣw*) $\frac{1}{16}$; werde nachts dem Tau ausgesetzt[6], werde durchgepreßt, werde getrunken vor dem Schlafengehen[7].

Eb 236 (45,23)[1]

Ein anderes (Heilmittel) für das Beseitigen des ꜥꜣꜥ-Giftstoffes auf dem Herzen (*ḥꜣ.tj*).

Sellerie (*mꜣt.t*) $\frac{1}{16}$; *ỉbw*-Pflanze $\frac{1}{32}$; süßes Bier 25 ro; werde gekocht, werde getrunken an vier Tagen.

Eb 237 (46,1)

Ein anderes (Heilmittel)[1].

ỉbw-Pflanze $\frac{1}{64}$; Sellerie (*mꜣt.t*) $\frac{1}{32}$; Erbsen (*tḥwj*) $\frac{1}{64}$; süßes Bier 10 ro; werde gekocht, werde nachts dem Tau ausgesetzt, werde durchgepreßt, werde getrunken an vier Tagen.

H 87 (7,9–10)[1]

Ein anderes Heilmittel.

ỉbw-Pflanze $\frac{1}{8}$; Früchte vom Koriander (*šꜣw*) $\frac{1}{32}$; Erbsen (*tḥwj*) $\frac{1}{64}$; süßes Bier 10 ro; werde durchgepreßt, werde getrunken vor dem Schlafengehen.

Eb 227 (45,6–8)

Ein anderes (Heilmittel) für das Beseitigen des ꜥꜣꜥ-Giftstoffes auf dem Herzen (*ḥꜣ.tj*), das Beseitigen von Vergeßlichkeit[1] des Herzens (*ỉb*), Flucht[2] des Herzens (*ỉb*), Stiche des Herzens (*ỉb*)[3].

ỉns.t-Pflanze $\frac{1}{8}$; Feigen $\frac{1}{8}$; Sellerie (*mꜣt.t*) $\frac{1}{16}$; Ocker (*stj*) $\frac{1}{32}$; *šꜣšꜣ* (Baldrian?) $\frac{1}{8}$; Honig $\frac{1}{32}$; Wasser 10 ro; ebenso[4].

Eb 228 (45,9–10)

Ein anderes (Heilmittel).

Weinbeeren $\frac{1}{16}$; *wꜥḥ*-Hülsenfrucht $\frac{1}{8}$; Brot vom Christdorn $\frac{1}{16}$; *ỉbw*-Pflanze $\frac{1}{16}$; Sellerie (*mꜣt.t*) $\frac{1}{32}$; *ỉns.t*-Pflanze $\frac{1}{16}$; Wasser 10 ro; ebenso[1].

Eb 229 (45,10–12)[1]

Sofort-(wirkender)-Trank für das Beseitigen des ꜥꜣꜥ-Giftstoffes eines Gottes, eines Toten ⟨und⟩ des Schlages von irgend etwas (Schlechtem).

Feigen $\frac{1}{8}$; *ỉšd*-Frucht $\frac{1}{8}$; Grütze von Weizen $\frac{1}{32}$; Ocker (*stj*) $\frac{1}{32}$; Wasser 5 ro; ebenso[2].

Eb 231 (45,13–16)

Sofort-(wirkender)-Trank für das Beseitigen eines Toten im Bauch, das Beseitigen des *ꜥꜣꜥ*-Giftstoffes eines Gottes, eines Toten; von Schmerzstoffen[1]; des Schlages von irgend etwas Schlechtem.

unterägyptischer Sellerie (*mꜣt.t*) $\frac{1}{32}$; *wꜥḥ*-Hülsenfrucht $\frac{1}{4}$; geritzte Sykomorenfrüchte $\frac{1}{8}$; Feigen $\frac{1}{8}$; Samenkorn des Emmer (*mjmj*) $\frac{1}{64}$; *šꜣšꜣ* (Baldrian?) $\frac{1}{64}$; Honig $\frac{1}{32}$; Wasser 10 ro; ebenso[2].

Eb 232 (45,16–18)

Ein anderes (Heilmittel).

Mehl von *wꜥḥ*-Hülsenfrucht $\frac{1}{8}$; Feigen $\frac{1}{8}$; Weinbeeren $\frac{1}{8}$; *ỉns.t*-Pflanze $\frac{1}{16}$; *pr.t-šnj*-Frucht $\frac{1}{16}$; *gjw* (Zyperngras) $\frac{1}{32}$; Kümmel $\frac{1}{64}$; Honig $\frac{1}{8}$; Wasser 10 ro; ebenso[1].

Eb 238 (46,2–3)

Ein anderes (Heilmittel)[1]. Ein Sofort-(wirkender)-Trank für das Beseitigen des *ꜥꜣꜥ*-Giftstoffes im Bauch, im Herzen (*ḥꜣ.tj*) in Wirklichkeit.

Mehl der *ỉbw*-Pflanze $\frac{1}{64}$; Mehl von Koriander (*šꜣw*) $\frac{1}{16}$; süßes Bier 5 ro; werde getrunken vor[2] dem Schlafengehen.

Eb 239 (46,4–5)[1]

Ein anderes (Heilmittel).

ỉbw-Pflanze $\frac{1}{64}$; Koriander (*šꜣw*) $\frac{1}{16}$; Erbsen (*tḥwj*) $\frac{1}{64}$; *šꜣms*-Pflanze $\frac{1}{16}$; Samenkorn des Emmer (*mjmj*) $\frac{1}{16}$; *šꜣšꜣ* (Baldrian?) $\frac{1}{8}$; Honig[2] $\frac{1}{2}$; werde gekocht, werde gegessen vor dem Schlafengehen.

Bln 115 (9,11–12)[1]

Ein anderes (Heilmittel).

šꜣms-Pflanze; Koriander (*šꜣw*); *šꜣšꜣ* (Baldrian?); *ỉbsꜣ*-Pflanze; Erbsen (*tḥwj*); *pr.t-šnj*-Frucht; Samenkorn des Emmer (*mjmj*); werde gekocht in Honig, werde gegessen vom Manne.

⟨Das ist⟩ ein Beseitigen aller schlechten Dinge im Herzen (*ỉb*)[2] des Mannes.

Eb 240 (46,6–8)

Ein anderes (Heilmittel).

Gerstenschleim (*mw nw ỉt*), dessen Inhalt (*ẖnw*) herausgenommen ist[1]; Gerste, zerstampft, gekocht 5 ro; *ḳst.t* (?)-Pflanze $\frac{1}{16}$; Koloquinthe (*ḏꜣr.t*) $\frac{1}{32}$; Honig $\frac{1}{16}$; *mw.t*-Teile der *rkrk*-Pflanze $\frac{1}{32}$; [der] Sykomore $\frac{1}{32}$; werde gekocht, werde durchgepreßt, werde nachts dem Tau ausgesetzt, werde getrunken an vier Tagen.

Eb 168 (34,10–13)

Ein anderes (Heilmittel) [für] das Beseitigen von Zauber, ꜥꜣꜥ-Giftstoff eines Gottes, eines Toten im Bauch des Mannes.

nḫp-Teil von *gjw* (Zyperngras) $\frac{1}{8}$; *šꜣšꜣ* (Baldrian?) $\frac{1}{8}$; Früchte der Erbse (*tḫwj*) $\frac{1}{64}$; *ỉbw*-Pflanze $\frac{1}{8}$; werde zu Mehl gemacht, werde gegeben in Bier, werde getrunken vor dem Schlafengehen.

Eb 169 (34,14–15)

Ein anderes (Heilmittel)

siehe bei IX A 3f (Seite 287).

Eb 170 (34,16–17)

Ein anderes (Heilmittel).

ỉbw-Pflanze $\frac{1}{64}$; *šꜣms*-Pflanze $\frac{1}{16}$; Erbsen (*tḫwj*) $\frac{1}{64}$; Koriander (*šꜣw*) $\frac{1}{8}$; werde gekocht zu einer Masse, werde gegessen vor dem Schlafengehen.

Eb 171 (34,18–19)

Ein anderes (Heilmittel).

šꜣms-Pflanze $\frac{1}{16}$; *šꜣšꜣ* (Baldrian?) $\frac{1}{8}$; *ḳsntj* (𓏥) $\frac{1}{64}$; Honig $2\frac{1}{2}$ ro; werde zu einer Masse gemacht, werde gegessen vor dem Schlafengehen.

Eb 172 (34,19–21)[1]

Ein anderes (Heilmittel).

Weinbeeren $\frac{1}{8}$; Gummi $\frac{1}{16}$; *šꜣms*-Pflanze $\frac{1}{8}$; Honig $\frac{1}{16}$; *šꜣšꜣ* (Baldrian?) $\frac{1}{16}$; werde zerrieben, werde gegessen vor dem Schlafengehen.

Eb 173 (35,1–2)

Ein anderes (Heilmittel).

psḏ (𓏥) $\frac{1}{16}$; *ỉnnk*-Pflanze $\frac{1}{16}$; *pr.t-šnj*-Frucht $\frac{1}{16}$; Samenkorn des Emmer (*mjmj*) $\frac{1}{8}$; *sꜥꜣm*-Pflanze $\frac{1}{8}$; Honig 5 ro; werde gegessen vor dem Schlafengehen.

Eb 174 (35,2–4)

Ein anderes (Heilmittel)

siehe bei IX A 3f (Seite 287).

Eb 99 (24,14–18)

Ein anderes (Heilmittel) für[1] das Töten der Schmerzstoffe, das Beseitigen des ꜥꜣꜥ-Giftstoffes eines Toten, einer Toten im Bauch des Mannes oder der Frau.

Blatt der Dornakazie 5 ro; ihre *ḫr*-Teile 5 ro; ihr *ḳꜣꜣ* (𓏥)-Teil 5 ro; Blätter des *ꜥrw*-Baumes 5 ro; seine *ḫr*-Teile 5 ro; sein *ḳꜣꜣ* (𓏥)-Teil 5 ro;

sꜥꜣm-Pflanze $\frac{1}{4}$; *dr-nkn*[2]-Pflanze $\frac{1}{4}$; *tjꜣ*-Pflanze $\frac{1}{4}$; *innk*-Pflanze $\frac{1}{4}$; Rosinen $\frac{1}{4}$; *njꜣjꜣ*-Pflanze $\frac{1}{4}$; werde vermischt (*šbn*), werde zu einem Schluckmittel gemacht, werde gegessen an vier Tagen.

Eb 138 (31,6—8)

Ein anderes (Heilmittel) für[1] das Beseitigen des ꜥꜣꜥ-Giftstoffes im Manne, das Töten der Schmerzstoffe, das Beseitigen des Schadens[2], der am Manne entstanden ist, das Behandeln des Afters, das ihn Kühlen.

sꜥm-Pflanze $\frac{1}{8}$; Früchte des Wacholder (*wꜥn*) $\frac{1}{16}$; Honig $\frac{1}{32}$; süßes Bier 10 ro; werde durchgepreßt, werde getrunken an vier Tagen.

Bln 114 (9,9–10)

Heilmittel für das Beseitigen eines Falles von ꜥꜣꜥ-Giftstoff auf dem Herzen (*ḥꜣ.tj*).

Feigen; Weinbeeren; geritzte Sykomorenfrüchte; Honig; Milch vom Rind; werde gekocht, werde durchgepreßt, werde getrunken vom Manne.

Bln 116 (9,12–10,2)

Ein anderes (Heilmittel).

pr.t-šnj-Frucht; *gjw* (Zyperngras); *šꜣšꜣ* (Baldrian?); *sꜣ-wr*-Harz; Milch vom Menschen; werde getrunken vom Manne jeden Morgen.

Es ist ein wirkliches (Mittel). ⟨Das ist⟩ ein Beseitigen der Schmerzstoffe, die in zitternder Bewegung sind (*nhd*)[1], der *sḫn*-Schwellung ⟨infolge⟩ eines Toten, einer Toten.

Was gemacht wird vor dem Schlafengehen: *gjw* (Zyperngras); *pr.t-šnj*-Frucht; *šꜣšꜣ* (Baldrian?); Honig; werde gegessen vor dem Schlafengehen.

Bln 58 (5,9–11)[1]

Heilmittel für das Beseitigen des ꜥꜣꜥ-Giftstoffes eines Gottes, einer Göttin; des *mtw.t*-Giftstoffes eines Toten, einer Toten; das Beseitigen der Flucht des Herzens (*ib*), ⌜der Stiche⌝[2] des Herzens (*ḥꜣ.tj*) und das Beseitigen von Vergeßlichkeit des Herzens (*ib*).

Bohnen; *bsbs*-Pflanze; Koloquinthe (*ḏꜣr.t*); Früchte der Rizinuspflanze (*dgm*); ⌜. . . .⌝; Früchte der *ḏꜣs*-Pflanze; werde gekocht, werde der Mann beräuchert ⌜damit⌝.

Bln 59 (5,11–12)

Ein anderes (Heilmittel).

ḥt-ds-Baum; *ꜥpšj.t*-Insekt; Früchte von *ḥꜣsj.t* (Bryonia); *ḏꜣs*-Pflanze; *wꜣm*-Pflanze; ⌜*šmšm.t* (Hanf)⌝; *mw.t*-Teile der Keule[1] des Wäschers; werde der Mann damit beräuchert.

Bln 60 (5,12–6,1)

Ein anderes (Heilmittel).
ḫt-ds-Baum; *kꜣ.t-šw.t*-Flechte (?) von einer Mauer[1]; werde gegeben auf sieben Töpferscheiben[2], nachdem sie [in] Feuer erhitzt sind[3], werde abgelöscht mit Pflanzenschleim (*ḥsꜣ*) ⟨und⟩ dem Harn einer Jungfrau (*ꜥmꜥ.t*); werde der Mann damit beräuchert.

Bln 61 (6,1–2)

Ein anderes (Heilmittel).
twr-Rohrpflanze; *šꜣms*-Pflanze; *pr.t-šnj*-Frucht; werde der Mann damit beräuchert.

Bln 62 (6,2)

Ein anderes (Heilmittel).
twr-Rohrpflanze; *šꜣms*-Pflanze; *ỉnnk*-Pflanze; Honig; ebenso.

Bln 63 (6,3)[1]

Ein anderes (Heilmittel).
ḫt-ds-Baum; *sꜣ-wr*-Harz; *ỉnr-spd*-Mineral; Fett (*ꜥḏ*) vom Kleinvieh; werde [auf] Feuer gegeben, werde beräuchert [der Mann damit][2].

Bln 64 (6,3–5)

Ein anderes (Heilmittel).
Honig; frisches Behen-Öl; unterägyptisches Salz; Harn einer Jungfrau (*ꜥmꜥ.t*); Kot vom Esel; Kot vom Kater; Kot vom Schwein; *ỉnnk*-Pflanze; *ḫt-ds*-Baum; werde zu einer Masse zerrieben, werde der Mann damit beräuchert.

Bln 65 (6,5)

Ein anderes (Heilmittel).
njꜣjꜣ-Pflanze; werde fein zerrieben in frischem Behen-Öl; *sꜣ-wr*-Harz; werde gesalbt (*gs*) jeden Morgen[1] jedes Fenster[2] damit.

Eb 241 (46,8–9)

Ein anderes (Heilmittel) für das Abwehren von ꜥꜣꜥ-Giftstoff.
nḥb.t (ʊ|||) eines Balkens; werde ausgekocht in Öl/Fett; werde daran gegeben[1].

H 85 (7,4–6)[1]

Ein anderes Heilmittel.
Ein *ꜣbḏw*-Fisch, das Maul gefüllt mit Terebinthenharz (*snṯr*), werde gekocht, werde gegessen vor dem Schlafengehen.

Was man dazu als Zauber sagt: O Toter, Tote, Verhüllter, Verborgener, der in diesem meinem Fleisch, in diesen meinen Körperteilen ist. Entferne dich aus diesem meinem Fleisch, aus diesen meinen Körperteilen. Siehe, ich habe gebracht Kot zum Essen gegen dich. Verborgener, schleiche davon! Verhüllter, weiche!

Bln 189 (20,9–21,3)

Spruch für das Trinken eines Heilmittels.

Du mögest schön erwachen, bleibend bis in Ewigkeit. Beseitigt werden alle Krankheiten, die in deinem Gesicht sind. Geöffnet wird dein Mund von Ptah, aufgetan (*sš*) wird dein Mund von Seker, mit diesem seinem Meißel aus Metall[1].

O dieses Heilmittel! Gelöst[2] werde die Last (*pꜣw.t*), weichen möge die Schwäche, nachdem gestochen hat (*wḥꜥ*)[3] „einer der auf[4] seinem Bauche ist" als einer, den Isis, die Göttin, gemacht hat[5]. Beseitigt werde der *ꜥꜣꜥ*-Giftstoff eines Toten, einer Toten, der ist im Körper (*ḥꜥw*) des NN., geboren von der NN.

Werde gesprochen von Nephthys. Nützlich ist es für ihn (den Kranken), wie wenn der Falke frißt[6], wie wenn der Zahmvogel geschlagen wird, wie wenn das Meer[7] auf die Stimme des Seth hört.

L 38 (13,3–7)[1]

[ ].

Dieser *ꜥꜣꜥ*-Same ist der des Gottes *imj-nhd-f*, den empfangen hat die *mꜣfd.t*-Pantherkatze[2] in dieser Kammer, in der Isis jubelte und in der die beiden Hoden des Seth abgeschnitten wurden. Halte dich nicht zurück[3], komm hervor[4], *ꜥꜣꜥ*-Same des Horus, des Gottes *imj-nhd* [-*f*], der hervorkommt gegen einen Toten, eine Tote, beliebig fortzusetzen[5] ⟨hier sind einzusetzen⟩ der Name des Feindes, der Name seines Vaters, der Name seiner Mutter.

O *mꜣfd.t*-Pantherkatze! reiße auf dein Maul gegen jenen Feind, ⌜einen Toten⌝, eine Tote, beliebig fortzusetzen[5]; laß nicht zu, daß ich ihn erblicke ⟨auch nur ein⟩ Mal.

Werde gesprochen über einem Phallus, ...[6]. Werde gemacht mit dem Namen ⌜jenes⌝ Feindes, ⌜dem Namen⌝ seines Vaters, dem Namen seiner Mutter; werde gegeben in das Innere von Fettem[7] von Fleisch; werde einer Katze[8] gegeben.

IV L 2b) *nsj.t*[1]

H 206 (13,12–13) = Eb 752 (89,20–22)

Ein anderes (Heilmittel) für das Beseitigen der *nsj.t*-Krankheit im Manne[1].

šnf.t (⚪|||) 20 ro[2]; weiße *sḫ.t*-Körnerfrucht $\frac{1}{8}$; grüne *sḫ.t*-Körnerfrucht[3] $\frac{1}{8}$; Früchte des Wacholder (*wꜥn*) $\frac{1}{16}$; *sd*-Teile[4] von *ḫꜣsj.t* (Bryonia) $\frac{1}{16}$; werde zu einer Masse gemacht, werde getrunken.

H 207 (13,13–14) = Eb 754 (89,23–90,2)

Ein anderes Heilmittel[1].

Feigen 5 ro[2]; *išd*-Frucht $\frac{1}{8}$[3]; weißes Öl $\frac{1}{8}$; süßes Bier 25 ro[4]; Honig $\frac{1}{32}$; Rosinen $\frac{1}{16}$; Früchte des Wacholder (*wʿn*) $\frac{1}{16}$; werde gekocht, werde durchgepreßt, werde getrunken an vier Tagen[5].

H 208 (13,14–15)[1]

Ein anderes Heilmittel.

Kot eines Esels; werde fein zerrieben in Wein 5 ro; werde getrunken an einem Tage.

Eb 756 (90,4–5)[1]

Ein anderes (Heilmittel).

die beiden Hoden (*smꜣ.tj*) eines falben Esels; werde fein zerrieben, werde in Wein gegeben, werde getrunken vom Manne. Dann verschwindet sie (die *nsj.t*-Krankheit) sofort.

H 209 (13,15–16)

Ein anderes Heilmittel.

bsbs-Pflanze; Melilotus (*ʿfꜣ*); *ḏꜣs*-Pflanze; Zwiebeln; Bier; werde zerstoßen (*hbḳ*), werde getrunken.

Eb 751 (89,18–20)

Beseitigen der *nsj.t*-Krankheit in den beiden Augen[1].

bsbs-Pflanze 1; Melilotus (*ʿfꜣ*) 1; *ḏꜣs*-Pflanze 1; *iḥw*-Frucht 1; süßes Bier 5 ro; werde durchgepreßt, werde getrunken vom Manne, der behaftet ist mit *nsj.t*-Krankheit.

H 210 (13,16) = Eb 753 (89,22–23)

Ein anderes (Heilmittel).

šsp.t-Teil der *ḥmꜣj.t*-Pflanze; werde tüchtig gekocht in gegorenem Pflanzenschleim (*ḥsꜣ n ʿwꜣj.t*)[1]; werde getrunken.

H 211 (13,16–17)

Beseitigen der *nsj.t*-Krankheit im Bauch.

iḥw-Frucht; Koloquinthe (*ḏꜣr.t*); *bsbs*-Pflanze; süßes Bier; werde zu einer Masse gemacht, werde getrunken.

Eb 755 (90,2–3)

Ein anderes (Heilmittel).

ibsꜣ-Pflanze 1; Datteln 1; Koloquinthe (*ḏꜣr.t*) 1; unterägyptisches Salz 1; Gärungsprodukt des Dattelsaftes 1; Honig[1] 1; zerstört gefunden[2].

Bln 109 (9,6–7)

Salbmittel (*gsw*) für das Beseitigen der *nsj.t*-Krankheit.
ḫ3sj.t (Bryonia); werde gekocht in Fett (*mrḥ.t*) eines Schweines; Harn einer Jungfrau (*ʿmʿ.t*); werde der Mann damit gesalbt (*gs*).

Bln 110 (9,7)

Ein anderes (Heilmittel).
Blut der *ʿnḫ*-Ziege; Wein; werde getrunken.

Bln 111 (9,7).

Ein anderes (Heilmittel).
bddw-k3-Pflanze; Wein; werde getrunken.

Bln 112 (9,7–9)

Was man macht für einen Mann, den befallen[1] hat die *nsj.t*-Krankheit, die von außen eintritt.
Wurzel[2] der *š3s*-Pflanze; das Schwarze, das auf dem Schenkel eines Zugtieres (*ḥtr*) ist[3]; werde der Mann damit gesalbt (*gs*).

Bln 113 (9,9)

Ein anderes (Heilmittel).
bestes Fett (*mrḥ.t*) vom Kleinvieh und (*ḥr*) frisches Behen-Öl; werde damit gesalbt (*gs*).

Eb 209 (43, 4–8)

Ein anderes (Heilmittel) für das Behandeln einer Verstopfung in der rechten (Bauch-)Hälfte, die ein *nsj.t*-Dämon[1] gekreuzt hat

siehe bei IV E 1a) (Seite 101).

Bt Rs 2,2–5

Buch für das Beseitigen des *nsj*-Krankheitsdämons ⟨und⟩ der *nsj.t*-Krankheitsdämonin.
Zurück du! falle du [auf][1] dein Gesicht! du sollst nicht sein im Himmel, du sollst nicht sein auf der Erde, nicht bist du[2] in der Unterwelt, nicht bist du im Urwasser (*n.t*), nicht bist du in (Lebe-)Wesen, nicht bist du in einem Gott ⟨oder⟩ einer Göttin; nicht sollst du kommen gegen den N. N., geboren von einer N. N., noch[3] sollst du [auf] sein Gesicht[4] fallen; nicht sollst du dein gewohntes Tun (*n.t-ʿ*) an ihm machen. Hüte dich vor dem Fressen (*wnm*) seines Armes[5], vor dem N. N., geboren von der N. N.

Bt Rs 2,5–9

Ein anderer Spruch.

O diese vier Geister, die es sind, die über Osiris wachen. Was das Wachen anbetrifft, das ihr über Osiris macht, ihr möget es ebenso machen über N. N., geboren von der N. N., um nicht zuzulassen, daß ihn niederwerfe (*ḫdb*) irgendein Toter, irgendeine Tote, irgendein Widersacher, irgendeine Widersacherin, die in irgendeinem Körper(teil)[1] sind des N. N., geboren von der N. N. — Vierheit[2] ist der Name der Vier[3].

L 25 (8,8–9,4)[1].

Eine andere ⸢Beschwörung . . .⸣[2] *nsj*-Krankheitsdämon, *tmj.t*-Krankheitsdämonin, die gemacht hat ⸢Isis⸣ für ihren Vater, gemäß dem, was gemacht wurde für ⸢. . . .⸣ durch die große Neunheit (der Götter), die befindlich ist an der Spitze der ⸢Götter?⸣, am Tage der Begrüßung (*nḏ ḫr.t*) durch die Neunheit, die befindlich ist in der Kapelle, in der Nacht, als Osiris seinen Mund öffnete, um zu sprechen an der reinen Stätte mit den Worten: „mein Sohn Horus ist es, der mir beistehen wird." Da entstand sein Sohn: Horus, der Beistand seines Vaters ist es[3].

Gefunden wurde dieser Schutzzauber (*wḏꜣ.w*) in der Nacht, herabgekommen in die breite Halle des Gotteshauses in Koptos[4] als ein Geheimnis dieser Göttin, durch die Hand des Cherheb-Priesters dieses Tempels. Während dieses Land in Dunkelheit war, der Mond war es, der schien[5] auf dieses Buch[6] auf seinem ganzen Wege: Es wurde gebracht als ein Wunder zur Majestät des Königs von Ober- und Unterägypten Cheops ⸢dem Seligen⸣.

O diese acht[7] Götter, die aus dem Urwasser kommen, die nicht ihre Kleider haben, die nicht ihre Haare haben; was ihre wahren Namen anbetrifft, so ist es der Fall, daß man sie nicht kennt . . .[8]. Er ist es, der mir beistehen wird wegen des Ausspruches (*rꜣ*) seines Vaters . . .[9]. Falle nicht[10] auf N. N., geboren von der N. N., bei Nacht, bei Tage, zu irgendeiner Stunde.

Gesagt werde dieser Spruch, der geschrieben ist [in][11] diesem Buch.

L 5 (2,4–3,1)

Beschwörung der *nsj.t*-Krankheitsdämonin.

⸢. . . .⸣[1]

IV L 2c) *dḥr.t*[1]

H 131 (9,9–10) = Eb 302 (52,19–20)

Heilmittel[1] für das Beseitigen von Bitternis (*dḥr.t*)

Koloquinthe (*ḏꜣr.t*); werde zerrieben in Honig; werde gegessen mit süßem Bier[2].

Eb 855h (100,18–101,2)

. . . . jede Art von Bitternis (*dḥr.t*)[1]

siehe bei I A 2 (Seite 4).

Eb 750 (89,16–18)

Anfang von den Heilmitteln für das Beseitigen von Bitternis . . . (*dḫr.t sbj.t*)[1].

Mehl von Datteln 10 ro; Wasser $\frac{1}{2}$; werde gekocht zu einem Rest von 2 Hin, werde getrunken in Fingerwärme, werde danach erbrochen.

Man macht es, um die Bitternis . . . (*dḫr.t sbj.t*) zu beseitigen, um sie *ḥr*-zu-machen[2] auf allen Körperteilen.

IV L 3. Auftreten von Blut[1]

Eb 593 (76,1–4) = H 143 (10,2–4)[1]

Heilmittel für[2] das Beseitigen eines Blutnestes, das sich noch nicht befestigt hat[3].

sʿꜣm[4]-Pflanze $\frac{1}{8}$; *išd*-Frucht $\frac{1}{32}$; *pr.t-šnj*[5]-Frucht $\frac{1}{8}$; *šꜣšꜣ*[5] (Baldrian?) $\frac{1}{64}$; Fett (*mrḥ.t*) der Gans[6] $\frac{1}{16}$; werde gekocht in Bier von . . .[7], werde getrunken an einem Tage[8].

Eb 594 (76,4–6)[1]

Ein anderes (Heilmittel).

(Rinder-)Fett 1; Terebinthenharz (*sntr*) 1; *gjw* (Zyperngras) vom Gartenland 1; *gjw* (Zyperngras) vom Uferland 1; Sägemehl der Föhre 1; köstliche Salbe (*nwd.w*) 1; trockenes *ʿntjw*-Harz 1; *ʿꜣg.t* (Harz) 1; Sellerie (*mꜣt.t*) 1; werde zu einer Masse zerrieben, werde damit verbunden.

Eb 597 (76,9–12)[1]

Ein anderes (Heilmittel) für das Beseitigen von Blut auf der Seite (*ḏrww*).

šb.t ḫpr.t[2]; gegorener Pflanzenschleim (*ḥsꜣ n ʿwꜣj.t*); werde gekocht, werde zu irgend etwas[3] gemacht, werde zu zwei Kugeln (*pnsj.t*) gemacht, indem ⟨sie⟩ aufsteigen ⟨und⟩ absteigen[4]; werde gesalbt (*gs*)[5] mit Öl/Fett; Behen-Öl; werde damit verbunden.

Bln 150 (12,9–10)[1]

Ein anderes (Heilmittel) für das Beseitigen von Blut im Bauch.

ḫnn-Teil der Dattel 1; Bier 1; *ʿʿꜣm*-Pflanze 1; Öl/Fett 1; werde gekocht, [werde getrunken][2] vom Manne.

Wirklich vorzüglich.

Bln 151 (12,10–11)

Ein anderes (Heilmittel) für das Brechen des Blutes, das gebracht ist[1] zu dem Herzen (*ib*)[2], das ausgebreitet ist.

Blätter der Dornakazie, getrocknet; werde fein zerrieben, werde gemischt mit Öl/Fett; werde damit verbunden in Fingerwärme.

Bln 152 (12,11–12)

Ein anderes (Heilmittel).

*tj*ʿ*m*-Pflanze 1; *išd*-Frucht 1; Honig ⸢. .⸣; Fett (*mrḥ.t*) der Gans 1; werde gekocht in *ḏsr.t*-Bier 1; werde gegessen zwischen den beiden Wärmen[1] an vier Tagen.

Eb 49 (16,7–14) = H 18 (2,4–5)

Ein anderes (Heilmittel) für das Beseitigen des Ausscheidens (*wsš*) von Blut, das viel ist[1].

frischer Teig (*ȝḥ*) $\frac{1}{8}$; *w*ʿ*ḥ*-Hülsenfrucht, zerkleinert (*n*ʿ*g*) 5 ro; Öl/Fett[2] $\frac{1}{8}$; Honig[2] $\frac{1}{8}$; werde durchgepreßt, werde getrunken an vier Tagen.

Jedes ⟨andere⟩ Heilmittel ist wie sein zweites[3].

Bln 165 (17,6–7)[1]

Heilmittel für einen Mann, der ausscheidet (*wsš*) mit vielem Blut.

Honig $2\frac{1}{2}$ ro; frisches Behen-Öl $\frac{1}{4}$; süßes Bier 10 ro; werde gegossen in den After an vier Tagen.

Bln 187 (20,6–7)[1]

Heilmittel, was gemacht wird, um zu beseitigen die Schmerzstoffe ⟨und⟩ ⸢das Ausscheiden (*wsš*)⸣[2] mit Blut.

Fett (*mrḥ.t*) der Gans 5 ro; *ḥnn*-Teil der Dattel 5 ro; süßes Bier 10 ro; werde nachts dem Tau ausgesetzt, werde getrunken an vier Tagen.

Bln 188 (20,7–9)

Ein anderes (Heilmittel).

*s*ʿ*m*-Pflanze $2\frac{1}{2}$ ro; Früchte des ʿ*rw*-Baumes $\frac{1}{16}$; Koriander (*šȝw*) $\frac{1}{32}$; Honig $\frac{1}{32}$; süßes Bier 15 ro; werde nachts dem Tau ausgesetzt, werde auf der Hand verrieben[1] mit diesem Bier, werde geseiht durch Tücher, werde getrunken an vier Tagen.

L 37 (13,1–3)

Spruch für das Abwehren des Blutes.

Zurück, Gehilfe (*imj*-ʿ) des Horus! Zurück, Gehilfe (*imj*-ʿ) des Seth! Abgewehrt werde das Blut, das hervorkommt aus Hermopolis (*wnw*)[1]; abgewehrt werde das rote Blut, das hervorkommt zur Stunde[1]. Du kennst nicht den Deich: zurück vor Thoth!

Dieser Spruch wird gesagt über einer Perle aus Karneol[2], gegeben an den After [des Mannes] oder der Frau.

Das ist ein Abwehren des Blutes.

Menstruationsblut und seine Behandlung siehe bei IX A 3c (Seite 279).

IV L 4. Schleimstoffe

Bln 138 (11,7–11)

Heilmittel für das Veranlassen, daß Schleimstoffe jeder Art abgehen, die [beim] Umherziehen (*ḫtḫt*) sind im Fleisch des Mannes.

zerstampfte Gerste 5 ro; enthülste Koloquinthe (*ḏꜣr.t*) $2\frac{1}{2}$ ro; *sꜥm*-Pflanze $\frac{1}{32}$; *ꜥꜥꜣm*-Pflanze $\frac{1}{32}$; Früchte des Wacholder (*wꜥn*) $\frac{1}{16}$; Koloquinthe (*ḏꜣr.t*) $\frac{1}{32}$; *pr.t-šnj*-Frucht $\frac{1}{32}$; *gsfn* (Gummiharz von Asa foetida) $\frac{1}{32}$; Wasser 16 Hin[1]; werde nachts [dem] Tau ausgesetzt, werde diese zerstampfte Gerste gewaschen, werde das ganze Heilmittel nachts [dem] Tau ausgesetzt.

Du mögest früh auf sein, um es [in] einen Kessel zu geben zusammen mit 5 Hin Wasser. Nachdem du die Eindickung 5 Hin gemacht hast, sollst du es auf Feuer geben und du sollst zu ihnen die anderen 11 Hin geben, insgesamt 16 Hin. Nachdem sie gekocht sind, indem sie ihre Eindickung erreicht haben, dann sollst du sie ⟨vom Feuer⟩ nehmen und durch Tücher seihen zur Zeit des frühen Morgens; werde getrunken an vier Tagen.

Bln 139 (11,11–12)

Heilmittel für das Beseitigen von Schleimstoffen, wenn man an ihnen leidet im Sommer, im Winter, in allen Körperteilen.

Terebinthenharz (*sntr*); Horn des Damhirsches; werde zerschlagen in süßem Bier; *ꜥmꜥꜥ*-Teil ⟨des Getreides⟩; [ ][1] seine beiden Seiten damit.

Bln 140 (11,12–12,1)

Heilmittel für das Beseitigen von Schleimstoffen, wenn man an ihnen leidet in allen Körperteilen im Winter.

išd-Frucht 5 ro; Brot vom Christdorn 5 ro; Öl/Fett $\frac{1}{4}$; Honig $\frac{1}{4}$; werde damit verbunden.

Bln 141 (12,1–2)

Ein anderes (Heilmittel).

Blätter vom Christdorn 5 ro; Blätter vom *ḫt-ds*-Baum 5 ro; Brei (*ꜣḥ*) $\frac{1}{4}$; Fett (*ꜥḏ*) des Rindes $2\frac{1}{2}$ ro; Sägemehl der Föhre 5 ro; werde damit verbunden.

Bln 142 (12,2–3)

Heilmittel für das Beseitigen von Schleimstoffen, wenn man an ihnen leidet[1] auf der rechten unteren Brust oder der linken.

ḫt-ds-Baum; Brei (*ꜣḥ*); werde damit verbunden an vier Tagen.

Bln 143 (12,3–4)

Ein anderes (Heilmittel) für das Fortnehmen von Schleimstoffen durch Ausscheiden (*wsš*).

šnj-tꜣ-Frucht $\frac{1}{8}$; süßes Bier 5 ro; werde getrunken an einem Tage.

Bln 144 (12,4)

Ein anderes (Heilmittel).
šnj-tȝ-Frucht $\frac{1}{8}$; Honig $\frac{1}{4}$; werde gegessen[1] an einem Tage.

Bln 145 (12,4–5)

Ein anderes (Heilmittel).
šnj-tȝ-Frucht $\frac{1}{8}$; Honig $\frac{1}{4}$; Milch 5 ro; werde getrunken an einem Tage.

Bln 146 (12,5)[1]

Ein anderes (Heilmittel).
ꜥꜥȝm-Pflanze $\frac{1}{32}$; Mehl von Koloquinthe (*ḏȝr.t*) $\frac{1}{8}$; Honig $\frac{1}{8}$; *šnj-tȝ*-Frucht $\frac{1}{8}$; werde gegessen an einem Tage.

Bln 147 (12,5–6)[1]

Ein anderes (Heilmittel).
Wein 5 ro; Honig $\frac{1}{8}$; *šnj-tȝ*-Frucht $\frac{1}{8}$; werde getrunken an einem Tage.

Eb 812 (95,15–16)

Heilmittel für das Beseitigen von Schleimstoffen in der Gebärmutter
siehe bei IX A 3d (Seite 282).

Mittel gegen Schleimstoffe

im Bauch: siehe bei IV F 1a (Seite 108),
im Magen: siehe Eb 192 = 195 (Seite 89),
im Beckenraum: siehe Eb 294 = H 35 (Seite 140),
in den Seiten: siehe Bln 48 (Seite 139),
in den Ohren: siehe Bln 201; 202 (Seite 63),
im Nacken: siehe Eb 295 (Seite 68); Eb 298 (Seite 40),
im Finger: siehe Bln 163f (Seite 9).

IV L 5. Verstopfung

H 25 (2,9–10)

Heilmittel für das Beseitigen einer Verstopfung.
Weizen, werde zu Grütze gemacht, werde gewaschen, werde gekocht, werde nachts dem Tau ausgesetzt; dann sollst du durchpressen am Morgen, werde darauf gegeben Honig $\frac{1}{8}$, werde durch Tücher geseiht, werde getrunken an vier Tagen.
Ich habe gesehen, es ist durch mich geschehen[1].

Eb 209 (43,4–8)

(Heilmittel) für das Behandeln einer Verstopfung in der rechten (Bauch-) Hälfte . . . .

siehe bei IV E 1a (Seite 101).

Eb 210 (43,8–13)

(Heilmittel) für das Beseitigen einer Verstopfung in der rechten (Bauch-) Hälfte . . . .

siehe bei IV E 1a (Seite 101)

Bln 149 (12,8–9)

(Heilmittel) für das Beseitigen einer Verstopfung im Bauch . . . .

siehe bei IV F 1a (Seite 109).

Bln 164 (17,1–6)

Heilmittel für das Beseitigen von . . . . Verstopfung des Afters

siehe bei IV G 1 (Seite 125).

Verstopfung siehe auch in den Magendiagnosen unter IV D 1a (Seite 88).

IV L 6. Hustenbeschwerden

a) *srj.t*

Einnehmemittel

Eb 305 (53,1–2)[1]

Anfang von den Heilmitteln für das Beseitigen des Hustens.

frische Koloquinthe (*ḏꜣr.t*); werde gegeben in Wasser in einem neuen Topf; werde getrunken an vier Tagen.

Eb 307 (53,3–6)[1]

Ein anderes (Heilmittel).

Du sollst ansetzen (*rdj*) einen „gehälfteten Topf"[2], seine ⟨eine⟩ Hälfte mit Wasser, die ⟨andere⟩ Hälfte mit Koloquinthe (*ḏꜣr.t*); dann sollst du veranlassen, daß er vier Tage verbringt: er verbringe den Tag in der Sonne, er verbringe die Nacht im Tau; dann sollst du veranlassen, daß man $\frac{1}{4}$ von 5 ro abgießt aus diesem „gehälfteten Topf"; werde veranlaßt, daß es der, der Husten hat, trinkt an vier Tagen, so daß er sofort gesund wird.

Eb 324 (54,17–18)[1]

Ein anderes (Heilmittel).

frische Koloquinthe (*ḏꜣr.t*); es werde angesetzt (*rdj*) ein gehälfteter Topf, seine ⟨eine⟩ Hälfte mit Wasser, die ⟨andere⟩ Hälfte mit Koloquinthe (*ḏꜣr.t*); werde jeden Tag ein Hin davon getrunken an vier Tagen.

Eb 306 (53,2–3)[1]

Ein anderes (Heilmittel).

Koloquinthe (*ḏꜣr.t*); werde gekocht in süßem Bier; werde 5 ro davon getrunken an vier Tagen.

Eb 308 (53,6–9)

Ein anderes (Heilmittel).

Mehl von Datteln, ein Hin; werde zum *ẖꜣḏ*[1]-Fladen gemacht ⟨und zwar folgendermaßen⟩: werde in zwei *mḥ.t*-Schalen gegeben, werde aufs Feuer gegeben, werde dieser *ẖꜣḏ*[1]-Fladen dadurch zum Entstehen gebracht. Dann soll man ihn ⟨vom Feuer⟩ nehmen, nachdem dieses gemacht ist; werde zu einem Brei (*ꜣmꜥ.t*) gemacht mit (*ḥr*) (Rinder-)Fett, Behen-Öl; werde gegessen vom Manne in angenehmer Wärme, so daß er sofort gesund wird.

Eb 313 (53,18–21)

Ein anderes (Heilmittel).

Mehl von Datteln 5 ro; werde in Wasser gegeben, werde zu einem Teig (*šd.t*) gemacht, werde gemischt. (Zuvor) habest[1] du zwei *pgꜣ*-Schalen aufs Feuer gegeben, um sie zu erhitzen (*šmm*); es werde dieser Teig (*šd.t*) darein (in die Schalen) gegeben; werde zum *ẖꜣḏ*[2]-Fladen gemacht. Nachdem er gebacken ist, sollst du ihn zu einem Brei (*ꜣmꜥ.t*) machen mit (*ḥr*) Honig, Fett (*ꜥḏ*) des Rindes; werde gegessen an einem Tage.

Eb 309 (53,9–10)[1]

Ein anderes (Heilmittel).

Koloquinthe (*ḏꜣr.t*) 1; zerquetschte Datteln 1; ein Hin von Milch; werde getrunken.

Eb 310 (53,10–12)

Ein anderes (Heilmittel).

Milch vom Rind, werde gekocht. Nachdem *mhw.t* (𓏥) zerrieben ist[1], werde Dickmilch darauf gegeben, werde geschlürft (*sẖb*) vom Manne, werde heruntergeschluckt mit der Milch[2], die gekocht ist, an vier Tagen.

Bln 38 (3,12–4,1)

Ein anderes (Heilmittel) für das Stillen von Hebungen des Hustens.

Milch; Dickmilch; *mhw.t* (𓏊𓏪); werde getrunken vom Manne oder von der Frau[1] an vier Tagen.

Eb 311 (53,12–15)

Ein anderes (Heilmittel).

Kerne (*inj.t*) von Datteln; werde zerstoßen (*ḥbḳ*); werde in einen Beutel von Leinen gegeben; werde dieser Beutel gegeben in eine Maische am Tage, an dem sie ins Feuer gegeben wird; werde der Brei (*ꜣḫ*) ⟨vom Feuer⟩ genommen; werde dieser Beutel entleert und er (der Inhalt) in einen Topf gegeben; werde zu ihm (dem Inhalt) Wasser gegeben; werde durchgepreßt wie man es beim Bier ⟨-bereiten⟩ macht; werde getrunken an vier Tagen.

Eb 312 (53,15–18)

Ein anderes (Heilmittel).

gegorener Pflanzenschleim (*ḥsꜣ n ꜥwꜣj.t*) $\frac{1}{4}$; Öl/Fett $\frac{1}{4}$; Bier $\frac{1}{4}$; werde in einen Kessel (*rhd.t*) gegeben; werde gekocht; danach sollst du zerreiben Melilotus (*ꜥfꜣ*) 1; *ḫt-ds*-Baum 1; werde in diesen Kessel gegeben; wenn es danach gekocht ist, durchgepreßt ist, sollst du es trinken lassen[1] an vier Tagen.

Bln 36 (3,11–12)

Ein anderes (Heilmittel) für das Stillen von Hebungen des Hustens.

Melilotus (*ꜥfꜣ*) 1; süßes Bier 1; Öl/Fett 1; *ḫt-ds*-Baum 1; gegorener Pflanzenschleim (*ḥsꜣ n ꜥwꜣj.t*) 1; werde gemacht ⌜zu . . ⌝ ⌜. .⌝[1] an vier Tagen.

Eb 314 (53,21–54,1)

Ein anderes (Heilmittel).

Milch vom Rind; *wꜥḥ*-Hülsenfrucht; werde in einen „gehälfteten Topf"[1] gegeben, der ins Feuer gegeben ist, wie man Bohnen kocht. Nachdem es gekocht ist, soll der Mann diese *wꜥḥ*-Hülsenfrüchte kauen; werde heruntergeschluckt mit dieser Milch an vier Tagen.

Eb 315 (54,1–3)

Ein anderes (Heilmittel).

Honig; Dickmilch; werde zu einer Masse gemacht; werde gegessen, werde heruntergeschluckt mit Bier von *ḫmt-nj* (𓏊𓏪)[1] an vier Tagen.

Bln 29 (3,5)

Heilmittel für das Beseitigen von Husten.
frische Dickmilch vom Rind; Honig; werde gegessen vom Manne an vier Tagen.

Eb 316 (54,3–4)

Ein anderes (Heilmittel).
Zahn (*nḥd.t*) eines Schweines; werde fein zerrieben; werde gegeben in das Innere von vier Kuchen, werde gegessen an vier[1] Tagen.

Eb 317 (54,4–5)

Ein anderes (Heilmittel).
Wasser von *srm.t* (Hefe?); Honig; Dickmilch; werde gekocht, werde gegessen auf Kuchen an vier Tagen.

Bln 34 (3,8)

Ein anderes (Heilmittel).
srm.t (Hefe?) 10 ro; Honig 5 ro; Dickmilch 5 ro; werde [zu] einer Masse gemacht, werde gegessen an vier Tagen.

Eb 318 (54,5–6)

Ein anderes (Heilmittel).
Mehl vom Samenkorn des Emmer (*mjmj*) 5 ro; Fett (*mrḥ.t*) der Gans 5 ro; Honig 5 ro; werde gekocht, werde gegessen an vier Tagen.

Eb 319 (54,6–8)

Ein anderes (Heilmittel).
Mehl von Datteln $\frac{1}{32}$; *šnf.t* (○|||) $\frac{1}{32}$; *tjꜥm*-Pflanze $\frac{1}{8}$; *šnj-tꜣ*-Frucht $\frac{1}{8}$; werde fein zerrieben, werde zu einer Masse gemacht, werde gegeben in Bier 20 ro; werde nachts dem Tau ausgesetzt, werde durchgepreßt, werde getrunken an vier Tagen.

Eb 321 (54,10–12)[1]

Ein anderes (Heilmittel), ein Sofort-(wirkender)-Trank für das Beseitigen des Hustens im Bauch.
Feigen $\frac{1}{8}$; *išd*-Frucht $\frac{1}{8}$; Rosinen $\frac{1}{16}$; Kümmel $\frac{1}{64}$; Blätter der Dornakazie $\frac{1}{32}$; *ṯrw*-⟨rotes⟩ Mineral $\frac{1}{64}$; *njꜣjꜣ*-Pflanze $\frac{1}{32}$; *gngn.t*-Pflanze $\frac{1}{8}$; süßes Bier; werde nachts dem Tau ausgesetzt, werde getrunken an vier Tagen.

Eb 322 (54,12–14)

Ein anderes (Heilmittel).

Samenkorn des Emmer (*mjmj*); werde gedörrt (*ʿwg*); werde gemischt mit Bier, werde erhitzt (*sšmm*) ein *bḏꜣ*-Topf dazu[1], werde zu einem Fladen gemacht; werde gegessen an zwei[2] Tagen.

Eb 323 (54,14–17)

Ein anderes (Heilmittel).

Honig 1 Hin; Fett (*ʿḏ*) des Rindes 1 Hin-Maß[1]; Wasser von *srm.t* (Hefe?) 2 Hin-Maß[1]; Samenkorn des Emmer (*mjmj*), gedörrt (*ʿwg*) 1 Hin-Maß[1]; Gummi der Dornakazie; werde zu einer Masse zerrieben, werde gekocht, werde gegessen in Fingerwärme.

Bln 31 (3,6–7)

Ein anderes (Heilmittel) für das Beseitigen des Hustens.

Dickmilch; Kümmel; werde in Honig getaucht; werde veranlaßt, daß es der Mann esse an vier Tagen.

Bln 47 (4,8)

Ein anderes gutes (Heilmittel) für den Husten.

Dickmilch; Kümmel; werde in (*ḥr*) Honig getaucht; werde heruntergeschluckt vom Manne an vier Tagen.

Bln 41 (4,2)

Ein anderes (Heilmittel).

Dickmilch; Kümmel; werde gegessen.

Bln 32 (3,7)

Ein anderes (Heilmittel).

šnf.t (○|||) $\frac{1}{16}$; Erbsen (*tḥwj*) $\frac{1}{16}$; *sʿm*-Pflanze $\frac{1}{8}$; Pflanzenschleim (*ḥsꜣ*) $\frac{1}{4}$; ebenso[1].

Bln 44 (4,4–5)

Ein anderes Heilmittel für das Beseitigen des Hustens.

šnf.t (○|||); Erbsen (*tḥwj*); *sʿm*-Pflanze; Pflanzenschleim (*ḥsꜣ*); werde gekocht, werde gegessen an vier Tagen.

Bln 33 (3,7–8)[1]

Ein anderes (Heilmittel).

Gummi $\frac{1}{4}$; Honig $\frac{1}{4}$; werde gekocht, werde gegessen vom Manne.

Bln 37 (3,12)

Ein anderes gutes (Heilmittel) für den Husten.

Koloquinthe (*ḏꜣr.t*) $\frac{1}{16}$; Weinbeeren[1] 5 ro; weißer Gummi $\frac{1}{32}$; Honig $\frac{1}{8}$; ebenso[2].

Bln 39 (4,1–2)

Ein anderes (Heilmittel).

Wein; unterägyptisches Salz; werde fein zerrieben, werde getrunken an vier Tagen.

Bln 40 (4,2)

Ein anderes (Heilmittel).

Blatt der Dornakazie; Honig; süßes Bier; werde getrunken vom Manne.

Bln 42 (4,3–4)

Ein anderes (Heilmittel).

Fett (*mrḥ.t*) des Schweines 5 ro; Weizen 5 ro; Fett (*mrḥ.t*) der Gans 5 ro; werde gekocht, werde dem Tau ausgesetzt, [ ][1] an vier Tagen.

Es wird gemacht für den Mann ⟨oder⟩ die Frau, die an Hitze ihres . . .[2] leiden.

Bln 43 (4,4)[1]

Ein anderes (Heilmittel).

Wasser von Koloquinthe (*ḏꜣr.t*); Honig; werde getrunken.

Bln 45 (4,5)

Ein anderes (Heilmittel).

Koloquinthe (*ḏꜣr.t*); *mḳr.t* (𓈒𓏥) des Ufers; Mehl (*skj*)[1]; werde fein zerrieben; werde gegessen vom Manne als etwas wirklich Vorzügliches.

Bln 30 (3,5–6)

Ein anderes (Heilmittel) für das Beseitigen des Hustens in einem Kinde siehe bei X B 4 (Seite 294).

H 61 (4,11–12)

Heilmittel für das Beseitigen des Hustens.

Milch 25 ro; *krk* (𓈒𓏥) $\frac{1}{16}$; *ꜥꜥꜣm*-Pflanze $\frac{1}{16}$; Terebinthenharz (*snṯr*) $\frac{1}{64}$; Ocker (*stj*) $\frac{1}{32}$; Knochenmark (*tbn*) $\frac{1}{8}$; werde gekocht, werde getrunken an vier Tagen.

Inhalationsmittel

Eb 325 (54,18–55,1)

Ein anderes (Heilmittel).

ꜣw.t-ib (Sandarak) 1; *mnj*-Harz (?) 1; *ꜥꜥꜣm*-Pflanze 1; werde zerrieben zu einer Masse.

Dann sollst du[1] sieben Steine holen; du sollst sie in Feuer erhitzen (*sšmm*); du sollst einen davon holen; du sollst ⟨etwas⟩ von diesem Heilmittel auf ihn geben; du sollst ihn bedecken mit einem neuen Topf, dessen Boden durchbohrt ist; du sollst ein Rohr von Schilf (*nbj.t*) in diese Durchbohrung geben; du sollst deinen Mund an dieses Rohr geben, so daß du den Rauch davon schluckst; desgleichen für jeden ⟨anderen⟩ Stein. Dann sollst du etwas Fettes danach essen in Form von fettem Fleisch oder Öl/Fett.

Bln 46 (4,5–8)

Ein anderes (Heilmittel).

Alaun (*ỉbnw*); *nḥš* (𓈒𓏥)[1]; werde zerrieben auf *sʿm*-Pflanze; werde gegeben auf sieben Töpferscheiben[2]; dann sollst du ⟨es⟩ in ein „Topf-auf-Topf-Gefäß"[3] geben, indem der obere ⟨Topf⟩ durchbohrt ist; dann sollst du ein Rohr (*gꜣš*) in sein Inneres geben, indem seine Hälfte[4] im Munde des Mannes ist, und werde geschluckt[5] mit Spei-Bier[6] vom Manne.

Mache ⟨es⟩, du wirst ⟨den Erfolg⟩ sehen.

Eb 320 (54,8–9)

Ein anderes (Heilmittel).

tjʿm-Pflanze $\frac{1}{32}$; *ʿꜣmw*-Pflanze $\frac{1}{32}$; werde fein zerrieben, werde aufs Feuer gegeben, werde der Rauch davon mit einem Rohr (*sbj.t*) geschluckt an einem Tage.

„Hebungen des Hustens" als Begleiterscheinung bei Magenleiden siehe Eb 190 (Seite 89).

IV L 6b) *gḥw*

Eb 326 (55,2–4)

Anfang von den Heilmitteln für das Töten der *gḥw*-Krankheit[1].

. . .-. . .[2] $\frac{1}{16}$; etwas, das sich in einer Muschel befindet $\frac{1}{16}$; *ḥmw.t* (𓈒𓏥) $\frac{1}{16}$; Kot vom *ỉdw*-Vogel[3] $\frac{1}{16}$; Behen-Öl $\frac{1}{8}$; süßes Bier 5 ro; werde zu einer Masse gemacht, werde gekocht, werde durchgepreßt, werde getrunken an vier Tagen.

Eb 327 (55,4–7)

Ein anderes (Heilmittel).

Feigen $\frac{1}{8}$; *ỉšd*-Frucht $\frac{1}{8}$; Weinbeeren $\frac{1}{8}$; geritzte Sykomorenfrüchte $\frac{1}{8}$; Terebinthenharz (*snṯr*) $\frac{1}{64}$; Kümmel $\frac{1}{64}$; Früchte des Wacholder (*wʿn*) $\frac{1}{16}$; Wein $2\frac{1}{2}$ ro; Fett (*ʿḏ*) der Gans $\frac{1}{8}$; süßes Bier 5 ro; werde fein zerrieben, werde zu einer Masse gemacht, werde durchgepreßt, werde getrunken an vier Tagen.

Eb 328 (55,7–9)

Ein anderes (Heilmittel).

ʿmꜣw-Pflanze 5 ro; frisches Brot $2\frac{1}{2}$ ro; Ocker (*stj*) $\frac{1}{32}$; Früchte des Wacholder (*wʿn*) $\frac{1}{8}$; Öl/Fett 5 ro; unterägyptisches Salz $\frac{1}{4}$; werde zu einer Masse gemacht, werde durchgepreßt, werde getrunken an vier Tagen.

Eb 329 (55,9–10) = Eb 331 (55,12–13)

Ein anderes (Heilmittel).

Terebinthenharz (*sntr*) $\frac{1}{64}$; frische (*ʿnḫ*) Binse $\frac{1}{8}$; Koloquinthe (*ḏꜣr.t*) $\frac{1}{32}$; Wein 5 ro; werde gekocht, werde durchgepreßt, werde getrunken an vier Tagen[1].

Eb 330 (55,10–12)

Ein anderes (Heilmittel).

šnj-tꜣ-Frucht $\frac{1}{8}$; Zwiebeln $\frac{1}{8}$; *ḥmw.t* (⊚|||) $\frac{1}{8}$; *tjꜣ*-Pflanze $\frac{1}{8}$; faules Fleisch 5 ro; Fett (*mrḥ.t*) der Gans $\frac{1}{8}$; *ḏsr.t*-Bier $\frac{1}{16}$; werde gekocht, werde durchgepreßt, werde getrunken an vier Tagen.

Eb 332 (55,13–14)

Ein anderes (Heilmittel).

unterägyptisches Salz $\frac{1}{16}$; *sꜣ-wr*-Harz $\frac{1}{16}$; Ocker (*stj*) $\frac{1}{16}$; Wein $\frac{1}{16}$; *ḏsr.t*-Bier 5 ro; werde durchgepreßt, werde getrunken an vier Tagen.

Eb 333 (55,14–16)

Ein anderes (Heilmittel).

tꜣ-msḥ (Krokodilskot?) 5 ro; . . .[1] der Dattel 5 ro; süßes Bier 5 ro; werde zerrieben, werde zu einer Masse gemacht, werde gegessen an einem Tage.

Eb 334 (55,16–19)

Ein anderes (Heilmittel).

frische *twr*-Rohrpflanze $\frac{1}{16}$; frisches Brot $\frac{1}{8}$; *šnj-tꜣ*-Frucht $\frac{1}{8}$; *pḥ.t* des Esels (⊚|||) [1] $\frac{1}{8}$; Sellerie (*mꜣt.t*) $\frac{1}{8}$; Früchte des Wacholder (*wʿn*) $\frac{1}{16}$; Kümmel $\frac{1}{64}$; Feigen $\frac{1}{16}$; Weinbeeren $\frac{1}{16}$; Wein $2\frac{1}{2}$ ro; *ḏsr.t*-Bier 25 ro; werde durchgepreßt, werde getrunken an vier Tagen.

Eb 335 (55,19–20)

Ein anderes (Heilmittel).

Honig $\frac{1}{32}$; *ḏsr.t*-Bier $\frac{1}{4}$; Wein 5 ro; werde durchgepreßt, werde getrunken an einem Tage.

IV L 7. Verschiedenes

a) *mr.t ḳsn.t*[1]

Bln 167 (17,9–10)

Heilmittel für einen Mann mit der schlimmen Krankheit.

Milch vom Menschen 5 ro; Behen-Öl 5 ro; Öl/Fett 25 ro; unterägyptisches Salz $\frac{1}{16}$; Pflanzenschleim (*ḥsꜣ*) 20 ro; werde in den After gegossen an vier Tagen.

Bln 173 (18,6–7)[1]

Ein anderes (Heilmittel) für die schlimme Krankheit jeder Art.

mhw.t (${}^{\circ}_{|||}$) von Öl/Fett 5 ro; unterägyptisches Salz $\frac{1}{8}$; Wasser von Koloquinthe (*ḏꜣr.t*) 10 ro; süßes Bier 5 ro; werde in den After gegossen an vier Tagen.

Eb 815 (95,19–21) und Eb 816 (95,21–22)

Ein anderes (Heilmittel), was man macht gegen die schlimme Krankheit siehe bei IX A 3f (Seite 287).

IV L 7b) *ḫꜣj.t mr.t*[1]

Bln 172 (18,4–6)

Ein gutes Heilmittel für das schmerzhafte Leiden.

frisches Behen-Öl $\frac{1}{8}$; Honig $\frac{1}{8}$; Öl/Fett 5 ro; *mhw.t* (${}^{\circ}_{|||}$) von Öl/Fett 10 ro; Milch vom Menschen 5 ro; süßes Bier 5 ro; unterägyptisches Salz $\frac{1}{16}$; werde in den After gegossen an vier Tagen.

IV L 7c) *whj*[1]

H 19 (2,5)

Heilmittel für die *whj*-Krankheitserscheinung.

Blut des Rindes; werde gekocht, werde gegessen.

IV L 7d) unklar

H 20 (2,5–6)

Heilmittel für die *sḏr.t-ḫꜣj.t*[1]-Krankheitserscheinung.

Blut eines Schweines; werde gegeben in Wein; werde getrunken, sofort[2].

IV M. Zerstörtes und Unklares

Bt 33 (8,5–6)[1]

⸢. . . .⸣

⸢. . . .⸣ $\frac{1}{8}$; Grütze von Weizen $\frac{1}{8}$; *wꜥḥ*-Hülsenfrucht $\frac{1}{8}$; Honig $\frac{1}{8}$; Ocker (*stj*) $\frac{1}{32}$; Wasser 25 ro; werde durchgepreßt, werde getrunken an ⸢vier⸣ Tagen.

Bt 34 (8,6–7) [1]

⸢. . . .⸣

⸢. . . .⸣; Grütze von Weizen $\frac{1}{8}$; *pr.t-šnj*-Frucht[2]; Honig $\frac{1}{8}$; Wasser 25 ro[3]; werde durchgepreßt, werde getrunken an vier Tagen.

Bt 35 (8,7–8)

Ein anderes (Heilmittel).

⸢. . . .⸣ $\frac{1}{8}$; Weinbeeren $2\frac{1}{2}$ ro; Honig $\frac{1}{8}$; Wasser 25 ro; werde durchgepreßt, werde getrunken an vier Tagen.

Bt 36 (8,8–9)

Ein anderes (Heilmittel).

Feigen ⸢. .⸣; ⸢. . . .⸣ 5 ro; Koloquinthe (*ḏꜣr.t*) $\frac{1}{32}$; Weinbeeren $\frac{1}{8}$; *smt* () $\frac{1}{64}$; Terebinthenharz (*snṯr*) $\frac{1}{64}$; Wasser 25 ro; werde durchgepreßt, ⸢werde getrunken . . . .⸣.

Pap. Beatty XV 5–8

Heilmittel für das Beseitigen von Durst (?)[1] ⸢. . . .⸣ im Munde ⸢. . . .⸣ ⸢als⸣ Obliegenheit[2] des Cherheb-Priesters.

Blätter der Dornakazie 1; Blätter des *ꜥrw*-Baumes 1; Fell (*inm*) des Panthers ⸢1⸣; *innk*-Pflanze ⸢1⸣; Sellerie (*mꜣt.t*) 1; Samenkorn des Emmer (*mjmj*) 1; *dr-nkn*[3]-Pflanze 1; Inneres einer Muschel ⸢. .⸣; Frucht von ⸢. . . .⸣; Milch ⸢. . . .⸣; Milch der Eselin 1; werde zu ⸢einer⸣ Masse gemacht, werde getrunken vom Manne.

Pap. Beatty XV 8–9

Ein anderes (Heilmittel).

Weizen ⸢. .⸣; Inneres einer Muschel ⸢. . . .⸣; Milch vom Menschen 1; Blätter vom *ꜥrw*-Baum 1; *šꜣšꜣ* (Baldrian?) 1; werde gekocht ⸢. . . .⸣, werde getrunken an vier Tagen.

Bln 204 (24,1–12)[1]

[ ]

Früchte der *šꜣms*-Pflanze $\frac{1}{64}$; Kümmel $\frac{1}{64}$; *pr.t-šnj*-Frucht $\frac{1}{64}$; Frucht des *ꜥrw* (?)-Baumes $\frac{1}{8}$; *ꜥnḫ-imj*-Pflanze $\frac{1}{4}$; Melilotus (*ꜥfꜣ*) $\frac{1}{32}$; Blätter[2] der Dornakazie $\frac{1}{32}$; ⌜. . . .⌝ der *ḏ3s*-Pflanze $\frac{1}{64}$; Honig $\frac{1}{8}$; süßes Bier 15 ro; werde gekocht in Aschenglut (?)[3], werde getrunken vom Manne.

Bln 190 (21,3–9)

Spruch für . . . . .[1].

. . . . . .[2] Ich bin Ḥorus, der die Nacht verbringt ⌜in . . .⌝, der den Tag verbringt in Abydos. Mein Stab ist es, der Schutz macht. Gegrüßt seist du, Stab aus . . . ., der den Schutz des Leibes (*ḥ*ʿ*w*) macht. Es ist ein Splitter (?) (*hd.t*) aus der reinen Dornakazie. Die sieben Hathoren sind es, die den Schutz für [meinen] Leib (*ḥ*ʿ*w*) machen, so daß ⌜mein⌝ Leib (*ḥ*ʿ*w*) wohlbehalten ist. ⌜. . . .⌝ wie wenn Re aufgeht für die Erde. Schutz ist in meiner Hand. Isis die Große ist es, die die Kunst des Re macht, des Arztes, der den Gott befriedigt[3].

V. Verletzungen

A. Die Diagnosen des Pap. Smith

(„Wundenbuch")

Sm Fall 1 (x–1,12)

⌜Heilkunde einer Wunde an seinem Kopf . . . .⌝

⌜Wenn du untersuchst einen Mann mit einer Wunde an seinem Kopf . . . .⌝

⌜Dann mußt du dazu sagen: einer mit einer⌝ Wunde an seinem Kopf, und (*ist*) die Lippen seiner Wunde ⌜. . . . .⌝[1], nicht ist ein Klaff vorhanden ⌜. . . . .⌝[2]: eine Krankheit, die ich behandle.

Dann sollst du sie verbinden mit ⌜frischem⌝ Fleisch am ersten ⌜Tage⌝. Behandle du [sie] danach mit Öl/Fett, ⌜Honig⌝, Fasern jeden Tag, so daß es ihm besser geht.

A. Was anbetrifft: du untersuchst einen Mann.

⌜Das bedeutet:⌝ das Irgendjemanden Zählen (*ip*)[3] ⌜. . . .⌝ ⌜wie⌝ das Zählen von Dingen mit dem *ip.t*-Maß. Messen ist ⌜wie wenn⌝ man irgendwelche Dinge mit dem *ip.t*-Maß ⌜zählt⌝. Das Zählen von irgend etwas mit den Fingern ⟨geschieht⟩, um ⌜zu erfahren . . . .⌝. Das Messen von Dingen mit dem *ip.t*-Maß, es ist ⌜wie⌝ das Zählen eines Leidens damit[4], ebenso das Messen (= Untersuchen) des Leidens eines Mannes, um ⌜zu erkennen den Gang⌝ des Herzens (*ḥ3.tj*)[5]. Es sind Gefäße in ihm[6] zu ⌜jeder⌝ Körperstelle. ⌜Was⌝ diese ⌜anbetrifft⌝: wenn die Sachmet-Priester, irgendein *swnw*-Arzt seine beiden Hände, seine Finger gibt ⌜auf den Kopf, auf den Hinter-⌝Kopf, auf die beiden Hände, auf die Stelle des Herzens (*ib*), auf die beiden Beine, dann mißt[7] ⌜er⌝ das Herz (*ḥ3.tj*). Denn es ist der Fall: seine Gefäße sind hinten an der Stelle des Herzens (*ib*). Es ist der Fall: ⌜es spricht vorn in⌝ jedem Gefäß jeder Körperstelle. Er sagt „Messen" zum ⌜Geben⌝ seiner ⌜Hände⌝ auf die Gefäße seines Kopfes, seines Hinterkopfes, seiner beiden Beine. ⌜Man mißt die Gefäße⌝ seines Herzens (*ḥ3.tj*), um die Bekundungen zu erkennen, die darin stattfinden. Man sagt „man mißt es", um zu erkennen, was darin stattfindet.

B. Was anbetrifft: ⸢. . . .⸣[8]

Das bedeutet, daß man sagt: klein ist seine Wunde, ⸢nicht weit⸣; nicht gibt es einen Klaff von einem zu seinem anderen[9].

C. Was anbetrifft: reichend bis zum ⸢Knochen seines Schädels, nicht ist vorhanden⸣ ihr[10] Klaff.

Das bedeutet, daß man sagt: es ist ⟨zwar⟩ ein Klaffen des Fleisches (*ḥꜥw*), und (*ỉsṯ*) ⸢. . . .⸣ auf dem Knochen seines Schädels, nicht ist ⟨aber⟩ vorhanden ein Klaffen von ⸢einem (Wundrand) zum anderen⸣, indem ⟨die Wunde⟩ klein ist und nicht weit.

Sm Fall 2 (1,12–18)

Heilkunde einer ⸢Klaff-⸣Wunde ⸢an seinem Kopf⸣, die bis zum Knochen reicht.

Wenn du einen Mann untersuchst mit einer ⸢Klaff-⸣Wunde ⸢an⸣ seinem ⸢Kopf⸣, die bis zum Knochen reicht: dann sollst du deine Hand (ꜥ) auf ihn legen; ⸢dann sollst du⸣ seine ⸢Wunde⸣ abtasten. Wenn du seinen Schädel findest, ⸢nicht ist vorhanden⸣ ein Spalt[1], ein Loch an ihm:

⸢Dann mußt du dazu sagen: einer mit einer Klaffwunde⸣ an seinem Kopf: eine Krankheit, die ich behandle.

Dann sollst ⸢du sie mit frischem Fleisch⸣ verbinden ⸢am ersten Tage; dann sollst du ihm zwei Binden (*ꜣwj*) anlegen. Behandle du sie danach mit Öl/Fett, Honig,⸣ Fasern jeden Tag, so daß es ihm besser geht.

A. Was anbetrifft: eine ⸢Klaff-⸣Wunde ⸢. . . .⸣.

⸢Das bedeutet: . . . .⸣ seine Wunde.

B. Was anbetrifft: zwei Binden (*ꜣwj*) von Leinenstoff.

⸢Das sind:⸣ zwei *sšd*-Binden ⸢von Leinenstoff, die man auf die Lippen der Klaffwunde gibt, um zu veranlassen, daß haftet eine (Lippe)⸣ an einer (= der anderen)[2].

C. Was anbetrifft: nicht ist vorhanden ein Spalt, ein Loch ⸢an ihm⸣[3].

⸢Das bedeutet . . . .⸣

Sm Fall 3 (1,18–2,2)

⸢Heilkunde⸣ einer Klaffwunde an seinem Kopf, die bis zum Knochen reicht, durchlöchert ist sein ⸢Schädel⸣.

⸢Wenn du einen Mann untersuchst mit einer Klaffwunde an⸣ seinem ⸢Kopf⸣, die bis zum Knochen reicht, durchlöchert ist sein Schädel: dann sollst du seine Wunde abtasten ⸢und findest du ihn, indem er nicht auf seine beiden Schultern und⸣ seine Brust ⸢zu blicken vermag⸣, er leidet an Versteifung (*ṯsw*) an seinem Nacken.

Dann mußt du dazu sagen: einer mit einer ⸢Klaff-⸣Wunde ⸢an seinem Kopf, die bis zum Knochen reicht, durchlöchert ist⸣ sein Schädel, er leidet an Versteifung (*ṯsw*) an seinem Nacken: eine Krankheit, die ich behandle.

Nachdem ⸢du sie genäht (*idr*) hast[1], sollst du⸣ frisches ⸢Fleisch⸣ am ersten Tage auf seine Wunde ⸢legen⸣[2], du sollst sie ⟨aber⟩ nicht verbinden[3], ⟨er⟩ werde gelegt zur Erde ⸢auf seine Pfähle, bis die Zeit seines Leidens vorbeigegangen ist⸣; behandle du sie danach mit Öl/Fett, Honig, Fasern jeden Tag, so daß es ihm besser geht.

A. ⸢Was anbetrifft: durchlöchert ist sein Schädel⸣.

⸢Das bedeutet: . . . .⸣ sein Schädel; der *sḏ*-Bruch ist klein, weil er (der Mann?)[4] ausgestattet ist mit einem Bruch wie die Durchlöcherung[5] eines Topfes⸢. . .⸣[6].

B. Was anbetrifft: er vermag nicht auf seine beiden Schultern und ⸢seine⸣ Brust zu blicken.

⸢Das bedeutet: nicht ist es ihm angenehm, daß er blickt auf⸣ seine beiden Schultern; nicht ist es ihm angenehm, daß er blickt auf seine Brust.

C. Was anbetrifft: er leidet an Versteifung (*ṯsw*) an seinem Nacken.

Das bedeutet: ein Steifsein durch dies[7] sein Leiden. Dieses ist abgeirrt in seinen Nacken; und so leidet sein Nacken infolgedessen.

D. Was anbetrifft: ⟨er⟩ werde gelegt zur Erde auf seine Pfähle.

Das bedeutet: ihn zu geben auf sein *imj.t*[8], *mtr*; ohne ihm ein Heilmittel zu machen.

Sm Fall 4 (2,2–11)

Heilkunde einer Klaffwunde an seinem Kopf, die bis zum Knochen reicht, gespalten ist sein Schädel.

Wenn du untersuchst einen Mann mit einer Klaffwunde an seinem Kopf, die bis zum Knochen reicht, gespalten ist sein Schädel: dann sollst du seine Wunde abtasten; und findest du etwas daran, das uneben (*nḥꜣ*) ist unter deinen Fingern; es schaudert ihn sehr; die Aufschwemmung, die auf ihm (dem Spalt)[1] ist, steigt auf; er gibt Blut aus seinen beiden Nasenlöchern, aus seinen beiden Ohren; er leidet an Versteifung (*ṯsw*) an seinem Nacken; nicht vermag er auf seine beiden Schultern und auf seine Brust zu blicken.

Dann mußt du dazu sagen: einer mit einer Klaffwunde an seinem Kopf, die bis zum Knochen reicht, gespalten ist sein Schädel; er gibt Blut aus seinen beiden Nasenlöchern, aus seinen beiden Ohren; er leidet an Versteifung (*ṯsw*) an seinem Nacken: eine Krankheit, mit der ich kämpfe.

Wenn du also jenen Mann findest, indem sein Schädel gespalten ist, dann sollst du sie nicht verbinden, ⟨er⟩ werde zur Erde gegeben auf seine Pfähle, bis die Zeit seines Leidens vorbeigegangen ist. Seine Behandlung(sweise) ist Sitzen, indem ihm gemacht werden[2] zwei Stützen von Ziegeln, bis du weißt, daß er zu etwas gelangt[3]. Du sollst Öl/Fett an seinen Kopf geben, werde sein Nacken damit erweicht und seine beiden Schultern. Ebenso handle du an jedem Manne, den du findest, indem sein Schädel gespalten ist.

A. Was anbetrifft: gespalten ist sein Schädel.

Das bedeutet, daß sich Schale[4] von Schale seines Schädels getrennt hat, indem Stücke im Fleisch (*ḥ*ʿ*w*) seines Kopfes geblieben sind, ohne zu Boden zu fallen[5].

B. Was anbetrifft: es steigt die Aufschwemmung auf, welche auf ihm ist.

Das bedeutet, daß die Schwellung, welche auf diesem Spalt ist, groß ⟨und⟩ nach oben erhoben ist.

C. Was anbetrifft: du weißt, daß er zu etwas gelangt.

Das bedeutet, daß man sagt: du weißt, er stirbt mehr als daß er lebt[6]; denn er ist ⟨ein Fall⟩ von: eine Krankheit, mit der ich kämpfe.

Sm Fall 5 (2,11–17)

Heilkunde einer Klaffwunde an seinem Kopf[1], gebrochen (*sḏ*) ist sein Schädel.

Wenn du untersuchst einen Mann mit einer Klaffwunde an seinem Kopf, die bis zum Knochen reicht, gebrochen (*sḏ*) ist sein Schädel: dann sollst du seine Wunde abtasten; und findest du jenen *sḏ*-Bruch, der an seinem Schädel ist, tief, eingesunken unter deinen Fingern; die Aufschwemmung, die auf ihm ist, steigt auf; er gibt Blut aus seinen beiden Nasenlöchern, aus seinen beiden Ohren; er leidet an Versteifung (*ṯsw*) an seinem Nacken; nicht vermag er auf seine beiden Schultern und auf seine Brust zu blicken.

Dann mußt du dazu sagen: einer mit einer Klaffwunde an seinem Kopf, die bis zum Knochen reicht, gebrochen (*sḏ*) ist sein Schädel, er leidet an Versteifung (*ṯsw*) an seinem Nacken: eine Krankheit, die man nicht behandeln kann.

Dann sollst du sie nicht verbinden, ⟨er⟩ werde zur Erde gegeben auf seine Pfähle, bis die Zeit seines Leidens vorbeigegangen ist.

A. Was anbetrifft: gebrochen (*sḏ*) ist sein Schädel.

Das bedeutet: gebrochen (*sḏ*) ist sein Schädel, ⟨indem⟩ Knochen(splitter) infolge jenes Bruches entstanden sind, eingesunken zum Innern seines Schädels. Es hat das Buch vom „was die Wunden betrifft“ darüber[2] gesagt: ein Brechen (*sḏ*) ist es seines Schädels in viele Stücke, eingesunken zum Innern seines Schädels.

Sm Fall 6 (2,17–3,1)

Heilkunde einer Klaffwunde an seinem Kopf, die bis zum Knochen reicht, gebrochen (*sḏ*) ist sein Schädel, aufgebrochen (*ngj*)[1] ist das Gehirn seines Schädels.

Wenn du untersuchst einen Mann mit einer Klaffwunde an seinem Kopf, die bis zum Knochen reicht, gebrochen (*sḏ*) ist sein Schädel, aufgebrochen (*ngj*) ist das Gehirn seines Schädels; dann sollst du seine Wunde abtasten; und findest du jenen *sḏ*-Bruch, der an seinem Schädel ist [wie][2] diese Windungen (*wrm.w*), die entstehen am gegossenen Metall; etwas ist daran (am gebrochenen Schädel), das zittert ⟨und⟩ flattert unter deinen Fingern wie die schwache Stelle des Scheitels (*wḥnn*) eines Kindes, der noch nicht festgeworden ist. Es entsteht dieses[3] Zittern ⟨und⟩ Flattern unter deinen Fingern, weil das Gehirn seines Schädels aufgebrochen (*ngj*) ist. Er gibt Blut aus seinen beiden Nasenlöchern, er leidet an Versteifung (*ṯsw*) an seinem Nacken.

[Dann mußt du dazu sagen: einer mit einer Klaffwunde an seinem Kopf . . . .][4]: eine Krankheit, die man nicht behandeln kann.

Dann sollst du jene seine Wunde mit Öl/Fett *nsr*-behandeln; du sollst sie nicht verbinden; du sollst nicht zwei Binden (*ꜣwj*) auf sie legen, bis du weißt, daß er zu etwas gelangt.

A. Was anbetrifft: gebrochen (*sḏ*) ist sein Schädel, aufgebrochen (*ngj*) ist das Gehirn seines Schädels.

[Das bedeutet:] der *sḏ*-Bruch ist groß ⟨und⟩ offen zum Innern seines Schädels, ⟨zu⟩ der Haut (*ntn.t*), die sein Gehirn umschließt; und so ist es (das Gehirn) aufgebrochen (*sḏ*) ⟨und⟩ es quillt aus dem Innern seines Kopfes.

B. Was anbetrifft: diese Windungen (*wrm.w*), die entstehen am gegossenem Metall.

Das ist: das Metall, das der Metallarbeiter gießt, bevor es in einer Form zu etwas verarbeitet wird; seine Oberfläche ist uneben wie *pjw*[5]. Das bedeutet, daß man sagt: es ist wie die Windungen (*wrm.w*) von Eiter.

Sm Fall 7 (3,2–4,4)

Heilkunde einer Klaffwunde an seinem Kopf, die bis zum Knochen reicht, durchlöchert sind die *tpꜣ.w* seines Schädels[1].

[Wenn du untersuchst einen Mann mit einer Klaffwunde an seinem Kopf . . . .], dann sollst du seine Wunde abtasten. Es schaudert ihn sehr. Dann mußt du veranlassen, daß er sein Gesicht hebt. Es ist schwierig für ihn, seinen Mund zu öffnen; sein Herz (*ib*) ist müde zum Sprechen[2]. Wenn du untersuchst seinen Speichel, indem er auf seine beiden Lippen gefallen ist, ohne zu Boden fallen zu können; er gibt Blut aus seinen beiden Nasenlöchern, aus seinen beiden Ohren; er leidet an Versteifung (*ṯsw*) an seinem

Nacken; nicht vermag er auf seine beiden Schultern und auf seine Brust zu blicken.

Dann mußt du dazu sagen: einer mit einer Klaffwunde an seinem Kopf, die bis zum Knochen reicht, durchlöchert sind die *tpȝ.w* seines Schädels; gebunden ist das Band seines Unterkiefers; er gibt Blut aus seinen beiden Nasenlöchern; aus seinen beiden Ohren, er leidet an Versteifung (*ṯsw*) an seinem Nacken: eine Krankheit, mit der ich kämpfe.

Wenn du also jenen Mann findest, gebunden ist das Band seines Unterkiefers[3], dann sollst du veranlassen, daß man ihm etwas Warmes macht, so daß es ihm besser geht, und so öffnet sich sein Mund. Dann sollst du sie verbinden mit Öl/Fett, Honig, Fasern, bis du weißt, daß er zu etwas gelangt.

Wenn du dagegen jenen Mann findest, es hat sein Fleisch (*ḥʿw*) Hitze (*srf*) bekommen infolge jener Wunde, welche in den *tpȝ.w* seines Schädels ist, und (*ἰsk*) jener Mann, er hat Zahnschmerz infolge jener Wunde bekommen; dann mußt du deine Hand (*ʿ*) auf ihn legen[4], und findest du seine Stirn (*mḫnt*) feucht von Schweiß; die Stränge (*mṯw*) seines Nackens sind gestreckt; sein Gesicht ist gerötet; seine Zähne (*nḥḏ.t*), sein Rücken [ ][5]; der Geruch des Kastens seines Kopfes ist wie die Ausscheidung (*bkn*) von Kleinvieh; sein Mund ist gebunden; seine beiden Augenbrauen sind *sdj*, sein Gesicht ist wie wenn es weint[6].

Dann mußt du dazu sagen: einer mit einer Klaffwunde an seinem Kopf, die bis zum Knochen reicht, durchlöchert sind die *tpȝ.w* seines Schädels; er hat Zahnschmerz bekommen; gebunden ist sein Mund; er leidet an Versteifung (*ṯsw*) an seinem Nacken: eine Krankheit, die man nicht behandeln kann.

Wenn du dagegen jenen Mann findest, er ist blaß geworden, er hatte einen Schwächeanfall; dann sollst du veranlassen, daß man ihm einen Meißel[7] aus Holz macht, der mit Stoff umkleidet ist; werde an (*tp*) seinen Mund gegeben. Dann sollst du veranlassen, daß ihm ein Schlürftrank von *wʿḥ*-Hülsenfrucht gemacht werde. Seine Behandlung(sweise) ist Sitzen, indem er zwischen zwei Stützen von Ziegeln gesetzt ist, bis du weißt, daß er zu etwas gelangt.

A. Was anbetrifft: durchlöchert sind die *tpȝ.w* [seines Schädels][8].

Das ist: was befindlich ist zwischen Schale und Schale seines Schädels. Die *tpȝ.w*[9] sind von Leder.

B. Was anbetrifft: gebunden ist das Band seines Unterkiefers.

Das bedeutet: steif sind die Stränge (*mtw*) der Enden seines Krallenknochens deswegen (d. h. wegen der Wunde), die (die Enden) befestigt sind in seinem Joch-Schläfenbein – das sind die Enden seines Kauknochens[10] – ohne sich hin- und her zu bewegen; nicht ist es ihm angenehm, seinen Mund zu öffnen wegen seines Leidens.

C. Was anbetrifft: das Band seines Unterkiefers.

Das sind: die Stränge (*mtw*), welche die Enden seiner Kauknochen binden, wie man sagt „Band“ [zu][11] etwas in Form einer *sš*-Binde.

D. Was anbetrifft: seine Stirn (*ḫnt*) ist feucht von Schweiß.

Das bedeutet: es ist sein Kopf geringfügig schwitzig; wie Dinge feucht sind.

E. Was anbetrifft: die Stränge (*mtw*) seines Nackens sind gestreckt.

Das bedeutet: es sind die Stränge (*mtw*) seines Nackens gestreckt ⟨und⟩ steif wegen seines Leidens.

F. Was anbetrifft: sein Gesicht ist gerötet (*ṯms*).

Das bedeutet: rot ist die Färbung seines Gesichts wie die Färbung der Frucht der *ṯms.t*-Pflanze.

G. Was anbetrifft: der Geruch des Kastens seines Kopfes ist wie die Ausscheidung (*bkn*) von Kleinvieh.

Das bedeutet: der Geruch seines Scheitels ist wie der Harn (*wsš.t*) von Kleinvieh[12].

H. Was anbetrifft: der Kasten seines Kopfes.

Das ist: der Mittelteil (*ḥrj-ib*) seines Scheitels in der Nähe seines Gehirns; er ist einem Kasten ähnlich gestaltet.

I. Was anbetrifft: sein Mund ist gebunden; seine beiden Augenbrauen sind *sdj*; sein Gesicht ist wie wenn es weint.

Das bedeutet: daß er seinen Mund nicht öffnet, damit er rede; es verziehen sich seine beiden Augenbrauen, die einen Fall von Ziehen nach oben ⟨und⟩ einen Fall von Herabklappen nach unten machen, wie jemand, der zwinkert; sein Gesicht weint[13].

J. Was anbetrifft: er ist blaß geworden, er hatte einen Schwächeanfall.

Das ist: Blaßwerden. Denn er ist ⟨ein Fall⟩ von: tritt[14] [gegen sie (die Krankheit) auf], gehe [ihr] nicht aus dem Wege[15], angesichts der Schwäche.

Sm Fall 8 (4,5–18)

Heilkunde eines *sḏ*-Bruches an seinem Schädel unter der Haut [seines] Kopfes[1].

Wenn du untersuchst einen Mann mit einem *sḏ*-Bruch seines Schädels unter der Haut seines Kopfes, nicht ist irgend etwas[2] darauf vorhanden, dann sollst du seine Verletzung[3] abtasten; und findest du eine Aufschwemmung, indem sie aufgestiegen ist auf der Außenseite jenes *sḏ*-Bruches, der an seinem Schädel ist; sein Auge ist verdreht infolgedessen ⟨und zwar⟩ an

⟨dieser⟩ seiner Seite, die ⟨behaftet⟩ ist mit jener Schlagverletzung, die an seinem Schädel ist; er geht lahm[4] an seiner Sohle, ⟨und zwar⟩ auf ⟨dieser⟩ seiner Seite, die ⟨behaftet⟩ ist mit jener Schlagverletzung, die an seinem Schädel ist. – Du mögest ihn unterscheiden von einem, den etwas, das von außen eintritt, geschlagen hat, als einen, bei dem nicht gelöst ist der Kopf des Krallenknochens in seiner Schulter und einen, dessen Daumen nicht[5] in die Mitte seiner Hand gefallen ist[6] — Er gibt Blut aus seinen beiden Nasenlöchern, aus seinen beiden Ohren; er leidet an Versteifung (*ṯsw*) an seinem Nacken.

[Dann mußt du dazu sagen: einer mit einem *sḏ*-Bruch an seinem Schädel . . . .]: eine Krankheit, die man nicht behandeln kann. Seine Behandlung(sweise) ist Sitzen, bis er (der Bruch) sich glättet[7], bis du weißt, daß er zu etwas gelangt.

Wenn du also findest, jenen *sḏ*-Bruch, der an seinem Schädel ist wie diese Windungen (*wrm.w*), die entstehen am gegossenen Metall; etwas ist daran (am gebrochenen Schädel), das zittert ⟨und⟩ flattert unter deinen Fingern wie die schwache Stelle des Scheitels (*whnn*) eines Kindes, der noch nicht fest[8] geworden ist. Es entsteht dieses Zittern ⟨und⟩ Flattern unter deinen Fingern, weil das Gehirn seines Schädels aufgebrochen (*ngj*) ist. Er gibt Blut aus seinen beiden Nasenlöchern, aus seinen beiden Ohren; er leidet an Versteifung (*ṯsw*) an seinem Nacken[9]. [Dann mußt du dazu sagen:] eine Krankheit, die man nicht behandeln kann.

A. Was anbetrifft: ein *sḏ*-Bruch an seinem Schädel unter der Haut seines Kopfes, nicht ist irgendeine Wunde darauf vorhanden.

Das bedeutet: gebrochen (*sḏ*) sind die Schalen[10] seines Schädels; das Fleisch (*ḥ*ᶜ*w*)[11], welches [auf][12] seinem Kopf ist, ist unversehrt.

B. Was anbetrifft: er geht, indem er lahmt an seiner Sohle.

Er sagt dazu: er geht, indem seine Sohle schwach ist, nicht ist sie ihm angenehm (bequem) zum Gehen, indem sie weich ist, indem sie herabhängend ist; die Spitzen seiner Zehen sind eingebogen zur Unterseite (*ẖ.t*) seiner Sohle. Sie (die Zehen) gehen, indem sie den Erdboden suchen[13]. Er sagt „er lahmt" dazu.

C. Was anbetrifft: einer, den etwas, das von außen eintritt, geschlagen hat an ⟨dieser⟩ seiner Seite, die ⟨behaftet⟩ ist mit diesem Leiden.

Das ist: ein von etwas, das von außen eintritt, Getroffener an ⟨dieser⟩ seiner Seite, die ⟨behaftet⟩ ist mit diesem Leiden.

D. Was anbetrifft: etwas das von außen eintritt.

Das ist: der Hauch eines Gottes von außen oder eines Toten durch Eintretenlassen[14]; nicht ⟨ist es⟩ etwas, das sein Körper schafft[15].

E. Was anbetrifft: einer, bei dem nicht gelöst ist der Kopf des Krallenknochens ⟨an⟩[16] seiner Schulter und als einer, dessen Daumen[17] nicht in die Mitte seiner Hand gefallen ist.

Er sagt ⟨dazu⟩: das bedeutet, daß der Kopf des Krallenknochens seiner Schulter nicht gelöst[18] ist und daß nicht sein Daumen in die Mitte seiner Hand gefallen ist.

Sm Fall 9 (4,19–5,5)

Heilkunde einer Wunde an seiner Stirn (*ḥꜣ.t-ḥr-f*), gebrochen (*sḏ*) ist die Schale seines Schädels[1].

Wenn du untersuchst einen Mann mit einer Wunde an seiner Stirn (*ḥꜣ.t-ḥr-f*), gebrochen (*sḏ*) ist die Schale seines Kopfes.

Dann sollst du ihm machen: Ei[2] des Straußes, zerrieben in Öl/Fett; werde an die Öffnung seiner Wunde gegeben. Danach sollst du ihm machen: Ei[2] des Straußes, zerrieben, zu einem Streupulver gemacht. Das ist ein Trocknen der Wunde[3]. Dann sollst du ihm einen *ḥꜣj.t*-Verband vom Besteck des *swnw*-Arztes auf sie (die Wunde) geben. Dann sollst du sie am dritten Tage entblößen, und du findest, daß es (das Pulver) die Schale geknüpft hat, indem die Beschaffenheit wie ein Ei des Straußes ist.

Was als Zauber[4] über diesem Heilmittel gesagt wird: Vertrieben werde der Feind, der in der Wunde ist, zum Zittern gebracht werde das Böse (?), das im Blut ist ....[5]. Nicht soll diese Schläfe in Gefahr kommen, nicht soll ...[6] das Gefäß darin. Ich bin im Schutz (*mk.t*) der Isis[7], gerettet wird der Sohn des Osiris.

Danach sollst du ihm Kühlung verschaffen: Früchte (*išd.t*)[8] der Feige; Öl/Fett; Honig; werde gekocht, werde abgekühlt, werde ihm gegeben[9].

A. Was anbetrifft: ein *ḥꜣj.t*-Verband vom Besteck (*ẖn*) des *swnw*-Arztes.

Das ist: eine *sšd*-Binde, die der (*pꜣ*)Verbinder benutzt[10], die er (der Arzt) auf das (*tꜣ*) Heilmittel gibt, welches auf der (*pꜣ*) Wunde ist, die an seiner Stirn (*ḥꜣ.t-ḥr-f*) ist[11].

Sm Fall 10 (5,5–9)

Heilkunde einer Wunde an der Spitze seiner Braue.

Wenn du untersuchst einen Mann mit einer Wunde an der Spitze seiner Braue, die bis zum Knochen reicht, dann sollst du seine Wunde abtasten, werde ihr zusammengefaßt[1] ihre Klaffen mit einem *idr*-Faden[2].

Dann mußt du dazu sagen: [einer mit] einer Wunde an seiner Braue: eine Krankheit, die ich behandle.

Nachdem du sie (die Wunde) genäht (*idr*) hast, [sollst du sie verbinden][3] mit frischem Fleisch am ersten Tage. Wenn du diese Wunde findest, indem ihre *idr*-Naht sich verschoben hat, dann sollst du ⟨ihre Klaffen⟩ ihr zusammenfassen mit zwei Binden (*ꜣwj*). Behandle[4] du sie mit Öl/Fett, Honig jeden Tag, so daß es ihm besser geht.

A. Was anbetrifft: Zwei Binden[5] (*ꜣwj*) von Stoff.

Das sind: zwei *sšd*-Binden von Stoff, die man auf die beiden Lippen der Klaffwunde gibt, um zu veranlassen, daß eine ⟨Lippe⟩ sich an eine (=andere) anfügt.

Sm Fall 11 (5,10–15)

Heilkunde eines *ḥsb*-Bruches am Pfeiler[1] seiner Nase.

Wenn du untersuchst einen Mann mit einem *ḥsb*-Bruch am Pfeiler seiner Nase; seine Nase ist breitgedrückt[2]; eingeebnet[3] ist sein Gesicht; es steigt die Aufschwemmung, die darauf ist, auf; er hat Blut gegeben[4] aus seinen beiden Nasenlöchern.

Dann mußt du dazu sagen: einer mit einem *ḥsb*-Bruch am Pfeiler seiner Nase: eine Krankheit, die ich behandle.

Dann sollst du ihm [mit] zwei Tupfern von Stoff ⟨die Nase⟩[5] auswischen; dann sollst du zwei Tupfer von Stoff, befeuchtet mit Öl/Fett, in das Innere seiner beiden Nasenlöcher legen; dann sollst du [ihn] legen auf seine Pfähle, bis seine Aufschwemmung ausgezogen ist; dann sollst du ihm Polster von Stoff anlegen: zusammengeschnürt werde[6] wegen ihrer ⟨Anwendung⟩ seine Nase. Behandle du ihn (den Bruch) danach [mit] Öl/Fett, Honig, Fasern jeden Tag, so daß es ihm besser geht.

A. Was anbetrifft: der Pfeiler seiner Nase.

Das ist: die obere Spitze[7] seiner Nase bis zu ihrer Hälfte auf der Oberseite seiner Nase, im Innern seiner Nase, inmitten seiner beiden Nasenmuscheln.

B. Was anbetrifft: seine beiden Nasenmuscheln[8].

[Das sind:] die beiden Seiten (*ḏrw*) seiner Nase, reichend bis zu seiner Wange, bis zum Ende[9] seiner Nase, aufhörend[10] [an] der Oberseite seiner Nase.

Sm Fall 12 (5,16–6,3)

Heilkunde eines *ḥsb*-Bruches in der Kammer[1] seiner Nase.

Wenn du untersuchst einen Mann mit einem *ḥsb*-Bruch in der Kammer seiner Nase, und du findest seine Nase krummgezogen, breitgedrückt ist sein Gesicht, es steigt die Aufschwemmung auf, die darauf ist.

Dann mußt du dazu sagen: einer mit einem *ḥsb*-Bruch in der Kammer seiner Nase: eine Krankheit, die ich behandle.

Dann mußt[2] du ihn (den *ḥsb*-Bruch) fallen lassen, indem er gelegt ist an seine ⟨richtige⟩ Stelle, werde ihm das Innere seiner beiden Nasenlöcher ausgewischt mit zwei Bäuschen von Stoff, bis herauskommt[3] das ganze Blutgerinnsel[4], das im Innern seiner beiden Nasenlöcher verknotet ist. Danach sollst du zwei Tupfer von Stoff anlegen, befeuchtet mit Öl/Fett, werde gegeben in seine beiden Nasenlöcher[5]. Dann sollst du ihm zwei Polster von Stoff anlegen; werde darüber verbunden. Behandle du ihn (den Bruch) danach mit Öl/Fett, Honig, Fasern jeden Tag, so daß es ihm besser geht.

A. Was anbetrifft: ein *ḥsb*-Bruch in der Kammer seiner Nase.

Das ist[6]: die Mitte seiner Nase bis zum Ende[7], reichend bis an das, was zwischen seinen beiden Brauen ist.

B. Was anbetrifft: seine Nase ist krummgezogen, breitgedrückt ist sein Gesicht.

Das bedeutet: verkrümmt ist seine Nase, ganz geschwollen, vergrößert[8]; seine beiden Wangen ebenso. Und so ist sein Gesicht breitgedrückt infolgedessen, nicht ist es in seinem richtigen Zustand wegen der Tatsache, daß alle seine Vertiefungen verstopft sind mit Schwellungen. Und so sieht sein Gesicht infolgedessen breitgedrückt aus.

C. Was anbetrifft: das ganze Blutgerinnsel, das verknotet ist im Innern seiner beiden Nasenlöcher.

Das bedeutet: gebacken ist das Blut im Innern seiner beiden Nasenlöcher, vergleichbar dem Gewürm, das im Wasser ist.

Sm Fall 13 (6,3–7)

Heilkunde eines *sḏ*-Bruches in seiner Nase[1].

Wenn du untersuchst einen Mann mit einem *sḏ*-Bruch in seiner Nase, dann sollst du deine Hand (ʿ) auf seine Nase legen in der Nähe jenes *sḏ*-Bruches; er schiebt sich weg (*nẖbẖb*) unter deinen Fingern; und (*isk*) er gibt auch Blut aus seinem ⟨einen⟩ Nasenloch, aus seinem ⟨einen⟩ Ohr, aus seinem Munde[2] infolge jenes *sḏ*-Bruches; es ist schwierig, daß er seinen Mund öffnet infolgedessen; er ist benommen (*dgm*).

Dann mußt du dazu sagen: einer mit einem *sḏ*-Bruch in seiner Nase[3]: eine Krankheit, die man nicht behandeln kann.

Sm Fall 14 (6,7–14)

Heilkunde einer Wunde an einem Nasenloch[1].

Wenn du untersuchst einen Mann mit einer Wunde an seinem Nasenloch, die aufgeweicht ist, und du findest die beiden Lippen jener Wunde verlagert (*sꜣt*) gegeneinander, dann sollst du ihm jene Wunde zusammenfassen mit einem *idr*-Faden.

Dann mußt du dazu sagen: einer mit einer Wunde an seinem Nasenloch, die aufgeweicht ist: eine Krankheit, die ich behandle.

Dann sollst du ihm zwei Bäusche von Stoff machen; dann sollst du das ganze Blutgerinnsel abwischen, das im Innern seines Nasenloches verknotet ist; dann sollst du sie verbinden mit frischem Fleisch am ersten Tage. Wenn ihre Naht verschoben ist, nachdem du ihr das frische Fleisch abgenommen hast[2], dann sollst du sie verbinden[3] mit Öl/Fett, Honig, Fasern jeden Tag, so daß es ihm besser geht.

A. Was anbetrifft: eine Wunde an seinem Nasenloch, die aufgeweicht ist.

Das bedeutet: die beiden Lippen seiner Wunde sind weichlich, indem sie (die Wunde) offen ist zum Innern seiner Nase, wie man sagt „aufgeweicht" zu etwas Weichlichem.

Sm Fall 15 (6,14–17)

Heilkunde eines Loches in seiner Wange[1].

Wenn du untersuchst einen Mann mit einem Loch in seiner Wange, und du findest die Aufschwemmung aufgestiegen, schwarz[2], fremdartig (*šmꜣj*)[3] auf seiner Wange.

Dann mußt du dazu sagen: einer mit einem Loch in seiner Wange: eine Krankheit, die ich behandle.

Dann sollst du es (das Loch) verbinden mit *ỉmr.w*-Mineral; behandle du es (das Loch) danach [mit] Öl/Fett, Honig jeden Tag, so daß es ihm besser geht.

Sm Fall 16 (6,17–21)

Heilkunde eines Spalts in seiner Wange.

Wenn du untersuchst einen Mann mit einem Spalt in seiner Wange, und du findest die Aufschwemmung aufgestiegen, gerötet auf der Außenseite jenes Spalts.

Dann mußt du dazu sagen: einer mit einem Spalt in seiner Wange: eine Krankheit, die [ich] behandle.

Dann sollst du ihn (den Spalt) verbinden mit frischem Fleisch am ersten Tage. Seine Behandlung(sweise) ist Sitzen, bis seine Aufschwemmung ausgezogen ist. Behandle du ihn (den Spalt) danach [mit] Öl/Fett, Honig, Fasern jeden Tag, so daß es ihm besser geht.

Sm Fall 17 (7,1–7)

Heilkunde eines *sḏ*-Bruches in seiner Wange[1].

Wenn du untersuchst einen Mann mit einem *sḏ*-Bruch in seiner Wange, dann sollst du deine Hand (ᶜ) auf seine Wange geben in der Nähe jenes *sḏ*-Bruches; er schiebt sich weg (*nḫbḫb*) unter deinen Fingern; und (*isk*) er gibt Blut aus seinem ⟨einen⟩ Nasenloch, aus seinem ⟨einen⟩ Ohr an ⟨dieser⟩ seiner Seite[2], die ⟨behaftet⟩ ist mit jenem Schlag; und (*isk*) er gibt auch Blut aus seinem Munde; es ist schwierig, daß [er] seinen Mund öffnet infolgedessen.

Dann mußt du dazu sagen: einer mit einem *sḏ*-Bruch in seiner Wange. Er gibt Blut aus seinem ⟨einen⟩ Nasenloch, aus seinem ⟨einen⟩ Ohr, aus seinem Munde; er ist benommen (*dgm*): eine Krankheit, die man nicht behandeln kann[3].

Dann sollst du ⌊ihn (den Bruch)⌋ mit frischem Fleisch verbinden am ersten Tage. Seine Lagerung[4] ist Sitzen, bis seine Aufschwemmung ausgezogen ist; behandle du ihn (den Bruch) danach [mit] Öl/Fett, Honig, Fasern jeden Tag, so daß es ihm besser geht.

Sm Fall 18 (7,7–14)

Heilkunde einer Wunde an seinem Joch-Schläfenbein.

Wenn du untersuchst einen Mann mit einer Wunde an seinem Joch-Schläfenbein, ohne daß ihr Klaff vorhanden ist, und (*isṯ*) ⟨doch⟩ reicht jene Wunde bis zum Knochen; dann sollst du seine Wunde abtasten; und findest du sein Joch-Schläfenbein heil, ohne daß ein Spalt, ein Loch, ein *sḏ*-Bruch an ihm vorhanden ist:

Dann mußt du dazu sagen: einer mit einer Wunde an seinem Joch-Schläfenbein: eine Krankheit, die ich behandle.

Dann sollst du sie verbinden mit frischem Fleisch am ersten Tage; behandle du [sie] danach [mit] Öl/Fett, Honig jeden Tag, so daß es ihm besser geht.

A. Was anbetrifft: eine Wunde, ohne daß ihr Klaff vorhanden ist, und (*isṯ*) ⟨doch⟩ reicht sie bis zum Knochen.

Das ist: eine kleine[1] Wunde, die bis zum Knochen geht, ohne daß ein Klaff an ihr entstanden ist. Er sagt dazu: eng, ohne daß beide Lippen seiner Wunde vorhanden sind.

B. Was anbetrifft: sein Joch-Schläfenbein.

Das ist: das, was ist zwischen der Verkleinerung seines Auges[2] und dem Ohrläppchen (?)[3] und dem Ende seines Kauknochens.

Sm Fall 19 (7,14–22)

Heilkunde eines Loches in seinem Joch-Schläfenbein.

Wenn du untersuchst einen Mann [mit] einem Loch [in] seinem Joch-Schläfenbein, eine Wunde ist darauf[1].

Dann sollst du seine Wunde besehen; du mögest zu ihm sagen: blicke auf deine beiden Schultern! Es ist schwierig, es zu machen; wenig dreht sich ihm sein Nacken; sein ⟨eines⟩ Auge ist entzündet (*šsm*) auf ⟨dieser⟩ seiner Seite, die mit jenem Schlag ⟨behaftet⟩ ist.

Dann mußt du dazu sagen: einer mit einem Loch in seinem Joch-Schläfenbein ⌜. . .⌝[2], er leidet an Versteifung (*ṯsw*) an seinem Nacken: eine Krankheit, die ich behandle.

Dann sollst du ihn auf seine Pfähle legen, bis die Zeit seines Leidens vorbeigegangen ist. Behandle du [es (das Loch) danach] mit Öl/Fett, Honig, Fasern jeden Tag, so daß es ihm besser geht.

A. Was anbetrifft: seine beiden Augen[3] sind entzündet (*šsm*).

Das bedeutet: rot ist die Färbung seiner beiden Augen wie die Färbung der *šꜣs*-Pflanze. Es hat das Buch vom „Was den Verbinder betrifft" dazu gesagt: es sind seine beiden Augen rot und *ḏꜣw*[4] wie das Auge am Ende seiner schwachen Stelle[5].

Sm Fall 20 (7,22–8,5)

Heilkunde einer Wunde an seinem Joch-Schläfenbein, die bis zum Knochen reicht, durchlöchert ist sein Joch-Schläfenbein.

Wenn du untersuchst einen Mann mit einer Wunde an seinem Joch-Schläfenbein, die bis zum Knochen reicht, durchlöchert ist sein Joch-Schläfenbein; seine beiden Augen sind entzündet (*šsm*); er gibt Blut aus seinen beiden Nasenlöchern, wenig fällt herab; wenn du deine Finger auf die Öffnung jener Wunde gibst, schaudert es ihn sehr; wenn du von ihm sein Leiden (*mn.t*) erfragst, kann er nicht zu dir reden; großes Weinen ist aus seinen beiden Augen herabgefallen, und so nimmt er oft seine Hand (*ꜥ*) an sein Gesicht, damit er seine beiden Augen mit dem Rücken seiner Hand abwischt – wie es ein Kind tut – nicht weiß er, daß er es tut.

Dann mußt du dazu sagen: einer mit einer Wunde an seinem Joch-Schläfenbein, die bis zum Knochen reicht, durchlöchert ist sein Joch-Schläfenbein; er gibt Blut aus seinen beiden Nasenlöchern; er leidet an Versteifung (*ṯsw*) an seinem Nacken, indem er benommen (*dgm*) ist: eine Krankheit, die man nicht behandeln kann.

Wenn du also jenen Mann findest, indem er benommen (*dgm*) ist: seine Lagerung[1] ist Sitzen; gesalbt (*sgnn*) werde sein Kopf mit Öl/Fett; eingegossen werde *mhwj* (𓏊) in seine beide Ohren.

Sm Fall 21 (8,6–9)

Heilkunde eines Spaltes in seinem Joch-Schläfenbein.

Wenn du untersuchst einen Mann mit einem Spalt in seinem Joch-Schläfenbein, und du findest eine Aufschwemmung, die aufgestiegen ist, auf der Außenseite jenes Spaltes; und (*isk*) er gibt Blut aus seinem ⟨einen⟩ Nasenloch, aus seinem ⟨einen⟩ Ohr, ⟨und zwar⟩ einseitig (*wˁ.tj*)[1], infolge jenes Spaltes; es ist schwierig, daß er Gesprochenes hört infolgedessen.

Dann mußt du dazu sagen: einer mit einem Spalt in seinem Joch-Schläfenbein; er gibt Blut aus seinem ⟨einen⟩ Nasenloch, aus seinem ⟨einen⟩ Ohr, infolge jenes Schlages: eine Krankheit, mit der ich kämpfe.

Dann sollst du ihn auf seine Pfähle legen, bis du weißt, daß er zu etwas gelangt.

Sm Fall 22 (8,9–17)

Heilkunde eines *sḏ*-Bruches in seinem Joch-Schläfenbein.

Wenn du untersuchst einen Mann mit einem *sḏ*-Bruch in seinem Joch-Schläfenbein, dann sollst du deinen Finger[1] auf sein Kinn legen ⟨und⟩ deinen Finger[1] auf das Ende seines Krallenknochens; dann fällt Blut herab aus seinen beiden Nasenlöchern, aus dem Innen(-Raum) seiner beiden Ohren[2] infolge jenes *sḏ*-Bruches; werde ihm ausgewischt[3] ⟨die Ohren⟩ mit einem Tupfer aus Stoff, so daß du siehst seine (des Joch-Schläfenbeins) Splitter im Innern[4] seiner beiden Ohren. Wenn du ihn angerufen hast. ist er benommen (*dgm*)[5] ⟨und⟩ er kann nicht reden.

Dann mußt du dazu sagen: einer mit einem *sḏ*-Bruch in seinem Joch-Schläfenbein; er gibt Blut aus seinen beiden Nasenlöchern, aus seinen beiden Ohren, indem er benommen (*dgm*) ist; er leidet an Versteifung (*ṯsw*) an seinem Nacken: eine Krankheit, die man nicht behandeln kann.

A. Was anbetrifft: das Ende seines Krallenknochens.

Das ist: das Ende seines Unterkiefers[6]. Der Krallenknochen endet[7] in seinem Joch-Schläfenbein, wie die Kralle des *ꜣmˁ*-Vogels[8] etwas packt.

B. Was anbetrifft: du siehst seine (des Joch-Schläfenbeins) Splitter im Innern seiner beiden Ohren.

Das bedeutet: es sind Stücke von Splittern des Knochens beim ⟨Hervor-⟩ Kommen, um an dem Tupfer zu haften (*dmj*), den man einführt (*rdj hꜣj*) in das Innere seiner beiden Ohren, um auszuwischen.

C. Was anbetrifft: er ist benommen (*dgm*).

Das bedeutet: daß er schweigt aus Benommenheit (*gmw*) ohne zu reden, wie einer, der mit Schwäche(?) (*dgj*) ⟨behaftet⟩ ist wegen etwas, das von außen eingetreten ist.

Sm Fall 23 (8,18–22)

Heilkunde einer Wunde an seinem Ohr.[1]

Wenn du untersuchst einen Mann mit einer Wunde an seinem Ohr, die eingeschnitten ist bis zur Öffnung seines (des Ohres) Fleisches (*ḥˁw*), und

⟨*iśt*⟩ etwas von der Unterseite seines Ohres ⟨noch⟩ am Fleisch (*ḥ*ᶜ*w*) geblieben ist[2], dann sollst du ihm mit einem *idr*-Faden die Hinterseite des *ẖn.tj*-Teiles seines Ohres zusammenfassen[3].

Dann mußt du dazu sagen: einer mit einer Wunde an seinem Ohr, die eingeschnitten ist bis zur Öffnung seines Fleisches (*ḥ*ᶜ*w*): eine Krankheit, die ich behandle.

Wenn du jene Wunde findest, indem ihre Naht verschoben ist, ⟨aber noch⟩ an den beiden Lippen seiner Wunde geblieben ist, dann sollst du ihm Polster aus Stoff machen; werde die Hinterseite seines Ohres damit ausgestopft Behandle du sie danach [mit] Öl/Fett, Honig, Fasern jeden Tag, so daß es ihm besser geht.

Sm Fall 24 (8,22–9,2)

Heilkunde eines *ḥsb*-Bruches an seinem Unterkiefer.

Wenn du untersuchst einen Mann mit einem *ḥsb*-Bruch an seinem Unterkiefer, dann sollst du deine Hand (ᶜ) darauf legen, und findest du jenen *ḥsb*-Bruch, indem [er] sich wegschiebt[1] unter deinen Fingern.

Dann mußt du dazu sagen: einer mit einem *ḥsb*-Bruch an seinem Unterkiefer; aufgebrochen (*sḏ*) ist eine Wunde darauf; . . . .[2]; er ist heiß infolgedessen[3]: eine Krankheit, die man nicht behandeln kann.

Sm Fall 25 (9,2–6)

Heilkunde einer Verschiebung an seinem Unterkiefer.

Wenn du untersuchst einen Mann [mit] einer Verschiebung an seinem Unterkiefer, und du findest seinen Mund geöffnet, nicht kann sich ihm[1] sein Mund schließen; dann sollst du deinen Finger[2] geben auf die Enden der beiden Krallenknochen des Unterkiefers im Innern seines Mundes ⟨und⟩ deine beiden Daumen[3] unter sein Kinn. Dann mußt du sie (die beiden Krallenknochen) fallen lassen, indem sie gelegt sind an ihre ⟨richtige⟩ Stelle.

Dann mußt du dazu sagen: einer mit einer Verschiebung an seinem Unterkiefer: eine Krankheit, die ich behandle. Dann sollst du sie (die Verschiebung) verbinden mit *imr.w*-Mineral, Honig jeden Tag, so daß es ihm besser geht.

Sm Fall 26 (9,6–13)

Heilkunde einer Wunde an seiner ⟨Ober⟩lippe[1].

Wenn du untersuchst einen Mann mit einer Wunde an seiner ⟨Ober⟩lippe, die aufgeweicht ist zum[2] Innern seines Mundes; dann sollst du seine Wunde untersuchen[3] bis zum Pfeiler seiner Nase; dann sollst du jene Wunde [mit] einem *idr*-Faden zusammenfassen.

Dann mußt du dazu sagen: einer mit einer Wunde an seiner ⟨Ober⟩lippe, die aufgeweicht ist zum Innern seines Mundes: eine Krankheit, die ich behandle.

Nachdem du sie genäht (*idr*) hast, sollst du sie verbinden mit frischem Fleisch am ersten Tage; behandle du sie danach [mit] Öl/Fett, Honig jeden Tag, so daß es ihm besser geht[4].

A. Was anbetrifft: eine Wunde an seiner ⟨Ober⟩lippe[5], die aufgeweicht ist zum Innern seines Mundes.

Das bedeutet[6]: die beiden Lippen seiner Wunde sind weichlich, indem sie (die Wunde) offen ist zum Innern seines Mundes. Er sagt „aufgeweicht" zu etwas Weichlichem.

Sm Fall 27 (9,13–18)

Heilkunde einer Klaff-Wunde an seinem Kinn.

Wenn du untersuchst einen Mann mit einer Klaff-Wunde an seinem Kinn, die bis zum Knochen reicht, dann sollst du seine Wunde abtasten. Wenn du seinen Knochen heil findest, ohne daß ein Spalt, ein Loch an ihm vorhanden ist:

Dann mußt du dazu sagen: einer mit einer Klaff-Wunde an seinem Kinn, die bis zum Knochen reicht: eine Krankheit, die ich behandle.

Dann sollst du ihm zwei Binden (*ꜣwj*) auf jene Klaffen legen; dann sollst du sie verbinden mit frischem Fleisch am ersten Tage; behandle du sie danach [mit] Öl/Fett, Honig, Fasern jeden Tag, so daß es ihm besser geht.

Sm Fall 28 (9,18–10,3)

Heilkunde einer Wunde[1] an seiner Halsvorderseite (*ḫꜥm*).

Wenn du untersuchst einen Mann mit einer Klaff-Wunde an seiner Halsvorderseite (*ḫꜥm*), die aufgeweicht ist bis zu seiner ⟨Speise-⟩Röhre[2]. Wenn er Wasser trinkt, dann . . . .[3] und ⟨es⟩ kommt aus der Öffnung seiner Wunde heraus. Sie (die Wunde) ist sehr (*ꜥšꜣ*) entzündet; infolgedessen bekommt er (der Mann) Hitze (*srf*)[4]. Dann sollst du jene Wunde mit einem *idr*-Faden zusammenfassen.

Dann mußt du dazu sagen: einer mit einer Wunde an seiner Halsvorderseite (*ḫꜥm*), die aufgeweicht ist bis zu seiner ⟨Speise-⟩Röhre: eine Krankheit, mit der ich kämpfe.

Dann sollst du sie verbinden mit frischem Fleisch am ersten Tage; behandle du sie danach [mit] Öl/Fett, Honig, Fasern jeden Tag, so daß es ihm besser geht.

Wenn du ihn dagegen findest, indem er ⟨fiebrig⟩ heiß ist infolge jener Wunde, dann sollst du ihm auflegen trockne Fasern an die Öffnung seiner Wunde, ⟨er⟩ werde gegeben zur Erde auf seine Pfähle, so daß es ihm besser geht.

Sm Fall 29 (10,3–8)

Heilkunde einer Klaff-Wunde an einem Wirbel seines Nackens.

Wenn du untersuchst einen Mann mit einer Klaff-Wunde an einem Wirbel seines Nackens, die bis zum Knochen reicht, durchlöchert ist der Wirbel seines Nackens. Wenn du jene Wunde untersuchst[1], dann schaudert es ihn sehr; nicht vermag er auf seine beiden Schultern und seine Brust zu blicken[2].

Dann mußt du dazu sagen: [einer mit] einer Wunde[3] an seinem Nacken, die bis zum Knochen reicht; durchlöchert ist der Wirbel seines Nackens; er leidet an Versteifung (*ṯsw*) an seinem Nacken: eine Krankheit, mit der ich kämpfe.

Dann sollst du sie verbinden mit frischem Fleisch am ersten Tage. Danach werde ⟨er⟩ gelegt zur Erde auf seine Pfähle, bis die Zeit seines Leidens vorbeigegangen ist.

Sm Fall 30 (10,8–12)

Heilkunde einer Zerrung (*nrw.t*) an einem Wirbel seines Nackens.

Wenn du untersuchst einen Mann mit einer Zerrung (*nrw.t*) an einem Wirbel seines Nackens, dann mußt[1] du zu ihm sagen: blicke auf deine beiden Schultern und deine Brust; wenn er ⟨es⟩ machen will, ist es schwierig zu beobachten, daß es durch ihn geschieht[2].

Dann mußt du dazu sagen: einer mit einer Zerrung (*nrw.t*) an einem Wirbel seines Nackens: eine Krankheit, die ich behandle.

Dann sollst du sie[3] verbinden mit frischem Fleisch am ersten Tage. Danach behandle du [sie] danach[4] [mit] *imr.w*-Mineral, Honig jeden Tag, so daß es ihm besser geht.

A. Was anbetrifft: eine Zerrung (*nrw.t*).

Er sagt dazu: ein Auseinanderbrechen (*ngj*) von den beiden Gliedern (eines Gelenks), indem es (jedes Glied) an seiner Stelle ist.

Sm Fall 31 (10,12–22)

Heilkunde einer Verschiebung an einem Wirbel [seines] Nackens.

Wenn du untersuchst einen Mann mit einer Verschiebung an einem Wirbel seines Nackens, und du findest ihn, indem er seiner beiden Arme ⟨und⟩

seiner beiden Beine nicht mächtig ist infolgedessen; sein Glied (*ḥnn*) ist steif infolgedessen; es fällt Harn[1] aus seinem Glied herab, ohne daß er es weiß; sein Fleisch hat Luft aufgenommen[2]; seine beiden Augen sind entzündet (*šsm*). Die Verschiebung eines Wirbels seines Nackens, der bis zu seiner Wirbelsäule reicht, ist es, die veranlaßt, daß er seiner beiden Arme ⟨und⟩ seiner beiden Beine nicht mächtig ist. Wenn dagegen der mittlere Wirbel seines Nackens verschoben ist, das bedeutet, daß ein Samenerguß entstanden ist an (*r*) seinem Glied.

Dann mußt du dazu sagen: einer mit einer Verschiebung an einem Wirbel seines Nackens; er ist seiner beiden Beine ⟨und⟩ seiner beiden Arme[3] nicht mächtig; sein Harn ist schwach[4]: eine Krankheit, die man nicht behandeln kann.

A. Was anbetrifft: eine Verschiebung an einem Wirbel seines Nackens.

Er sagt dazu: es hat sich ein Wirbel seines Nackens von seinem Zweiten getrennt; das Fleisch (*ḥʿw*), welches darauf ist, ist heil, wie man sagt „es ist verschoben" zu Dingen, die ⟨noch[5]⟩ zusammenhängen, während eins von seinem zweiten getrennt ist.

B. Was anbetrifft: das bedeutet, daß ein Samenerguß entstanden ist an (*r*) seinem Glied.

[Das bedeutet:] es ist sein Glied (*ḥnn*) steif, mit Ausfluß am Ende seines Gliedes (*ḥnn*). Das bedeutet, daß man sagt: es bleibt in Ruhe[6]; es kann sich nicht nach unten neigen, auch kann es sich nicht nach oben erheben.

C. Was anbetrifft: sein Harn ist schwach.

Das bedeutet: der Harn fällt herab aus seinem Glied; nicht kann er (der Harn) sich bei ihm[7] (seinem Glied?) zusammenhalten.

Sm Fall 32 (11,1–9)

Heilkunde einer Senkung[1] an einem Wirbel seines Nackens.

Wenn du untersuchst einen Mann mit einer Senkung an einem Wirbel seines Nackens; sein Gesicht bleibt ⟨unbeweglich⟩; sein Nacken kann sich ihm nicht drehen; dann sollst du zu ihm sagen: blicke auf deine Brust[2] und deine beiden Schultern; er vermag nicht[3], sein Gesicht zu drehen, damit er auf seine Brust[2] und seine beiden Schultern blickt.

Dann mußt du dazu sagen: einer mit einer Senkung an einem Wirbel seines Nackens: eine Krankheit, die ich behandle.

Dann sollst du sie[4] verbinden mit frischem Fleisch am ersten Tage; dann sollst du seinen Verband lösen; dann sollst du Öl/Fett an seinen Kopf geben, um herabzurinnen[5] zu seinem Nacken; dann sollst du sie[4] verbinden mit *imr.w*-Mineral; behandle du sie[4] danach [mit] Honig jeden Tag; seine Lagerung[6] ist Sitzen, so daß es ihm besser geht.

A. Was anbetrifft: eine Senkung (*nsw.t*) an einem Wirbel seines Nackens.

Er sagt dazu: es sinkt (*hrp*) ein Wirbel seines Nackens [in] das Innere seines Nackens, wie ein Fuß einsinkt (*nsj*) in den Acker. Ein Versinken (*ḏfj*) nach unten ist das.

Sm Fall 33 (11,9–17)

Heilkunde einer Quetschung an einem Wirbel seines Nackens.

Wenn du untersuchst einen Mann mit einer Quetschung an einem Wirbel seines Nackens, und du findest ihn (den Mann), gefallen ist ein Wirbel in seinen Zweiten, und (*isk*) er ist benommen (*dgm*), er kann nicht reden. Sein Kopfüberfallen ist es, das veranlaßt, daß sich ein Wirbel in seinen Zweiten gequetscht hat; und du findest, daß er seiner beiden Arme ⟨und⟩ seiner beiden Beine nicht mächtig ist infolgedessen.

Dann mußt du dazu sagen: einer mit einer Quetschung an einem Wirbel seines Nackens; er ist seiner beiden Arme ⟨und⟩ seiner beiden Beine nicht mächtig, indem er benommen (*dgm*) ist: eine Krankheit, die man nicht behandeln kann.

A. Was anbetrifft: eine Quetschung an einem Wirbel seines Nackens.

Er sagt dazu: gefallen ist ein Wirbel seines Nackens in seinen Zweiten; der eine ist in den einen (= anderen) eingetreten, ohne sich hin- und herzubewegen.

B. Was anbetrifft: sein Kopfüberfallen ist es, das veranlaßt, daß sich ein Wirbel in seinen Zweiten gequetscht hat.

Das bedeutet: er fiel kopfüber auf seinen Kopf[1]; ein Wirbel seines Nackens ist eingekeilt in seinen Zweiten.

Sm Fall 34 (11,17–12,2)

Heilkunde einer Verschiebung an seinen beiden Schlüsselbeinen[1].

Wenn du untersuchst einen Mann mit einer Verschiebung an seinen beiden Schlüsselbeinen, und [du] findest seine beiden Schultern, indem sie beide herabhängen; der Kopf seiner beiden Schlüsselbeine ist seinem Gesicht genähert.

Dann mußt du dazu sagen: einer mit einer Verschiebung an seinen beiden Schlüsselbeinen: eine Krankheit, die ich behandle.

Dann mußt[2] du [sie (die Schlüsselbeine)] fallen lassen, indem sie an ihre ⟨richtige⟩ Stelle gelegt sind; dann sollst du sie (die Verschiebung) verbinden mit[3] Polstern von Stoff. Behandle du sie (die Verschiebung) danach [mit] Öl/Fett, Honig jeden Tag, so daß es ihm besser geht.

Wenn du dagegen seine beiden Schlüsselbeine findest, indem [eine Wunde][4] darauf aufgebrochen (*sḏ*) ist, die aufgeweicht ist zum Innern. [Dann mußt du dazu sagen:][5] eine Krankheit, die ich behandle[6].

A. Was anbetrifft: eine Verschiebung an seinen beiden Schlüsselbeinen.

Das bedeutet: gelöst (*nft*) sind die Köpfe seines Sichelbeins (*ẖ3b*)[7]; verblieben[8] sind ihre (der Schlüsselbeine) Köpfe am oberen Knochen seiner Brust[9], reichend bis zu seiner Kehle; es befindet sich das Fleisch (*ḥꜥw*) seiner Schlüsselbeinregion darüber[10]. Das ist[11] das Fleisch (*ḥꜥw*)[12], das sich über seiner Halsgegend befindet. Es sind 2 Gefäße darunter, ⟨je⟩ eins auf der rechten ⟨und⟩ auf der linken ⟨Seite⟩, zu seiner Kehle ⟨und⟩ zu seiner Halsgegend. Sie geben ⟨Luft⟩ zu seiner Lunge[13].

Sm Fall 35 (12,3–8)

Heilkunde eines *ḥsb*-Bruches[1] an seinen beiden Schlüsselbeinen[2].

Wenn du untersuchst einen Mann mit einem *ḥsb*-Bruch an seinen beiden Schlüsselbeinen, und du findest seine beiden Schlüsselbeine, indem ⟨eins⟩ verkürzt ⟨und⟩ in veränderter Lage ist gegenüber seinem Zweiten.

Dann mußt du dazu sagen: einer mit einem *ḥsb*-Bruch an seinen beiden Schlüsselbeinen: eine Krankheit, die ich behandle[3].

Dann mußt du ihn ausgestreckt hinlegen (auf den Rücken), indem etwas Zusammengefaltetes[4] zwischen seinen beiden Schulterblättern ist; dann sollst du seine beiden Schultern ausbreiten[5], so daß sich seine beiden Schlüsselbeine strecken, so daß jener *ḥsb*-Bruch an seine ⟨richtige⟩ Stelle fällt. Dann mußt du ihm zwei Bäusche aus Stoff machen; dann mußt du deren[6] einen legen innen an seinen Oberarm, den anderen unten an seinen Oberarm. Dann sollst du ihn (den Bruch) verbinden mit *imr.w*-Mineral; behandle du ihn (den Bruch) danach [mit] Honig jeden Tag, so daß es ihm besser geht.

Sm Fall 36 (12,8–14)

Heilkunde eines *ḥsb*-Bruches an seinem Oberarm[1].

Wenn du untersuchst einen Mann mit einem *ḥsb*-Bruch an seinem Oberarm, und du findest seinen Oberarm, indem er herabhängt von ihm ⟨und⟩ in veränderter Lage ist gegenüber seinem Zweiten.

Dann mußt du dazu sagen: einer mit einem *ḥsb*-Bruch an seinem Oberarm: eine Krankheit, die ich behandle.

Dann mußt du ihn ausgestreckt hinlegen (auf den Rücken), indem etwas Zusammengefaltetes zwischen seinen beiden Schulterblättern ist; dann sollst du seine beiden Schultern ausbreiten[2], so daß sich seine beiden Oberarme strecken, so daß jener *ḥsb*-Bruch an seine ⟨richtige⟩ Stelle fällt. Dann mußt du ihm zwei Bäusche aus Stoff machen; dann mußt du ihm deren[3] einen legen innen an seinen Oberarm, deren anderen unten an seinen Oberarm. Dann sollst du ihn (den Bruch) verbinden mit *imr.w*-Mineral; behandle du [ihn (den Bruch)] danach [mit] Honig jeden Tag, so daß es ihm besser geht.

Sm Fall 37 (12,14–21)

Heilkunde eines *ḥsb*-Bruches an seinem Oberarm, indem eine Wunde darauf ist[1].

Wenn du untersuchst einen Mann mit einem *ḥsb*-Bruch an seinem Oberarm, aufgebrochen (*sd̲*) ist eine Wunde darauf, und du findest jenen *ḥsb*-Bruch, indem er sich wegschiebt (*nẖbẖb*) unter deinen Fingern.

Dann mußt du dazu sagen: einer mit einem *ḥsb*-Bruch an seinem Oberarm, aufgebrochen (*sd̲*) ist eine Wunde darauf: eine Krankheit, mit der ich kämpfe.

Dann mußt du ihm zwei Bäusche von Stoff machen[2]; dann sollst du sie mit *imr.w*-Mineral verbinden. Behandle du sie danach [mit] Öl/Fett, Honig, Fasern jeden Tag, bis du weißt, daß er zu etwas gelangt.

Wenn du dagegen jene Wunde, die auf dem *ḥsb*-Bruch ist, findest, indem Blut aus ihr herauskommt, indem sie aufgeweicht ist zum Innern seiner Verletzung[3]:

Dann mußt du dazu sagen: einer mit einem *ḥsb*-Bruch an seinem Oberarm, aufgebrochen (*sd̲*) ist eine Wunde darauf, indem sie aufgeweicht ist: eine Krankheit, die man nicht behandeln kann.

Sm Fall 38 (12,21–13,2)

Heilkunde eines Spalts an seinem Oberarm.

Wenn du untersuchst einen Mann mit einem Spalt an seinem Oberarm, und du findest eine Aufschwemmung, aufgestiegen auf der Außenseite jenes Spalts, der an seinem Oberarm ist.

Dann mußt du dazu sagen: einer mit einem Spalt an seinem Oberarm: eine Krankheit, die ich behandle.

Dann sollst du ihn (den Spalt) verbinden mit *imr.w*-Mineral; behandle du ihn (den Spalt) danach [mit] Honig jeden Tag, so daß es ihm besser geht.

Sm Fall 39 (13,3–12)

Heilkunde von Geschwüren auf einer Schlagverletzung[1] an seiner Brust.

Wenn du untersuchst einen Mann mit Geschwüren auf einer Schlagverletzung an seiner Brust, und du findest Erhebungen (*twꜣ.w*), indem sie[2] sich ausgebreitet (*sḳd*) haben mit Eiter auf seiner Brust; sie haben Rötungen gemacht; und (*isk*) die Hitze (*srf*) darin ist groß, wenn deine Hand ihn ⟨be⟩findet[3].

Dann mußt du dazu sagen: einer mit Geschwüren auf einer Schlagverletzung an seiner Brust. Sie[4] (die Geschwüre) haben Absonderungen von Eiter gemacht: eine Krankheit, die ich behandle mit einem Feuerbohrer.

Dann sollst du ihm auf seiner Brust eine Brennung machen[5], auf jenen Geschwüren, die auf seiner Brust sind. Behandle du sie[6] wie[7] das Behandeln einer Wunde. Du sollst dich nicht sorgen[8], weil sie sich dabei[9] von selbst öffnet, wegen der Gutartigkeit (*mnḫj.w*) in seiner Wunde. Es trocknet jede Wunde, die an seiner Brust entstanden ist, wenn sie von selbst aufgeht.

A. Was anbetrifft: Geschwüre auf einer Schlagverletzung an seiner Brust.

Das bedeutet: es ist etwas Geschwollenes ausgebreitet auf seiner Brust infolge seines Leidens[10]. Sie haben Eiter gemacht ⟨und⟩ etwas Rotes auf seiner Brust. Das bedeutet, daß man sagt: ⟨sie⟩ sind wie Kratzstellen[11], sie schaffen[12] Eiter.

Sm Fall 40 (13,12–17)

Heilkunde einer Wunde an seiner Brust[1].

Wenn du untersuchst einen Mann mit einer Wunde an seiner Brust, die bis zum Knochen reicht; durchlöchert ist der *ḥntꜣ*-Knochen seiner Brust[2]. Dann mußt du den *ḥntꜣ*-Knochen seiner Brust berühren[3] mit deinen Fingern; es schaudert ihn sehr.

Dann mußt du dazu sagen: einer mit einer Wunde an seiner Brust, die bis zum Knochen reicht; durchlöchert ist der *ḥntꜣ*-Knochen seiner Brust: eine Krankheit, die ich behandle.

Dann sollst du sie verbinden mit frischem Fleisch am ersten Tage; behandle du sie danach [mit] Öl/Fett, Honig, Fasern jeden Tag, so daß ihm es besser geht.

A. Was anbetrifft: der *ḥntꜣ*-Knochen[4] seiner Brust.

[Das ist:] die obere Spitze seiner Brust. Sie ist wie etwas, das gestaltet ist wie das *ḥntꜣ*-Tier.

Sm Fall 41 (13,18–14,16)

Heilkunde einer Anomalie[1] einer Wunde an seiner Brust[2].

Wenn du untersuchst einen Mann mit einer Anomalie einer Wunde an seiner Brust, und (*isṯ*) jene Wunde ist entzündet; eine Ballung von Hitze (*srf*), sie strömt aus der Öffnung jener Wunde gegen deine Hand; gerötet sind die beiden Lippen jener Wunde; und (*ist*) jener Mann, er ist heiß infolgedessen; nicht kann sein Fleisch einen Verband annehmen; nicht kann jene Wunde einen Hautrand annehmen[3]. Die *pꜣjs.t*[4], die an der Öffnung jener Wunde sind, sind wässerig, heiß ist ihre Beschaffenheit; Flüssigkeitsansammlung fällt daraus herab, die klar ist.

Dann mußt du dazu sagen: einer mit einer Anomalie einer Wunde an [seiner] Brust, die entzündet ist; er ist heiß infolgedessen: eine Krankheit, die ich behandle.

Dann sollst du ihm machen Kühlmittel zum Herausziehen der Hitze (*srf*) aus der Öffnung der Wunde: Blätter der Weide; [Blätter vom] Christdorn; *ḳsntj* (○|||); werde daran gelegt.

Blätter des *imꜣ*-Laubbaumes; Galle (*bnf*)[5]; *ḥnj-tꜣ*-Pflanze; *ḳsntj* (○|||); werde daran gelegt.

Dann sollst du ihm Mittel machen zum Trocknen der Wunde: Pulver (*šs.t*) von Malachit (*wꜣḏ.w*); *wšb.t*-Mineral; *ṯḥn.t* (Glasfluß); (Rinder-)Fett[6]; werde zerrieben, werde damit verbunden.

unterägyptisches Salz; Fett (*ʿḏ*) vom Steinbock; werde zerrieben, werde damit verbunden.

Dann sollst du ihm einen Puder machen: *špnn* (Mohnkörner?); *dšr*-Pflanze; *ns-š* (○|||); Koloquinthe (*ḏꜣr.t*); Blätter der Sykomore; werde damit verbunden.

Wenn Gleichartiges an irgendeinem ⟨anderen⟩ Körperteil entsteht, untersuche[7] du ihn gemäß dieser Heilkunde.

A. Was anbetrifft: eine Anomalie einer Wunde an seiner Brust, die entzündet ist.

Das bedeutet: die Wunde, die auf seiner Brust ist, ist zögernd ⟨beim Heilen⟩, ohne sich zu überziehen; hoch⟨gradige⟩ Hitze kommt aus ihr heraus; ihre beiden Lippen sind rot; ihre Öffnung ist offen. Das Buch von „Was eine Wunde betrifft" hat dazu gesagt: das bedeutet, sie ist überaus geschwollen. Man sagt: Entzündung bis zur Hoch⟨gradigkeit⟩.

B. Was anbetrifft: eine Ballung von Hitze (*srf*) an seiner Wunde.

Das bedeutet: es ballt sich Hitze (*srf*), die das Innere seiner ganzen Wunde durchzieht.

C. Was anbetrifft: gerötet (*ṯms*) sind ihre beiden Lippen.

Das bedeutet: rot sind ihre beiden Lippen wie die Färbung des *ṯms.t*-Baumes[8].

D. Was anbetrifft: nicht kann sein Fleisch einen Verband annehmen.

Das bedeutet: daß sein Fleisch nicht ein Heilmittel annimmt wegen der Hitze, die auf seinem Fleisch ist.

E. Was anbetrifft: und (*ist*) die Hitze (*srf*), sie strömt aus der Öffnung seiner Wunde gegen deine Hand.

[Das bedeutet:] es kommt Hitze (*srf?*) aus der Öffnung seiner Wunde gegen deine Hand, wie man sagt „ausströmen“ [zu] etwas, das herauskommt auf den Boden.

Sm Fall 42 (14,16–22)

Heilkunde einer Zerrung (*nrw.t*) an den Rippen seiner Brust.

Wenn du untersuchst [einen Mann][1], er leidet an den Rippen seiner Brust; nicht ist eine Verschiebung vorhanden, nicht ist er[2] gebrochen (*ḥsb*); und (*isk*) jener Mann, er leidet ⟨doch⟩ an ihm[2]; es schaudert ihn sehr[3].

Dann mußt du dazu sagen: einer mit einer Zerrung (*nrw.t*) an den Rippen seiner Brust: eine Krankheit, die ich behandle.

Dann sollst du sie[4] verbinden mit *imr.w*-Mineral. Behandle du sie[4] danach [mit] Honig jeden Tag, so daß es ihm besser geht.

A. Was anbetrifft: die Rippen seiner Brust.

Das sind: die Knochen seiner Brust. Es ist die Rippengegend[5] wie etwas, das als Rippenfleischstück (*ḥwn n sw.t*)[6] gestaltet ist.

Sm Fall 43 (14,22–15,6)

Heilkunde einer Verschiebung an[1] den Rippen seiner Brust.

Wenn du untersuchst einen Mann mit einer Verschiebung [an] den Rippen seiner Brust; und du findest die Rippen seiner Brust, indem sie vorgewölbt (*ḫꜣs*) sind; gerötet sind ihre Köpfe[2]; und (*isk*) jener Mann, er leidet an Schleimstoffen[3] in seinen beiden Seiten.

Dann mußt du dazu sagen: einer mit einer Verschiebung an den Rippen seiner Brust: eine Krankheit, die ich behandle.

Dann sollst du sie (die Verschiebung) mit *imr.w*-Mineral verbinden. Behandle du [sie (die Verschiebung)] danach [mit] Honig jeden Tag, so daß es ihm besser geht.

A. Was anbetrifft: eine Verschiebung an den Rippen seiner Brust.

Das bedeutet: gelöst sind die Köpfe der Rippen seiner Brust, verblieben in seiner Brust[4].

B. Was anbetrifft: er leidet an Schleimstoffen in seinen beiden Seiten.

Das bedeutet: er leidet an Verlagerungen (*wd.t*)[5] davon aus seiner Brust, die sich in seine beiden Seiten ergießen.

C. Was anbetrifft: seine beiden Seiten.

Das sind: seine beiden Lenden.

Sm Fall 44 (15,6–9)

Heilkunde eines *ḥsb*-Bruches an den Rippen seiner Brust.

Wenn du untersuchst einen Mann mit einem *ḥsb*-Bruch an den Rippen seiner Brust, aufgebrochen (*sḏ*) ist eine Wunde darauf; und du findest die

Rippen seiner Brust, indem sie sich wegschieben (*nḫbḫb*) unter deinen Fingern.

Dann mußt du dazu sagen: einer mit einem *ḥsb*-Bruch an den Rippen seiner Brust, aufgebrochen (*sḏ*) ist eine Wunde darauf: eine Krankheit, die man nicht behandeln kann.

Sm Fall 45 (15,9–19)

Heilkunde ballartiger[1] Geschwüre auf seiner Brust.

Wenn du untersuchst einen Mann mit ballartigen Geschwüren auf seiner Brust, und du findest, daß sie sich ausgebreitet (*sḳd*) haben auf seiner Brust; wenn du deine Hand gibst auf seine Brust, auf jene Geschwüre, und du findest sie (die Brust) sehr kühl, nicht ist irgendwelche Hitze (*srf*) in ihr vorhanden, wenn deine Hand ihn ⟨be⟩findet[2]; nicht sind sie (die Geschwüre) sandig, nicht machen sie Wasser, nicht schaffen sie eine Wasseransammlung; sie sind ballartig gegen deine Hand.

Dann mußt du dazu sagen: einer mit ballartigen Geschwüren [auf seiner Brust]: eine Krankheit, mit der ich kämpfe.

Es ist nichts da[3].

Wenn du ballartige Geschwüre findest an irgendeiner Körperstelle des Mannes, untersuche[4] du ihn gemäß dieser Heilkunde.

A. Was anbetrifft: ballartige Geschwüre auf seiner Brust.

Das bedeutet: es sind Schwellungen auf seiner Brust groß, verbreitet, hart, wenn man sie berührt, wie ⟨wenn⟩ man berührt einen Ball von. . .[5], ähnlich frischem *ḥmꜣj.t*[6]. Es ist hart ⟨und⟩ kühl gegen die Unterseite deiner Hand, wie ⟨wenn⟩ man berührt diese Schwellungen, die auf seiner Brust sind.

Sm Fall 46 (15,20–16,16)

Heilkunde einer *sḥr*-Geschwulst[1] auf einer *sʿr*-Verletzung[2] an seiner Brust[3].

Wenn du untersuchst einen Mann mit einer *sḥr*-Geschwulst auf einer *sʿr*-Verletzung an seiner Brust, und du findest eine Aufschwemmung, sehr groß ⟨und⟩ aufgestiegen, auf seiner Brust, klar wie Wasser unter deiner Hand; sie[4] haben Dinge gemacht, [deren][5] Färbung nicht[6] funkelnd ist; nicht haben sich ihre Oberflächen gerötet[7].

Dann mußt du dazu sagen: einer mit einer *sḥr*-Geschwulst auf einer *sʿr*-Verletzung[2] an seiner Brust: eine Krankheit, die ich behandle mit Kühlmitteln gegen jene *sḥr*-Geschwulst, die an seiner Brust ist:

sẖ.t-Körnerfrucht; *nṯrj.t* (○|||); *ḳsntj* (○|||); werde zerrieben, werde damit verbunden.

Mehl (*dḳw*) von Alabaster; *ḳsntj* (○|||); *dbn* (○|||) des Maurers; Wasser; werde zerrieben, werde damit verbunden.

Wenn diese Kühlmittel daran angenähert werden[8], dann mußt du mit jenen Heilmitteln[9] behutsam umgehen, bis alles Wasser, das in der *sḥr*-Geschwulst[10] ist, herabgefallen ist.

Behandle du sie (die Geschwulst) wie[11] das Behandeln einer Wunde mit Mitteln [zum] Herausziehen der Hitze (*srf*) aus der Öffnung der Wunde an seiner Brust: Blätter der Dornakazie; Blätter der Sykomore; Wasser; [werde damit verbunden][12].

Blätter des *im3*-Laubbaumes; Galle (*bnf*) des Rindes; *ḥnj-t3*-Pflanze; werde damit verbunden.

Dann mußt du ihm machen Trockenmittel ⟨für die Wunde⟩[13] an seiner Brust: Pulver (*šs.t*) von Malachit (*w3ḏ.w*); Koloquinthe (*ḏ3r.t*); Harz (*ʿḏ*) der Föhre[14]; Öl/Fett; [werde damit verbunden][15].

unterägyptisches Salz; Fett (*ʿḏ*) vom Steinbock; werde damit verbunden.

Dann mußt du ihm einen Puder machen: *špnn* (Mohnkörner?); *dšr*-Pflanze; [Blätter der][16] Sykomore; werde zerrieben, werde daran gelegt.

A. Was anbetrifft: eine *sḥr*-Geschwulst auf einer Schlagverletzung[17] an seiner Brust.

Das bedeutet: es ist etwas Geschwollenes ⟨und⟩ Großes auf[18] dem Leiden, das an seiner Brust ist, weichlich wie Wasser unter [deiner] Hand.

B. Was anbetrifft: nicht ist ihre Färbung funkelnd.

Das bedeutet: daß ihre Haut[19] nicht glüht[20].

C. Was anbetrifft: nicht gibt es eine Rötung darauf.

Das bedeutet: daß nicht etwas Rotes darauf ist.

Sm Fall 47 (16,16–17,15)

Heilkunde einer Klaff-Wunde an seiner Achsel.

Wenn du untersuchst einen Mann mit einer Klaff-Wunde an seiner Achsel, aufgeworfen ist ihr (der Wunde) Fleisch (*ḥʿw*) getrennt sind ihre Seiten, er leidet an Schleimstoffen [an] seinem Schulterblatt.

Dann sollst du seine Wunde abtasten[1], und findest du ihre Klaffen, indem sie in veränderter Lage sind, indem ihre (der Wunde) Seiten abgewendet (?)[2] sind an seiner Verletzung[3], wie wenn ein Stoffballen entrollt wird; es ist schwierig, daß er seinen Arm (*ʿ*) hebt infolgedessen; dann sollst du ihm ihre Klaffen mit einem *idr*-Faden zusammenfassen.

Dann mußt du dazu sagen: einer mit einer Klaff-Wunde an seiner Achsel, aufgeworfen ist ihr (der Wunde) Fleisch (*ḥʿw*), getrennt sind ihre Seiten, er leidet an Schleimstoffen [an] seinem Schulterblatt: eine Krankheit, die ich behandle.

Dann sollst du sie verbinden mit frischem Fleisch am ersten Tage.

Wenn du jene Wunde findest, indem sie aufgegangen ist, indem ihre *idr*-Naht sich verschoben hat, dann mußt du ihm ihre Klaffen zusammenfassen[4] mit zwei Binden (*ȝwj*) aus Stoff, ⟨die gelegt werden⟩[5] auf jene Klaffen. Behandle du sie danach [mit] Öl, Fett, Honig, Fasern jeden Tag, so daß es ihm besser geht.

Wenn du findest eine Wunde, deren Fleisch (*ḥꜥw*) aufgeworfen ist, deren Seiten getrennt sind, an irgendeinem Körperteil des Mannes, untersuche[6] du ihn gemäß dieser Heilkunde.

Wenn du dagegen jene Wunde findest[7], sein (des Mannes) Fleisch (*ḥꜥw*) hat Hitze (*srf*) bekommen infolge jener Wunde, welche an seiner Achsel ist; und (*isṯ*) jene Wunde ist entzündet ⟨und⟩ aufgegangen, indem ihre *idr*-Naht sich verschoben hat, dann mußt du deine Hand (ꜥ) darauf legen, und du findest Hitze (*srf*), indem sie aus der Öffnung seiner Wunde gegen deine Hand strömt, eine (Flüssigkeits-)Ansammlung fällt aus ihr herab, kühl wie Wasser von Rosinen[8].

Dann mußt du dazu sagen: einer mit einer Klaff-Wunde an seiner Achsel, die entzündet ist, er (der Mann) ist heiß infolgedessen: eine Krankheit, mit der ich kämpfe.

Wenn du also[9] jenen Mann findest, indem er heiß ist, und (*isk*) jene Wunde ist entzündet, dann sollst du sie nicht verbinden, ⟨er⟩ werde gelegt zur Erde auf seine Pfähle, bis die Zeit seines Leidens vorbeigegangen ist.

Wenn dagegen seine Hitze nachläßt ⟨und⟩ die Hitze (*srf*) aus der Öffnung seiner Wunde zu Boden fließt, behandle du sie danach [mit] Öl/Fett, Honig, Fasern jeden Tag, so daß es ihm besser geht.

Sm Fall 48 (17,15–19)

Heilkunde einer Zerrung (*nrw.t*) [an] einem Wirbel seines Rückens.

Wenn du untersuchst [einen Mann mit] einer Zerrung (*nrw.t*) an einem Wirbel seines Rückens, dann mußt du zu ihm sagen: „strecke doch deine beiden Beine[1] aus ⟨und⟩ mache sie ⟨wieder⟩ krumm[2]!" so streckt er sie aus ⟨und⟩ so macht er sie sogleich ⟨wieder⟩ krumm, weil es schwierig ist, es zu machen[3], infolge des Wirbels seines Rückens, an dem er leidet.

Dann mußt du dazu sagen: einer mit einer Zerrung (*nrw.t*) an einem Wirbel seines Rückens: eine Krankheit, die ich behandle.

Dann sollst du ihn ausgestreckt hinlegen (auf den Rücken).

Dann sollst du ihm machen[4].

V B. Rezepte

1. Knochenbrüche

H 217 (14,13–14)

Heilmittel für das Knüpfen eines Knochens, wenn er gebrochen ist (*sḏ*), am ersten Tage[1].

Mehl von Koloquinthe (*ḏꜣr.t*) 1; Mehl von Bohnen 1; Wasser von *mstꜣ*-Flüssigkeit 1; werde zu einer Masse gemacht, werde damit verbunden an vier Tagen.

H 10 (1,9–10)

⸢Heilmittel für das Knüpfen eines Knochens, wenn⸣ er ⸢gebrochen ist (*sḏ*)⸣ am ersten Tage.

Koloquinthe (*ḏꜣr.t*); Bohnen $\frac{2}{3}$; Mehl von *ʿmʿʿ*-Teil ⟨des Getreides⟩; werde zerrieben, werde gemischt mit *mstꜣ*-Flüssigkeit von *ḫḏw*, werde damit verbunden an vier Tagen.

H 218 (14,14–15)

Ein zweites Heilmittel.

Mehl von Koloquinthe (*ḏꜣr.t*) 1; Mehl von *ʿʿꜣm*-Pflanze 1; Pflanzenschleim (*ḥsꜣ*) für *prsn*-Brot 1; werde gekocht zu einer Masse, werde damit verbunden.

H 12 (1,11–12)

Ein drittes Heilmittel.

Koloquinthe (*ḏꜣr.t*) $\frac{2}{3}$; *ʿmʿʿ*-Teil des Emmer; werde zerrieben in Pflanzenschleim (*ḥsꜣ*) ⸢. . . .⸣, an vier Tagen.

H 219 (14,15–16)

Ein drittes Heilmittel.

Dickmilch vom Rind 1; Mehl von frischer Gerste 1; werde zu einer Masse gemacht, werde damit verbunden an vier Tagen.

H 11 (1,10–11)

Ein zweites Heilmittel.

Mehl von frischer Gerste; Dickmilch; werde gemischt ⸢. . . .⸣, ⸢werde verbunden⸣ damit an vier Tagen.

H 220 (14,16–17)

Ein anderes Heilmittel.
Früchte des Koriander (*šꜣw*) 1; Früchte der *ṯwn*-Pflanze 1; Honig 1; Pflanzenschleim (*ḥsꜣ*) für *prsn*-Brot 1; werde zu einer Masse gemacht, werde damit verbunden an vier Tagen.

H 13 (1,12–13)

Glätten eines Knochens, wenn er gebrochen ist (*sḏ*), an allen Körperstellen des Mannes oder der Frau.

Pflanzenschleim (*ḥsꜣ*) von ⸢. . .⸣; ⸢. . .⸣-Pflanze; Früchte des Laichkrauts; werde zu einer Masse gemacht, werde gemischt mit Honig, werde damit verbunden.

H 221 (14,17–15,1)

Ein anderes Heilmittel.
dbn (○|||) des Maurers 1; Blatt der Sykomore 1; Blatt des Christdorns 1; Blatt des *imꜣ*-Laubbaumes 1; Blatt der Dornakazie 1; Honig 1; Gummi der Dornakazie; werde zu einer Masse gemacht, werde damit verbunden.

H 14 (1,13–15)

Glätten ⸢. . . .⸣[1]

⸢*dbn* (○|||)⸣ des Maurers 1; Gummi 1; Früchte (*išd.t*) der Sykomore 1; Früchte (*išd.t*) des Christdorns 1; Früchte (*išd.t*) des *imꜣ*-Laubbaumes ⸢1⸣; ⸢. . . .⸣; werden befeuchtet die Finger[2] dabei mit Honig, werde verbunden an vier Tagen.

H 222 (15,1–2)

Ein anderes Heilmittel.
Honig 1; *sꜥꜣm*-Pflanze 1; *pr.t-šnj*-Frucht 1; werde zu einer Masse gekocht, werde damit verbunden an vier Tagen.

H 223 (15,2)

Ein anderes Heilmittel.
Blatt der Dornakazie 1; Gummi[1] 1; Wasser[1] 1; werde zu einer Masse gemacht, werde damit verbunden an vier Tagen.

H 224 (15,3)

Ein anderes Heilmittel.
Gummiwasser[1] 1; Fett (*mrḥ.t*) der Gans 1; Wachs 1; werde zu einer Masse gekocht, werde damit verbunden an vier Tagen.

H 225 (15,3–4)

Ein anderes Heilmittel.

pḳrw-Teil von Öl; werde nachts dem Tau ausgesetzt, werde damit verbunden.

H 226 (15,4–5)

Heilmittel für das Kühlen eines Knochens, nachdem er geknüpft ist, an allen Körperstellen des Mannes.

Mehl von Koloquinthe (*ḏꜣr.t*) 1; Blatt des *imꜣ*-Laubbaumes 1; Blatt des Christdorns 1; Blatt der Sykomore 1; Samenkorn des Emmer (*mjmj*) 1; Wasser 1; werde damit verbunden.

H 227 (15,5–6)

Ein anderes Heilmittel.

frisches (*ꜥnḫ*) Fleisch des Rindes 1; *sskꜣ* ($\overset{\circ}{|||}$) von Oberägypten (*ẖnw*)[1]; Fett (*ꜥḏ*) des Steinbocks 1; unterägyptisches Salz 1; *sẖp.t*-Flüssigkeit 1; Öl/Fett 1; Wachs 1; Malachit (*wꜣḏw*) 1; werde zu einer Masse gemacht, werde damit verbunden an vier Tagen.

H 233 (15,13–14)

Ein ⸢anderes⸣ Heilmittel für das Kühlen eines Knochens, nachdem er geknüpft ist, an allen Körperstellen des Mannes.

Natron von der Oase (*sẖ.t*); *šb.t* (Maische?); Kerne (*inj.t*) von Datteln; Honig; werde damit verbunden an vier Tagen.

H 234 (15,14–15)

Ein anderes Heilmittel.

Blatt der Dornakazie; Blatt der Weide; Blatt der Sykomore; Samenkorn des Emmer (*mjmj*); Gummiwasser; werde damit verbunden an vier Tagen.

Eb 636 (80,2–4)

Eine andere[1] Salbe (*nwd.t*) für das Gesundmachen eines Knochens an allen Körperstellen des Mannes. Wirklich vorzüglich.

Natron 1; *wšb.t*-Mineral 1; (Rinder-)Fett 1; schwarzer Feuerstein 1; Honig 1; werde zu einer Masse gemacht, werde damit verbunden.

H 15 (1,15–16)

Heilmittel für die Rippen, wenn sie gebrochen (*sḏ*) sind, am ersten Tage[1].
Dickmilch von *ḥḏ.t*-Milch[2] ⸢. . . .⸣; werde umhüllt mit einem *stp*-Tuch von *ḥꜣw.tjw*-Stoff, werde damit verbunden an vier Tagen.

L 4 (2,1–3)

Eine andere Beschwörung ⸢für . . . .⸣
(zerstörter Zusammenhang; verständlich nur:)
es werde der Knochen besprochen mit ⸢. . . .⸣.

V B 2. *wbnw*-Wunden

a) Wundbehandlungen[1]

im allgemeinen

Eb 515 (70,1–2)

Anfang von den Heilmitteln für das Gesundmachen einer Wunde, die beigebracht ist (*wdj*) auf dem Fleisch (*ḥꜥw*).
Verbandstoff, befeuchtet mit Terebinthenharz (*snṯr*) ⟨und⟩ Honig; werde daran gegeben an vier Tagen.

H 260 (17,16–18,3)[1]

⸢. . . .⸣ eine Wunde an allen Körperstellen ⸢. . . .⸣.
⸢. . . .⸣; Honig; frisches Behen-Öl; Wachs; Föhrenöl (*sfṯ*); Mehl von Koloquinthe (*ḏꜣr.t*); ⸢. . . .⸣; Brei (*ꜣḥ*) (?); Siegelstein[2]; Zerstoßenes (*ẖꜣ.w*) von *tj-šps* (Zimtbaum?); Ei vom Strauß; Terebinthenharz (*snṯr*); werde an die Wunde gegeben[3].

H 245 (16,9–10)

Heilmittel ⸢für . . . .⸣ eine Wunde an allen Körperstellen.
Mehl von ⸢. . . .⸣; ⸢. . . .⸣[1] 1; Wachs 1; Fett (*ꜥḏ*) des Rindes 1; werde gekocht, ⸢werde damit verbunden, so daß es ihm besser geht⸣ sofort.

Eb 528 (71,1–3)

Was man macht gegen eine Wunde auf der Brust[1].
wšb.t-Mineral 1; unterägyptisches Salz 1; fettes (Rinder-)Fett 1; werde an die Brust gegeben, werde damit verbunden[2].

Eb 529 (71,3–4)

Was man macht gegen eine Wunde auf dem Nacken[1].
ʿntjw-Harz 1; Mehl von der *dbj.t*-Pflanze[2]; werde zu einer Masse gemacht, werde damit verbunden.

„sich überziehen lassen“

Eb 516 (70,2–4)

Ein anderes (Heilmittel) für das Sich-überziehen-lassen[1] einer Wunde.
Bohnen, werde zerrieben[2], werde in Tüchern aufbewahrt, werde gemischt mit Öl/Fett, Honig, indem Fasern[3] der *dbj.t*-Pflanze an ihrer Oberseite sind; [ ][4] jeden Tag, so daß es ihm besser geht.

Eb 523 (70,20–21)

Ein anderes (Heilmittel) für das Sich-überziehen-lassen einer Wunde.
Wachs 1; trockener Kot (*šȝw*)[1]; werde fein zerrieben, werde damit verbunden.

Eb 524 (70,21–22)

Ein anderes (Heilmittel).
Mehl von grünem Glasfluß; werde gemischt (*ȝbẖ*) mit Honig, werde damit verbunden.

Eb 525 (70,22)

Ein anderes (Heilmittel).
Fett (*ʿḏ*) des Steinbocks 1; Wachs 1; Koloquinthe (*ḏȝr.t*) 1; werde gemischt, werde damit verbunden.

Eb 541 (71,18–19)

Ein anderes (Heilmittel) für das Sich-überziehen-lassen einer Wunde.
Kot des Menschen; werde zerrieben in Bodensatz (*tȝḥ.t*) von süßem Bier; Föhrenöl (*sfṯ*); Honig; werde damit verbunden.

„trocken machen“

Eb 520 (70,9–10)

Ein anderes (Heilmittel) für das Trockenmachen[1] einer Wunde.
Terebinthenharz (*snṯr*) 1; Koloquinthe (*ḏȝr.t*) 1; Fett (*ʿḏ*) des Rindes 1; werde zerrieben, werde daran gegeben.

Eb 521 (70,10–11)

Ein anderes (Heilmittel).

Gummi 1; Terebinthenharz (*sntr*) 1; *nḥd* (𓎛) 1; ⸢Kot der Fliege 1; roter Ocker (*mnš.t*) 1; unterägyptisches Salz 1; Wachs 1; werde zerrieben, werde daran gegeben.

Eb 766c (91,5–19)

Puder für das Trockenmachen einer Wunde
siehe bei II C (Seite 61).

V B 2b) Absonderungen

Sekret (*stꜣ*)

Eb 522 (70,11–20)[1]

Heilmittel für eine Wunde am ersten Tage[2].

a) Fett (*ʿd*) des Rindes, so daß sie (die Wunde) fault[3], oder Fleisch des Rindes[4]. Wenn sie aber sehr fault, dann sollst du sie verbinden mit fauligem Brot von Gerste, so daß sie infolgedessen (*ḫr-s*) trocknet. Dann sollst du sie noch einmal verbinden mit (Rinder-)Fett, so daß sie fault.

b) Wenn sie sich aber schließt über ihren Sekreten, dann sollst du sie verbinden mit Fett (*ʿd*) des Steinbocks; Föhrenöl (*sft*); zerriebene Erbsen (*tḥwj*).

Wenn ⟨die Wunde⟩ darunter (*ḫr-f*) aufbricht (*hḳ*)[5], dann sollst[6] du sie pudern mit Mehl von grünem Glasfluß.

c) Danach sollst[6] du sie verbinden mit[7] Fasern der *dbj.t*-Pflanze über *ꜣbḫ.t*-Flüssigkeit.

d) Wenn sie sich danach überzogen hat, dann sollst du [machen?][8] eine Salbe (*nwd.t*) für das Stärken der Gefäße[9]; werde damit verbunden, so daß sie (die Wunde) gesund wird[10].

e) Wenn sie sich danach schließt über ihren Sekreten, dann sollst du machen: (Rinder-)Fett; *dꜣs*-Pflanze; werde damit verbunden, so daß sie ihre Öffnung auftut, so daß sie fault[11].

Eb 530 (71,4–5)

Gesundmachen von irgend etwas, an dem der Mann leidet, nämlich irgend welchem Sekret.

unterägyptisches Salz 1; Melilotus (*ʿfꜣ*) 1; werde zerrieben in Öl/Fett, werde damit verbunden.

Eb 536 (71,11–13)[1]

Gesundmachen von irgend etwas, an dem der Mann leidet, nämlich irgend welchem Sekret.

Brot vom Christdorn, werde gekocht in Wasser; werde damit verbunden in angenehmer Wärme.

Eb 531 (71,5–6)

Ein anderes (Heilmittel) für das Gesundmachen irgend welchen Sekrets[1]. Kot[2]; Gerste; werde zerrieben in Fett (*mrḥ.t*) des Nilpferds oder des Schweines; werde damit verbunden.

Eb 532 (71,6–7).

Ein anderes (Heilmittel).

Gerste, gekocht 1; Koloquinthe (*ḏꜣr.t*) 1; Terebinthenharz (*snṯr*) 1; Öl/Fett 1; werde zu einer Masse gemacht, werde damit verbunden.

Eb 540 (71,16–18)

Ein anderes (Heilmittel) für das Gesundmachen irgend welchen Sekrets[1]. Fett (*ʿḏ*) der Ziege (*wʿ.tj*) 1; Wachs 1; duftender Gummi[2] 1; *tj-šps* (Zimt?) 1; frisches Behen-Öl 1; werde zu einer Masse gemacht, werde an das Sekret[3] gegeben, so daß es[4] gesund wird.

Eb 542 (71,19–21).

Ein anderes (Heilmittel) [für] das Lindern eines Sekrets.

Bulti-Fisch (tilapia nilotica)[1]; *tm.t*-Fisch[2] 7; Koloquinthe (*ḏꜣr.t*) 1; Wachs 1; *tꜣ-msḥ* (Krokodilskot?) 1; Honig 1; werde fein zerrieben, werde zu einer Masse gemacht, werde damit verbunden.

Eb 518 (70,6–7)

Ein anderes (Heilmittel) für ein Sekret, das *ṯsm*(?)-macht[1].

Wachs 1; Öl/Fett 1; (Rinder-)Fett 1; werde zu einer Masse gekocht, werde damit verbunden.

Eb 519 (70,7–9)

Ein anderes (Heilmittel).

Früchte von Erbsen (*tḥwj*) 1; Haar von *wšʿ* (𓏥)[1] 7; Öl/Fett 1; Honig 1; Föhrenöl (*sfṯ*) 1; Zwiebeln, 7 Knollen (*ṯꜣ.w*)[1], abgestorben[2]; werde zerrieben, werde damit verbunden.

Eb 533 (71,7–8)[1]

Ein anderes (Heilmittel) für das Wachsenlassen des Fleisches (*ḥʿw*)[2].

Bleiglanz (*msdm.t*) 1; Fett (*ʿḏ*) des Rindes 1; *ẖpꜣ.w* des Malachit (*wꜣḏw*) 1; Honig 1; werde zu einer Masse zerrieben, werde damit verbunden.

Eb 534 (71,8–10)

Ein anderes (Heilmittel).

Koloquinthe (*ḏ3r.t*) 1; Bohnen 1; [*tj*-]*šps* (Zimt?) 1; Öl/Fett 1; Honig 1; werde zu einer Masse zerrieben; werde damit verbunden.

Eb 535 (71,10–11)

Ein anderes (Heilmittel).

ʿẖm.w (Blätterzweige) des *im3*-Laubbaumes 1; Blätter der Dornakazie 1; *tj-šps* (Zimt?) 1; Früchte vom *ʿnn.w*-Baum 1; *inb*-Pflanze 1; Koloquinthe (*ḏ3r.t*) 1; Föhrenöl (*sft*) 1; Wachs[1]; werde gekocht, werde an die (Austritts-)Öffnung[2] des Sekrets gegeben.

L 29 (10,13–11,1)

⌜. . . .⌝

⌜. . . .⌝ (Spruch in einer fremden Sprache).

Es werde dieser Spruch gesagt viermal[1] über irgend welchem Sekret.

Blut

Eb 517 (70,4–6)

Ein anderes (Heilmittel) für das Ausziehen von Blut[1] in der Öffnung einer Wunde.

Wachs 1; (Rinder-)Fett 1; Behen-Öl 1; Honig 1; Koloquinthe (*ḏ3r.t*) 1; zerkochte Gerste 1; werde gekocht, werde zu einer Masse gemacht, werde damit verbunden an vier Tagen.

L 43 (14,2–3)

Heilmittel für das Abwehren des Blutes in einer Wunde.

Kot von Fliegen; roter Ocker (*mnš.t*); werde daran gegeben.

Was man als Zauber sagt:

Gepackt ist der Schwache vom Starken, und umgekehrt. Der Schwache aber ist es, der den Starken schlagen wird. Dieses gegen Dieses[1].

L 44 (14,4–5)

Ein anderes (Heilmittel).[1]

Es sondert sich ab (*wḏʿ*) die Flut (*šbb.t*) vorn am Grabe im Jahre des ⌜. . . .⌝ . . aufgestiegen zum Himmel, sagt Geb dazu. Es gibt der Ibis seinen Schnabel (*fnḏ*) in das dazugehörige *ḏrj*.

Gesagt wird dieser Spruch über einem Ibis aus Ton, dessen Schnabel (*r3*) mit *ʿmʿʿ*-Teil der Gerste gefüllt ist; werde sein Schnabel (*r3*) gegeben in ⌜die Öffnung (*r3*)⌝ der Wunde.

Es (das Heilmittel) ist gut gewesen ⟨schon⟩ in der Zeit Amenophis' des Dritten.

ꜥꜣgj.t-Absonderung

Eb 539 (71,14–16)[1]

Ein anderes (Heilmittel) für das Beseitigen der *ꜥꜣgj.t*-Absonderung[2], die sich befindet an der Öffnung einer Wunde.

Ei des Straußes 1; Schale einer Schildkröte, zerkocht 1; *ꜥꜣgj.t* (Harz) des *imꜣ*-Laubbaumes 1; werde damit gesalbt (*gs*).

ꜣšj.t-Absonderung

Eb 537 (71,13) = H 39 (3,8–9)

Ein anderes (Heilmittel) für das Beseitigen der *ꜣšj.t*-Absonderung[1].

Koloquinthe (*ḏꜣr.t*); unterägyptisches Salz; werde gekocht in Harn, werde daran gegeben.

Eb 538 (71,14) = H 40 (3,9–10)

Ein anderes Heilmittel[1].

Gummi 1; Natron 1; Blatt der Dornakazie 1; werde zerrieben, werde damit verbunden.

V B 2c) sonstige Erscheinungen

Geschwüre

Eb 527 (70,24–71,1)

Ein anderes Heilmittel für Geschwüre in einer Wunde.

Blatt der Dornakazie 1; werde zerrieben, werde gegeben in Öl/Fett, werde an die Wunde gegeben.

Das ist ein Beseitigen der Geschwüre.

Schmerzstoffe

Eb 130 (30,4–6)

Ein anderes (Heilmittel) für das Gesundmachen einer Wunde, indem Schmerzstoffe entstanden sind.

Mehl von Samenkorn des Emmer (*mjmj*) 1; süßes Bier 1; *irtjw*-⟨pflanzlicher⟩ Farbstoff 1; Blatt der Dornakazie 1; Verbandstoff aus feinstem Leinen 1; geschmeidiges *ꜥntjw*-Harz 1; Ausgepreßtes (*iꜥf*) von süßem Bier[1] 1; werde damit verbunden.

V B 2d) Verschiedenes

Eb 526 (70,23–24)

Was man macht gegen einen, der Krampfzustände (?) (*iꜣṯ.w*) hat infolge einer Wunde.

Mehl von Gerste 1; (Rinder-)Fett 1; Behen-Öl 1; werde gekocht, werde veranlaßt, daß er es einnimmt[1], ⟨auch⟩ wenn er nicht will[2].

Andere *wbnw*-Wunden siehe bei verschiedenen Fällen des Wundenbuches V A (Seite 172).

Die Rezepte Eb 487–490 und Eb 494–496 für das Behandeln „der Wunde (*wbnw*) einer Verbrennung" siehe bei V B 4a) (Seite 216–218).

Das Rezept Eb 472 für „das Wachsenlassen des Haares bei einer *wbnw*-Wunde": siehe bei XI A 2 (Seite 299).

V B 3. Verletzungen durch Schläge, Bisse und Stiche

a) Schläge

Eb 510 (69,18–19)

Heilmittel für das Beseitigen von Striemen infolge eines Schlages.
Honig; Galle des Rindes; Ton (*bsn*) des Töpfers; Wasser von der *sꜣr*-Pflanze; Dattelsaft; werde gekocht, werde damit verbunden.

Eb 511 (69,19–20)

Ein anderes (Heilmittel).
ỉmj.t-Teil von Alabaster; Statuenton; *mꜣd*-Mineral; Pflanzenschleim (*ḥsꜣ*); werde damit gesalbt (*gs*).

Eb 512 (69,20–21)

Ein anderes (Heilmittel).
Mehl von Gerste; Milch des Rindes; werde damit gesalbt (*gs*) oft, oft.

Eb 513 (69,21)

Ein anderes (Heilmittel).
Honig; werde damit gesalbt (*gs*) in Fingerwärme.

Eb 514 (69,21–22)[1]

Ein anderes (Heilmittel).
šsp.t-Teil der *ḥmꜣj.t*-Pflanze, getrocknet; werde fein zerrieben, werde in einen Kuchen gegeben, auf dem ein anderer ist[2], werde in Honig getaucht, werde geschluckt[3] vom Manne.

H 89 (7,10–11)

Heilmittel für Schläge, am ersten Tage.
Ton (*bsn*) des Töpfers; Koloquinthe (*ḏ3r.t*); Mehl (*skj*) der *psḏn*-Tenne; werde damit *d3r*-behandelt[1].

H 90 (7,11–12)

Ein anderes (Heilmittel).
unterägyptisches Salz; ebenso.

H 91 (7,12)

Ein anderes (Heilmittel).
i3r (Gras); ebenso.

H 92 (7,12)

Ein anderes (Heilmittel).
mrw[1]; ebenso.

Behandlungen von Schwellungen, die durch Schläge entstanden sind:

1. *sḳr*- und *sʿr*-Schlagverletzungen siehe Fall 39 und Fall 46 des Wundenbuches (Seite 193 und 197).
2. *sẖ*-Schlag siehe Bln 57 (Seite 240).

V B 3b) Bisse

Eb 432 (64,5–7) = H 21 (2,6–7)

Ein Heilmittel, das man macht[1] gegen den Biß von Menschen[2].
ẖʿʿ.w-Teile von *šd.t*-Teig, die in einem *ʿnḏw*-Topf sind[3]; Porree (*i3ḳ.t*); werde zerkleinert, werde zu einer Masse gemacht, werde damit verbunden.

Eb 433 (64,7–8) = H 22 (2,7).

Ein anderes zweites Heilmittel[1].
Terebinthenharz (*sntr*) 1; Ocker (*stj*) 1; Galle der Ziege (*wʿ.tj*)[2] 1; werde zu einer Masse gemacht, werde damit verbunden.

Eb 434 (64,8–9) = H 23 (2,7–8)

Ein anderes drittes Heilmittel[1].
nṯr[2]-Pflanze 1; Terebinthenharz (*sntr*) 1; *ḥḏw*[3]-Harz 1; werde gekocht, werde zu einer Salbe (*nwd.t*) gemacht[4], werde damit verbunden.

Eb 435 (64,9–11)[1]

Ein anderes (Heilmittel).
Du mußt ihn (den Biß) verbinden mit frischem Fleisch am ersten Tage.
Danach behandle du ihn mit Öl/Fett, Honig, so daß es ihm besser geht.
Danach sollst du geben: Öl/Fett und (*ḥr*) Wachs[2], so daß es ihm besser geht sofort.

H 241 (16,5–6)

⸢Ein anderes Heilmittel für einen Biß des⸣ Schweins.
Du sollst ihn (den Biß) verbinden mit frischem Fleisch ⸢am ersten Tage⸣.

H 242 (16,6–7)

Ein anderes Heilmittel.
frischer roter Ocker (*mnš.t*) 1; *ỉbsꜣ*-Pflanze 1; ⸢. . . .⸣ (○|||) 1; (Rinder-) Fett 1; Öl/Fett 1; werde gekocht, werde damit verbunden.

Eb 436 (64,11–13)[1]

Was man macht gegen eine Bißwunde (*tp-rꜣ*) eines Krokodils.
Wenn du untersuchst eine Bißwunde (*tp-rꜣ*) eines Krokodils und du findest sie, indem ihr Fleisch aufgeworfen, ihre beiden Seiten getrennt sind[2]:
Dann sollst du sie verbinden mit frischem Fleisch am ersten Tage, ebenso wie irgend welche Wunde des Mannes.

H 239 (16,4–5)[1]

Ein ⸢anderes⸣ Heilmittel für einen Biß eines Krokodils an ⸢irgendeinem⸣ Körperteil des Mannes.
Du sollst ihn (den Biß) verbinden mit frischem Fleisch am ersten Tage.

H 240 (16,5)

Ein anderes Heilmittel.
⸢. . . .⸣; Porree (*ỉꜣḳ.t*); werde damit verbunden an vier Tagen.

H 243 (16,7–8)

⸢Ein anderes Heilmittel für⸣ einen Biß eines Nilpferds.
Blatt der Sykomore ⸢. . . .⸣; ⸢. . .⸣ (○|||) von süßem Bier; werde damit verbunden an ⸢vier⸣ Tagen.

H 244 (16,8–9)

⸢Ein anderes Heilmittel für⸣ einen Biß eines Löwen.
Früchte von ⸢. . . .⸣; ⸢. . . .⸣; ⸢werde . . . zu⸣ einer Masse, werde damit verbunden an vier Tagen.

Bln 78 (7,6)

Ein anderes (Heilmittel) für das Beseitigen eines Bisses[1] eines Skorpions. *ḫt-ds*-Baum; Wachs; *sꜣ-wr*-Harz; *njꜣjꜣ*-Pflanze; *inr-spdw*-Mineral; Fett (*ʿḏ*) vom Kleinvieh; werde aufs Feuer gegeben, werde damit geräuchert.

Bln 79 (7,7)

Ein anderes (Heilmittel) [für] einen mit einem ⟨Skorpions-⟩Stich. unterägyptisches Salz; Bodensatz (*tꜣḥ.t*) von süßem Bier; werde der Mann damit beräuchert.

Bln 77 (7,5)

Heilmittel für das Behandeln des Herzens (*ib*) eines mit einem ⟨Skorpions-⟩Stich

siehe bei IV D 2b (Seite 98).

Pap. Turin 31 + 77

(Am Schluß der Geschichte von Re und Isis[1] steht eine Anweisung, der zufolge der von einem Skorpion Gestochene gewisse auf die Handfläche gemalte Götterbilder ablecken soll; dazu soll ein Leinenstreifen an seinem Nacken befestigt werden. Dann folgt):

Es ist ein Kraut Skorpionskraut (*sm-wḥʿ.t*)[2]; werde zerrieben in Bier oder Wein; werde getrunken von einem mit einem Stich des Skorpions.

Das ist ein Töten des Giftes. Wirklich vorzüglich, millionenmal.

Eb 845 (97,20–21)

Ein anderes (Heilmittel) für das Nicht-Zulassen, daß eine Fliege beißt (*psḥ*)

siehe bei XII (Seite 305).

Eb 846 (97,21–98,1)

Ein anderes (Heilmittel) für das Nicht-Zulassen, daß Mücken stechen (*psḥ*)

siehe bei XII (Seite 305).

V B 3c) Stiche

Eb 726 (88,4–5)

Was man macht, um einen Stachel herauszuziehen, wenn er im Fleisch (*ḥʿw*) ist.

Nest (*pr*) des *bjbj*-Insekts[1]; Honig; werde daran gegeben.

Eb 727 (88,5–6)

Ein anderes (Heilmittel).
abgeworfene Haut (*ẖʿḳ.w*) einer Schlange[1], gekocht, zerrieben in Öl/Fett; *ʿpnn.t* (Wassermolch?), aufgeschnitten, gekocht, eingeschlossen in Öl/Fett[2]; werde an seine (des Stachels) Öffnung[3] gegeben.

Eb 728 (88,6–7)[1]

Kot eines Esels; werde gemischt mit Pflanzenschleim (*ḥsꜣ*); werde an seine (des Stachels) Öffnung[2] gegeben.

Eb 729 (88,7)

Ein anderes (Heilmittel).
mtw.t[1] eines Jünglings (*ʿmʿm*), einer Jungfrau (*ʿmʿ.t*); werde daran gegeben.

Eb 730 (88,8–9)[1]

Ein anderes (Heilmittel).
Schädel des Welses, zerkocht in Öl/Fett; werde gegeben an seine (des Stachels) Öffnung[2], bis er herauskommt.

Eb 731 (88,9–10)

Ein anderes (Heilmittel).
Terebinthenharz (*snṯr*); Gummi; unterägyptisches Salz; Kot der Fliege; (Rinder-)Fett; roter Ocker (*mnš.t*); Wachs; werde daran gegeben.
Das ist ein Holen seines Wassers[1].

Ram IV C 7

Herausziehen eines Stachels.
njḏw (Körperteil?)[1] ⌜. . . .⌝.

Eb 732 (88,10–12)

Heilmittel für einen Akaziendorn[1], wenn er herausgeschnitten wird, indem Blut aus ihm[2] herauskommt[3].
Koloquinthe (*ḏꜣr.t*) 1; Honig 1; *ns-š* (𓇳𓏪) 1; [der] Sykomore 1; Früchte der *ḏꜣs*-Pflanze 1; werde zu einer Masse gemacht, werde daran gegeben.

V B 4. Verbrennungen

a) Brandwunden[1]

Verbrennung im allgemeinen

Eb 482 (67,17–22)

Anfang von den Heilmitteln für eine Verbrennung.

a) Was man dagegen macht am ersten Tage: schwarzer Schlamm (*ᶜmᶜ.t*); werde daran gegeben.

b) Was man macht am zweiten Tage: Kot vom Kleinvieh, werde gekocht; werde fein zerrieben in *srm.t ẖpr.t* (gegorener Hefe?); werde daran gegeben.

c) Was man macht am dritten Tage[1]: *ᶜꜣgj.t* (Harz) der Dornakazie, getrocknet; zerrieben in *šᶜ.t* (Teig) von Gerste; werde gekocht Koloquinthe (*ḏꜣr.t*)[2]; werde gegeben in Öl/Fett; werde damit verbunden.

d) Was man macht am vierten Tage: Wachs; Fett (*ᶜḏ*) des Rindes; werde gekocht ein unbeschriebener Papyrus (*šw*) mit (*ḥr*) *wᶜḥ*-Hülsenfrucht[3]; werde zu einer Masse gemacht; werde damit verbunden.

e) Was man macht am fünften[4] Tage: Koloquinthe (*ḏꜣr.t*) 1; roter Ocker (*mnš.t*) 1; *ẖs*-Teil des *imꜣ*-Laubbaumes 1; werde fein zerrieben in Hammerschlag des Kupfers; werde zu einer Masse gemacht, werde verbunden [damit][5].

Eb 486 (68,4–5)

Ein anderes (Heilmittel).

Gummi 1; Haar eines Katers 1; werde zerrieben zu einer Masse, werde daran gegeben.

Ram III B 5

Gesundmachen einer Verbrennung.

Wachs, werde zerkocht ⸢. . . .⸣.

Eb 483 (67,22–68,1)

Heilmittel für das Sich-überziehen-lassen einer Verbrennung.

wᶜḥ-Hülsenfrucht; werde gekocht, werde damit verbunden.

L 46 (14,8–14)

Beschwörung einer Verbrennung.

Horus war ein Kind im Innern des Nestes[1]. Ein Feuer[2] war gefallen in seinen Körper, nicht kannte er es, nicht kannte es ihn[3]. Nicht war seine Mutter da, daß sie es beschwöre; sein Vater[4] hatte sich aufgemacht, um spazieren zu gehen [mit][5] Hapi und Amset. Der Sohn war klein, das Feuer war stark. Nicht gab es jemanden, der ihn vor ihm (dem Feuer) rettete. Da kam Isis heraus aus dem Innern des Arbeitshauses (*nꜣj.t*)[6] zur Zeit, da sie ihren Faden (*nḏ*) löste: „Komm, meine Schwester Nephthys mit mir, begleite (*ḫp*) mich! Ich war taub[7], mein Faden (*nḏ*) umfing (*ỉnḳ*) [mich]. Gib mir meinen Weg[8], daß ich mache, was ich verstehe, daß ich ihm es (das Feuer) lösche mit meiner Milch, mit dem gesunden Wasser, das inmitten meiner Brüste[9] ist."

„Werde gegeben auf deinen[10] Körper, gesund gemacht werden deine Gefäße. Ich veranlasse, daß das Feuer zurückweicht, das dich angreift[11]."

Werde gesprochen über[12]: *ʿꜣgj.t* (Harz) der Dornakazie; *šʿ.t* (Teig) von Gerste; *wʿḥ*-Hülsenfrucht, gekocht; Koloquinthe (*ḏꜣr.t*), gekocht; Kot (*šꜣw*), gekocht[13]; werde zu [einer] Masse gemacht; werde gemischt (*ꜣbḫ*) mit der Milch einer, die einen Knaben geboren hat; werde gegeben an die Verbrennung, so daß sie gesund wird; du mögest sie verbinden mit einem Blatt (*gꜣb.t*) der Rizinuspflanze (*dgm*).

Verbrennung mit dem Zusatz „am ersten Tage"

Eb 492 (68,15–16) = L 49 (15,4)[1]

Ein anderes (Heilmittel), was man macht gegen eine Verbrennung am ersten Tage[2].

Honig; werde damit verbunden.

Eb 493 (68,16–17) = L 50 (15,4–5)[1]

Ein anderes (Heilmittel).

Nilerde des Wasserholers; (Rinder-)Fett; Behen-Öl; werde zu einer Masse gekocht, werde daran gegeben.

Eb 499 (69,3–5) = L 47 (14,14–15,2)[1]

Eine andere Beschwörung einer Verbrennung am ersten Tage[2].

„Dein Sohn Horus hat sich verbrannt in der Wüste" – „Ist Wasser da?"[3] – „Es ist nicht Wasser da"[3] – „Wasser ist in meinem Munde, ein Nil ist zwischen meinen Oberschenkeln. Ich bin gekommen, um das Feuer zu löschen. Mögest du ausfließen, Verbrennung!"[4]

Werde gesprochen[5] über Milch einer, die einen Knaben geboren hat; Gummi; Haar eines Widders[6]; werde gegeben auf[7] die Verbrennung.

Eb 500 (69,6–7)[1]

Eine andere Aussage.

„Mein Sohn Horus hat sich verbrannt in der Wüste. Es ist nicht Wasser da, ich bin nicht da. Mögest du[2] Wasser holen vom Ufer der Flut (*nwj*), um das Feuer zu löschen".

Werde gesprochen über Milch einer, die einen Knaben geboren hat.

L 48 (15,2–4)[1]

Eine andere (Beschwörung).

Der Sohn Horus hat sich verbrannt in der Wüste. Da kam Isis aus dem Innern ⸢. . . .⸣[2]: „es ist nicht Wasser da[3], ⟨aber⟩ mein Mund hat Wasser, meine beiden Lippen haben Flut (*nwj*)[4]. Ich bin gekommen, um das Feuer zu löschen. Gehe heraus, Feuer! ⸢. . . .⸣. Ich habe gebracht *ỉbnw*-Pflanze; ⸢. . . .⸣"[5].

Es werde gesagt dieser Spruch ⸢vier⸣mal.

Verbrennung mit offener Wunde

Eb 487 (68,5–7) = L 51 (15,5–6)

Ein anderes (Heilmittel) für das Behandeln der Wunde einer Verbrennung an allen Körperstellen des Mannes[1].

ḳbw-Pflanze 1; Sellerie (*mꜣt.t*) 1; Harz (*ꜥḏ*) der Föhre 1; Föhrenöl (*sfṯ*) 1; werde zerrieben[2], werde damit verbunden[3] oft, oft, so daß sie (die Verbrennung) gesund wird.

⸢Es (das Heilmittel)⸣ war gut in der Zeit des Königs von Ober- und Unterägypten Amenophis des Dritten.

Eb 489 (68,8–9)

Ein anderes (Heilmittel).

Knochenmark (*tbn*) 1; *hr(j)*-Pflanze 1; *šꜣb.t*-Pflanze 1; Blatt der Dornakazie 1; *ns-š* () 1; *dšr*-Pflanze 1; Ladanum 1; ebenso[1].

Eb 496 (68,20)

Ein anderes (Heilmittel).

eine Muschel, gekocht; werde daran gegeben.

Verbrennung ∼ Verbrennung am ersten Tage ∼ Verbrennung mit offener Wunde

Eb 484 (68,1–3)

Heilmittel für eine Verbrennung.

wꜥḥ-Hülsenfrucht 1; Gerste 1; *gjw* (Zyperngras) von der Oase (*sḫ.t*) 1; unterägyptisches Salz 1; *dbj.t*-Pflanze 1; unbeschriebener Papyrus (*šw*) 1; Leder[1], gekocht 1; Fett (*ꜥḏ*) des Rindes 1; Öl/Fett 1; Wachs 1; werde daran gegeben, nachdem es gekühlt[2] ist, jeden Tag.

Eb 497 (68,20–69,1)

Ein anderes (Heilmittel) für eine Verbrennung am ersten Tage.

wꜥḥ-Hülsenfrucht, gekocht 1; Gerste, gekocht 1; *gjw* (Zyperngras), gekocht 1; *dbj.t*-Pflanze, gekocht 1; unbeschriebener Papyrus (*šw*)[1], gekocht 1; Leder, gekocht 1; Fett (*ʿḏ*) des Rindes 1; Öl/Fett 1; werde gekocht Wachs mit (*ḥr*) (Rinder-) Fett[2]; werde zu einer Masse gemacht, werde daran gegeben.

L 18 (6,4–6)

⌜Ein anderes (Heilmittel) für eine Verbrennung am ersten Tage⌝.

Gerste, gekocht; unbeschriebener Papyrus (*šw*); Leder; ⌜. . . .⌝; *wʿḥ*-Hülsenfrucht; *sw.t*[1]; Öl/Fett; Wachs; (Rinder-) Fett; ⌜. . . .⌝; werde gekocht zu einer ⌜Masse⌝, werde die Verbrennung am Morgen ⌜. . . .⌝ ⌜. . . .⌝ . . . .[2].

Eb 494 (68,17–18)

Ein anderes (Heilmittel) für das Behandeln der Wunde einer Verbrennung an allen Körperstellen des Mannes.

ỉꜣr (Gras); werde gekocht in Öl/Fett; werde zerrieben, werde daran gegeben.

L 15 (6,1–2)

Ein anderes Heilmittel für eine Verbrennung ⌜. . . .⌝.[1]

ỉꜣr (Gras); werde gekocht in Öl/Fett; werde damit verbunden.

Eb 495 (68,19–20)

Ein anderes (Heilmittel).

Stein vom Rand des Wassers 1; *ỉns.t*-Pflanze 1; *ỉbw*-Pflanze 1; Fett (*ʿḏ*) des Steinbocks 1; werde zerrieben, werde daran gegeben.

L 16 (6,2–3)

Ein anderes (Heilmittel).

Stein vom Rand des Wassers; *ỉbw*-Pflanze, gekocht mit (*ḥr*) *ỉns.t*-Pflanze; Fett (*ʿḏ*) des Steinbocks; ⌜. . . .⌝, werde damit verbunden.

Eb 490 (68,10–12)

Ein anderes (Heilmittel)[1].

Terebinthenharz (*snṯr*), *sꜣk*[2]-bereitet 1; Fett (*ʿḏ*) des Steinbocks 1; Stein vom Rand des Wassers 1; Wachs 1; Koloquinthe (*ḏꜣr.t*) 1; Öl/Fett 1; *ns-š* (𓈒𓏥) 1; *dšr*-Pflanze 1; Harz (*ʿḏ*) der Föhre 1; [der] Sykomore 1; *ỉns.t*-Pflanze 1; werde zerrieben, werde gemacht zu Schmiere (*ʿmj*)[3].

L 17 (6,3–4)

⌜Ein anderes (Heilmittel)⌝.

Terebinthenharz (*sntr*), *sȝk*[1]-bereitet; Fett (*ʿd*) des Steinbocks; Stein vom Rand ⌜des Wassers⌝; Wachs; Koloquinthe (*dȝr.t*); *ns-š* (𓋴); ⌜. . . .⌝[2]; werde gemischt zu einer Masse, werde damit verbunden, so daß sie (die Verbrennung) gesund wird.

Eb 485 (68,3–4)

Ein anderes (Heilmittel) für eine Verbrennung.
pr.t-šnj-Frucht 1; *iḫw*-Frucht 1; werde gemischt mit Gummiwasser; werde daran gegeben.

Eb 498 (69,1–2)

Ein anderes (Heilmittel)[1].

pr.t-šnj-Frucht 1; *wʿḥ*-Hülsenfrucht 1; Kot eines Katers 1; werde gemischt zu einer Masse mit Gummiwasser; werde daran gegeben.

Eb 488 (68,7–8)

Ein anderes (Heilmittel)[1].

pr.t-šnj-Frucht 1; *iḫw*-Frucht 1; Kot eines Katers 1; werde gemischt, werde gegeben in Gummiwasser; werde daran gegeben.

V B 4b) Besondere Zustände und ihre Behandlung

sḥḏw „weiße Stelle"

Eb 504 (69,11–13) = L 52 (15,6–7) = L 56 (15,10–11)

Ein anderes Heilmittel für das Beseitigen der weißen Stelle (*sḥḏw*) einer Verbrennung[1].
kšw-Mineral[2] 1; Honig[3] 1; Koloquinthe[3] (*dȝr.t*) 1; werde zerstückelt[4] mit einem Dorn, werde damit gesalbt (*gs*)[5].

Eb 505 (69,13–14)[1]

roter Ocker (*mnš.t*); Bleiglanz (*msdm.t*); werde fein zerrieben, werde vermischt (*ȝbḫ*) mit Milchsaft der Sykomore; werde damit gesalbt (*gs*) an vielen Tagen.

L 57 (15,11–12)

Ein anderes (Heilmittel).

roter Ocker (*mnš.t*); Bleiglanz (*msdm.t*); Inneres vom Perseabaum (mimusops Schimperi), gekocht; *ḫs*-Teil des *imȝ*-Laubbaumes; werde zerrieben in Milchsaft der Sykomore; werde damit gesalbt (*gs*) oft, oft.

L 58 (15,12–13)

Ein anderes (Heilmittel).

Kot eines Esels ⸢. . . .⸣ Wasser ⸢. . . .⸣[1]; werde die weiße Stelle (*sḥḏw*) damit *dꜣr*-behandelt[2], so daß er sofort gesund wird.

Eb 506 (69,14) = L 60 (15,13–14)

Ein anderes (Heilmittel).

Mehl von Koloquinthe (*ḏꜣr.t*)[1] 1; werde gemischt mit Honig; werde damit verbunden[2].

Eb 507 (69,14–15)

Ein anderes (Heilmittel).

Verbandsstoff von feinstem Leinen; werde zerkleinert in Öl/Fett; werde damit gesalbt (*gs*).

Eb 508 (69,15) = L 59 (15,13)

Ein anderes (Heilmittel).

Terebinthenharz (*snṯr*)[1] 1; Honig 1; werde damit gesalbt (*gs*).

Eb 509 (69,16–17)

Ein anderes (Heilmittel).

Brot von Gerste und (*ḥr*) Öl/Fett; Salz; werde gemischt zu einer Masse, werde damit verbunden oft, oft, so daß er sofort gesund wird.

Wirklich vorzüglich. Ich habe ⟨den Erfolg⟩ gesehen; es ist durch mich sehr geschehen.

L 53 (15,7)

Ein anderes (Heilmittel).

Brot von Gerste; Öl/Fett; werde damit verbunden oft, oft, so daß ⸢. .⸣[1] gesund wird.

L 54 (15,7–8)

Eine andere Beschwörung.

Gebissen ist die ⸢. . . .⸣ von ihrem ⸢. . . .⸣ und umgekehrt.

Es werde dieser Spruch gesagt viermal.

L 55 (15,8–10)[1]

Angekohlt[2] ist der Leib (*ẖ.t*) mit Kohle zusammen mit (*ḥr*) Wasser von rotem[3] Wasser; ⸢. . . .⸣[4] mache nicht Stiche (*dm.t*), mache nicht weiße Stellen (*sḥḏ.w*)[5], mache nicht *fnṯ*-Gewürm[6]. Siehe, ich habe ⸢. . .⸣[7].

Es werde ⸢dieser Spruch⸣ gesagt ⸢über Nilerde des⸣ Wasserholers; Gummi; Ocker (*stj*); *ỉrtjw*-⟨pflanzlicher⟩ Farbstoff; (Rinder-)Fett; Wachs; werde fein zerrieben, werde damit verbunden.

skm.t „schwarz machen“

Eb 501 (69,7–10)

Ein anderes Heilmittel für das Schwarzmachen[1] einer Verbrennung.

roter Ocker (*mnš.t*) 1; werde zerrieben in Milchsaft der Sykomore 1; Koloquinthe (*ḏꜣr.t*) 1; *wtj.t*-Teil der Koloquinthe (*ḏꜣr.t*) 1; werde zerrieben, werde damit verbunden.

Dann sollst du Schnitte[2] des *swnw*-Arztes machen; Porree (*ỉꜣḳ.t*), zerkleinert 1; Früchte von Erbsen (*tḥwj*) 1; werde damit verbunden.

Eb 502 (69,10)

Ein anderes (Heilmittel).

unterägyptischer Sellerie (*mꜣt.t*) 1; werde zerkleinert[1]; werde damit verbunden.

Eb 503 (69,10–11)

Ein anderes (Heilmittel).

Holz des *mnḳ*-Baumes, zerkleinert[1] 1; *ꜥgj.t*-Teil der *wꜣm*-Pflanze, zerkleinert 1; werde zu einer Masse gemacht, werde damit verbunden.

ḥwꜣ „faulig werden“

L 61 (15,14–15)

Ein anderes Heilmittel, was man macht gegen eine Verbrennung, die faulig geworden ist.

Hammerschlag des Kupfers; Malachit (*wꜣḏw*); *pr.t-šnj*-Frucht; frisches Terebinthenharz (*snṯr*); Kümmel; Ocker (*stj*); *ẖpꜣ.w*-Teil des Wacholder (*wꜥn*); Wachs; *tj-šps* (Zimt?); *ẖsꜣj.t*-Balsam (?); ⸢geschmeidiges⸣ *ꜥntjw*-Harz; Föhrenöl (*sfṯ*); [ ][1].

Eb 491 (68,12–15)

Ein anderes (Heilmittel) für eine Verbrennung (*sḏ.t*)[1], wenn sie faulig wird.

Hammerschlag des Kupfers 1; Malachit (*wꜣḏw*) 1; *ṯrw*-⟨rotes⟩ Mineral 1; frisches Terebinthenharz (*snṯr*) 1; Kümmel 1; *ḳsntj* (𓈒𓏥) 1; *gsfn* (Gummiharz von Asa foetida) 1; Wachs 1; *tj-šps* (Zimt?) 1; *ẖsꜣj.t*-Balsam (?) 1; geschmeidiges *ꜥntjw*-Harz 1; Föhrenöl (*sfṯ*) 1; Honig 1; werde fein zerrieben, werde zu einer Masse gemacht, werde damit verbunden.

kꜣkꜣ.w.t „Blasen“ (?)

L 19 (6,6)

Beseitigen von *kꜣkꜣ.w.t*-Blasen (?) einer Verbrennung
siehe bei VII E 2 (Seite 252).

V B 4c) Zerstörte Texte

L 20 (6,6–7)

Was man macht ⌜. . . .⌝ Verbrennung ⌜. . . .⌝.

weißes Blei; werde zerschlagen in Milch einer, die einen Knaben geboren hat; werde damit verbunden.

L 21 (6,7–9)

Heilmittel, was man macht ⌜. . . .⌝ Verbrennung.

Ziegel von Koloquinthe (*ḏꜣr.t*)[1]; werde zerrieben, werde hineingetan in Tücher, werde die Verbrennung ⌜mit⌝ Harn gewaschen, werde dies *ḫt*-ꜥ-Mittel[2] gegeben in Harn; werde die Verbrennung damit gesalbt (*sgnn*).

Gut, gut.

VI. Geschwüre, Geschwülste, Schwellungen

A. Diagnosen

1. Geschwür: *hnhn.t*[1]

Eb 857 (103,19–104,6)

Heilkunde für ein *ḥnḥn.t*-Geschwür an der Kehle[1] des Mannes.

a) Wenn du beurteilst[2] Dieses[3] an der Kehle[1] des Mannes mit einer vorn[4] (erfolgten) Verlagerung von *ʿrw.t*-Krankheitsstoffen, und du findest es (das Geschwür) wie etwas, an dem sich ein Überzug (*ḥbs*) befindet, es ist weich unter deinen Fingern, es ist etwas auf ihm wie *pʿpʿj.t*[5].

b) Dann mußt du dazu sagen: einer mit einem Fettgeschwür (*ḥnḥn.t nt ʿḏ*)[6] mit einer Verlagerung von *ʿrw.t*-Krankheitsstoffen an der Kehle[1] des Mannes[7]: eine Krankheit, die ich behandle.

c) Dann sollst du für es machen Mittel des Veranlassens, daß ⟨die Krankheitsstoffe⟩ ihm (dem Geschwür) fortgehen[8] durch wirksame (*šsm.w*) Mittel: *sjꜣ*-Mineral; *ṯwn*-Pflanze; Blut von Fliegen; Galle (*bnf*) eines Rindes; unterägyptisches Salz; Mehl von Bohnen; werde zerrieben, werde damit verbunden an vier Tagen.

Eb 858 (104,6–13)

Heilkunde für ein *ḥnḥn.t*-Geschwür[1], das entstanden ist infolge einer Verlagerung von Schmerzstoffen.

a) Wenn du beurteilst ein *ḥnḥn.t*-Geschwür, das entstanden ist infolge einer Verlagerung von Schmerzstoffen an irgendeiner Körperstelle des Mannes[2], und du findest es (das Geschwür) wie die Beschaffenheit (*ỉrtjw*) einer *ḫsd*-Geschwulst, die verwest: fest ist ihre (der *ḫsd*-Geschwulst) Haut[3], aber nicht sehr; wenn sie (die *ḫsd*-Geschwulst) verwest mit Eiter im Innern seines (des Mannes) Fleisches (*ḥʿw*).

b) Dann mußt du dazu sagen: einer mit einem Schmerzstoff-Geschwür (*ḥnḥn.t nt wḫdw*), es hat Eiter geschaffen: eine Krankheit, die ich behandle.

c) Dann sollst du für es machen Mittel für das Zerbrechen der Erhebungen (*twꜣ.w*) ⟨und für⟩ das Holen des Eiters: *ṯwn*-Pflanze; Früchte der Erbse (*tḥwj*); [Blut?[4] von] Fliegen; unterägyptisches Salz; *bddw-kꜣ*-Pflanze;

ḥmȝj.t-Pflanze; Mehl vom *ʿmʿʿ*-Teil ⟨des Getreides⟩; Mehl von Bohnen; Fett (*ʿḏ*) des Rindes; Wachs; werde gekocht, werde damit verbunden, so daß er gesund wird.

Eb 859 (104,13–105,1)

Heilkunde für ein *ḥnḥn.t*-Geschwür, das entstanden ist infolge einer Verlagerung von *ʿrw.t*-Krankheitsstoffen, von Eiter[1].

a) Wenn du beurteilst ein *ḥnḥn.t*-Geschwür an der Halsgegend (*šȝšȝj.t*) des Mannes, das entstanden ist infolge einer Verlagerung von *ʿrw.t*-Krankheitsstoffen, von Eiter an[2] irgendeiner Körperstelle des Mannes, und du findest seinen Kopf spitz ⟨und⟩ erhoben (*bwȝ*) wie eine weibliche Brust, Eiter ist ⟨zusammen⟩gelaufen von seiner Stelle[3].

b) Dann mußt du dazu sagen: einer mit einem *ḥnḥn.t*-Geschwür an seiner Halsgegend (*šȝšȝj.t*), Eiter ist ⟨zusammen⟩gelaufen von seiner Stelle[3]: eine Krankheit, die ich behandle.

c) Dann sollst du für es machen Mittel für das es Verwesenlassen durch ein Heilmittel: Zwiebeln; Dattelsaft; Erbse (*tḥwj*); Kümmel; unterägyptisches Salz; *srm.t* (Hefe?); Mehl von Bohnen; Früchte der *šȝms*-Pflanze; Honig; Öl/Fett; werde zu einer Masse vermischt (*ȝbḫ*), werde damit verbunden an vier Tagen, so daß es ihm besser geht.

Eb 860 (105,1–8)

Heilkunde für ein Fettgeschwür (*ḥnḥn.t nt ʿḏ*)[1] an seiner Halsvorderseite[2].

a) Wenn du beurteilst ein Fettgeschwür (*ḥnḥn.t nt ʿḏ*) an seiner Halsvorderseite, und du findest[3] es wie eine *sḫn*-Schwellung des Fleisches (*ḥʿw*), indem es (das Geschwür) weich ist unter deinen Fingern, seine Beschaffenheit (*irtjw*) ist weiß, schwach (?) (*dgj*)[4].

b) Dann mußt du dazu sagen: einer mit einem Fettgeschwür (*ḥnḥn.t nt ʿḏ*) an seiner Halsvorderseite: eine Krankheit, die ich behandle mit einer Messerbehandlung[5]. – Beachte die Gefäße[6].

c) Dann sollst du für es machen Mittel für seine Behandlung mit einem Verband ⟨und für⟩ das Zerbrechen der Erhebungen (*twȝ.w*): *ṯwn*-Pflanze; Erbsen (*tḥwj*); Früchte der *šȝms*-Pflanze; Blut vom *ḥwr*-Insekt (?); Blut von Fliegen; *šȝšȝ* (Baldrian?); Honig; *ʿmȝw*-Pflanze; *sȝ-wr*-Harz; unterägyptisches Salz; werde zerrieben, werde zu einer Masse gemacht, werde damit verbunden.

Eb 861 (105,8–16)

Heilkunde für ein Eitergeschwür (*ḥnḥn.t nt rj.t*) an der Kehle des Mannes.

a) Wenn du beurteilst ein Eitergeschwür (*ḥnḥn.t nt rj.t*) an der Kehle des Mannes, das groß ist; es hat dabei (?)[1] eine *ḥrj*-Erhöhung (?) gegeben[2]; es hat Eiterfleisch (*ḥʿ.w nw rj.t*) geschaffen; es hat Jahre oder Monate verbracht[3]; die Beschaffenheit (*irtjw*) dessen, was aus ihm gekommen ist[4], ist wie die Ausscheidung (?) (*iꜣr.t*) eines Synodontis-Fisches ⟨oder⟩ eines großen *srw*-Tieres[5].

b) Dann mußt du dazu sagen: einer mit einem Eitergeschwür (*ḥnḥn.t nt rj.t*): eine Krankheit, mit der ich kämpfe.

c) Dann sollst du für es machen Mittel für das Ausziehen der Erhebungen[6] (*twꜣ.w*) an seiner Kehle: Wachs; Fett (*ʿḏ*) des Stieres; *ḫt-ds*-Baum; *ṯrw*-⟨rotes⟩ Mineral; *ṯwn*-Pflanze; Kümmel; Hammerschlag des Kupfers; Malachit (*wꜣḏw*); Ton (*bsn*) für *ṯḥn.t* (Glasfluß?); unterägyptisches Salz; Fett (*mrḥ.t*) der Gans; Früchte [von][7]; Terebinthenharz (*snṯr*); Bleiglanz (*msdm.t*); werde gekocht, werde die Kehle damit verbunden.

Eb 862 (105,16–106,2)

Heilkunde für ein *ḥnḥn.t*-Geschwür von *ʿrw.t*-Krankheitsstoffen[1], es hat viele Tage verbracht.

a) Wenn du beurteilst ein *ḥnḥn.t*-Geschwür von *ʿrw.t*-Krankheitsstoffen, es hat viele Tage verbracht; es ist in ihm ein Inhalt entstanden; es hat Fett (*ʿḏ*) gemacht; die Erhebungen (*twꜣ.w*) seines Randes (*gs*)[2] sind groß; er (der Mann) ist ⟨fiebrig⟩ heiß.

b) Dann muß du dazu sagen: einer mit einem *ḥnḥn.t*-Geschwür von *ʿrw.t*-Krankheitsstoffen, es hat Anhäufungen von Eiter gemacht; es ist in ihm ein Inhalt entstanden; er (der Mann) ist ⟨fiebrig⟩ heiß infolgedessen: eine Krankheit, mit der ich kämpfe.

c) Dann sollst du für es (das Geschwür) machen Mittel für sein Behandeln durch Beseitigen des Krankheitsfalles[3]: Blut, getrocknet[4]; Kümmel; Öl/Fett; Koloquinthe (*ḏꜣr.t*); Blatt der Dornakazie; *tpꜣw.t*-Teil ⟨eines Baumes⟩[5]; *ḳꜣꜣ* (𓆰)-Teil der Dornakazie; *ns-š* (𓆰); (Holz-)Kohle für Kupfer[6]; werde zu einem Puder gemacht[7].

VI A 2. Geschwulst

a) *ʿꜣ.t*[1]

Eb 863 (106,2–7)

Heilkunde für eine Fleischgeschwulst (*ʿꜣ.t nt ḥʿw*) an irgendeiner Körperstelle des Mannes.

a) Wenn du beurteilst eine Fleischgeschwulst (*ʿꜣ.t nt ḥʿw*) an irgendeiner Körperstelle des Mannes, und du findest sie wie die Haut seines Fleisches (*ḥʿw*)[1], indem sie (die Geschwulst) gespannt[2] ist; nicht[3] geht sie und kommt sie mit (*ḥr*)[4] deinen Fingern, sondern bleibt stehen, es ist ⟨etwas⟩ in ihr entstanden[5].

b) Dann mußt du dazu sagen: das ist eine Fleischgeschwulst (*ʿꜣ.t nt ḥʿw*): eine Krankheit, die ich behandle, indem sie (die Geschwulst) mit Feuer ab getastet wird[6] ⟨und⟩ sie behandelt wird wie das Behandeln eines *sꜣ-ḥmm*-Kranken[7].

Eb 864 (106,7–13)

Heilkunde für eine *ʿꜣ.t*-Geschwulst der Bedeckung[1] auf dem Scheitel (*wp.t*) seines Bauches.

a) Wenn du beurteilst eine *ʿꜣ.t*-Geschwulst der Bedeckung auf dem Scheitel (*wp.t*) seines Bauches oben auf[2] seinem Nabel. Dann sollst du deinen Finger[3] auf sie geben, dann sollst du seinen Bauch abtasten, dann sollst du *šʿ*-machen[4] mit (*ḥr*) deinen Fingern. Wenn du untersuchst[5] sein . . .[6] das was herauskommt (und) durch seinen Husten entsteht:

b) Dann mußt du dazu sagen: das ist eine *ʿꜣ.t*-Geschwulst der Bedeckung seines Bauches[7]: eine Krankheit, die ich behandle.

c) Die *tꜣw*-Hitze auf der Blase vorn in seinem Bauch ist es, die es (den krankhaften Zustand) macht, indem ⟨sie⟩ zu Boden gefallen ist ⟨und⟩ ebenso wiederkehrt[8]. Dann sollst du sie (die Geschwulst) erhitzen[9], um ⟨sie⟩ abzusperren[10] von seinem Bauch. Behandle du sie wie das Behandeln eines *sꜣ-ḥmm*-Kranken[11].

Eb 865 (106,13–17)

Heilkunde für eine *ʿꜣ.t*-Geschwulst seines Unterleibes.

a) Wenn du beurteilst Dieses[1] auf seinem Unterleib, das Wasser seines Bauches steigt auf und fällt herab.

b) Dann mußt du dazu sagen: in schlechtem Zustand ist das *ḥrw* (oder *ḥrw tꜣw/nfw*?)[2] in seinem Unterleib: eine Krankheit, die ich behandle. Die *tꜣw*-Hitze auf der Blase ist es, die es macht.

c) Dann mußt du sie (die Geschwulst) aufstoßen (*ṯḥn*) mit einem *ḥmm*-Gerät[3]; es (das Gerät) soll nicht[4] herabgehen zu seinem *msjn.t*-Körperteil[5]. Behandle du ihn (den Unterleib?) wie das Behandeln eines *sꜣ-ḥmm*-Kranken.

Eb 866 (106,17–107,1)

Heilkunde für eine *ʿꜣ.t*-Geschwulst ⟨infolge⟩ der *sfṯ*-Erscheinung eines Gefäßes[1].

a) Wenn du beurteilst eine *ʿꜣ.t*-Geschwulst ⟨infolge⟩ der *sfṯ*-Erscheinung eines Gefäßes; es (das Gefäß) hat eine *ʿꜣ.t*-Geschwulst gemacht[2] auf seinem Bauch. Wenn dein Finger[3] abtastet, ist sie wie *ḥpʿ*[4] unter deinen Fingern, sie ist . . .[5]:

b) Dann mußt du dazu sagen: das ist eine *ʿꜣ.t*-Geschwulst eines Gefäßes[6]: eine Krankheit, die ich behandle mit einer Messerbehandlung.

c) Dann sollst du es (das Gefäß?) verbinden mit (Rinder-)Fett. Du sollst behandeln wie das Behandeln von Wunden an irgendeiner Körperstelle des Mannes.

Eb 867 (107,1–5)

Heilkunde für eine Fettgeschwulst (*ꜥꜣ.t nt ꜥḏ*).

a) Wenn du beurteilst eine Fettgeschwulst (*ꜥꜣ.t nt ꜥḏ*) an irgendeiner Körperstelle des Mannes, und du findest sie, indem sie geht und sie kommt unter deinen Fingern[1], sie ist infolge deiner Hand in Teilen (*wḏꜥ.w*), die bleiben[2].

b) Dann mußt du dazu sagen: das ist eine Fettgeschwulst (*ꜥꜣ.t nt ꜥḏ*): eine Krankheit, die ich behandle.

c) Dann sollst du ihr machen eine Messerbehandlung, indem sie behandelt wird wie das Behandeln einer Wunde.

Eb 868 (107,5–9)

Heilkunde für eine „Sohn"-Geschwulst (*ꜥꜣ.t nt sꜣ*)[1].

a) Wenn du beurteilst eine „Sohn"-Geschwulst (*ꜥꜣ.t nt sꜣ*) an irgendeiner Körperstelle des Mannes, und du findest sie (die Geschwulst) einzeln oder zahlreich[2]; sie ist wie die Haut seines Fleisches (*ḥꜥw*), die fest ist[3] unter deinen Fingern, aber nicht sehr; sie ist groß, sie ist schmerzhaft (*dḥr*)[4] in seinem Fleisch.

b) Dann mußt du dazu sagen: das ist eine „Sohn"-Geschwulst (*ꜥꜣ.t nt sꜣ*): eine Krankheit, die ich behandle.

c) Dann sollst du ihr machen eine Messerbehandlung, indem sie behandelt wird wie das Behandeln einer Wunde an irgendeiner Körperstelle des Mannes.

Eb 869 (107,9–14)

Heilkunde für eine Eitergeschwulst (*ꜥꜣ.t nt rj.t*).

a) Wenn du beurteilst eine Eitergeschwulst (*ꜥꜣ.t nt rj.t*) an irgendeiner Körperstelle des Mannes, und du findest sie, indem ihr Kopf erhoben (*bwꜣ*)[1] ist, indem sie umschlossen[2] ⟨und⟩ kugelig ist.

b) Dann mußt du dazu sagen: das ist eine *ꜥꜣ.t*-Geschwulst von Eiter[3], der ⟨zusammen⟩gelaufen ist von seinem Körper (*ḥꜥw*)[4]:

c) eine Krankheit, die ich behandle mit einer Messerbehandlung. Es ist etwas in ihr[5] wie Pflanzenschleim (*ḥsꜣ*), es kommt etwas heraus nach Jenem[6] wie Wachs; sie (die Geschwulst) macht[7] eine Tasche (*tmꜣw.t*)[8]; wenn etwas in ihrer Tasche zurückbleibt, kehrt sie wieder.

Eb 870 (107,14–16)

Heilkunde für eine Haargeschwulst (*ꜥꜣ.t*[1] *nt šnj*)[2].

a) Wenn du beurteilst eine Haargeschwulst (*ꜥꜣ.t nt šnj*), und du findest sie kugelig ⟨und⟩ weich, ihr Inhalt ist fest[3].

b) [Dann mußt du dazu sagen][4]: eine Krankheit, die ich behandle mit einer Messerbehandlung.

c) Ihr Aussehen ist wie eine *ꜥꜣ.t*-Geschwulst von Eiter, von *ꜥrw.t*-Krankheitsstoffen[5].

Eb 871 (107,16–108,3)

Heilkunde für eine Schmerzstoffgeschwulst (*ꜥꜣ.t nt wḫdw*).

a) Wenn du beurteilst eine Schmerzstoffgeschwulst (*ꜥꜣ.t nt wḫdw*) an den Spitzen der beiden Arme ...[1], und du findest sie, sie hat Wasser geschaffen, sie ist fest unter deinen Fingern, unnachgiebig[2], sie ist weich, aber nicht sehr[3].

b) Dann mußt du dazu sagen: das ist eine Schmerzstoffgeschwulst (*ꜥꜣ.t nt wḫdw*) an den Spitzen der beiden Arme ...[1]: eine Krankheit, die ich behandle.

c) Dann sollst du ihr machen eine Messerbehandlung. Sei behutsam gegenüber dem Gefäß! Es ist das, was aus ihr herauskommt, wie Gummiwasser. Sie hat eine Tasche gebeutelt. Du sollst nichts in ihr übriglassen, auf daß sie nicht zurückkehrt. Behandle du sie wie das Behandeln einer Wunde an irgendeiner Körperstelle des Mannes: das Sich-schließen-lassen, das Lindern der Gefäße. Sie schwillt an, nachdem sie beseitigt ist. Die *ỉnw.t*-Erscheinung (der Schmerzstoffe)[4] ist es, die es gegen den Mann macht.

Eb 872 (108,3–9)

Heilkunde für eine Gefäßgeschwulst (*ꜥꜣ.t nt mt.w*)[1].

a) Wenn du beurteilst eine Gefäßgeschwulst (*ꜥꜣ.t nt mt.w*) an irgendeiner Körperstelle des Mannes, und du findest sie kugelig ⟨und⟩ fest unter deinen Fingern beim Gehen[2], sie ist getrennt von seinem Fleisch (*ḥꜥw*), sie ist nicht groß, sie zeigt nicht ihre Oberfläche[3].

b) Dann mußt du dazu sagen: das ist eine Gefäßgeschwulst (*ꜥꜣ.t nt mt*)[4]: eine Krankheit, die ich behandle. Die Gefäße sind es, die es machen. Sie entsteht aber aus einer Verletzung[5] auf dem Gefäß.

c) Dann sollst du ihr machen eine Messerbehandlung; es (das Messer) werde in Feuer erhitzt (*sšmm*), nicht ist ihre (der Geschwulst) Blutung groß[6]. Dann sollst du sie behandeln wie das Behandeln eines *sꜣ-ḥmm*-Kranken.

Eb 873 (108,9–17)

Heilkunde für eine Gefäßgeschwulst (*ꜥꜣ.t nt mt.w*)[1].

a) Wenn du beurteilst eine Gefäßgeschwulst (*ꜥꜣ.t nt mt.w*) auf den *ẖn.tj*-Teilen[2] irgendeiner Körperstelle; fest ist ihr (der Geschwulst) Aussehen[3]; nicht schlängelt sich (*ḥfꜣ*) ein Schlängeln (*ḥfꜣ.t*)[4]; sie (die Gefäße) haben viele Knoten gebildet[5]; *nw*[6] sie ist wie etwas, das durch Luft aufgeblasen ist.

b) Dann mußt du dazu sagen: das ist eine Gefäßgeschwulst (*ꜥꜣ.t nt mt.w*). Du sollst nicht die Hand an etwas dergleichen legen. Dieses ist eine Verletzung des Körperteils an seiner (des Gefäßes?) Stelle.

c) Dann sollst du machen: Lindern der Gefäße[7] an jeder Körperstelle des Mannes.

d) Was gesagt wird als ihr Zauber in Wirklichkeit:

Gehe du zugrunde (*šp*), Gefäß *štw*, das mich umschnürt (*štw*), das hüpft zwischen[8] diesen [meinen] Körperteilen[9]. Du mögest dich nicht vereinigen mit einer Vereinigung[10] des Chons[11].

Wenn du beurteilst eine Chons-Geschwulst (*ꜥꜣ.t nt ḫnsw*)[12]: *mꜣꜥ nḏm*[13] mache[14] mich *nhḳ*; du mögest veranlassen, daß ich darbringe die Wahrheit[15] dem Re, die glänzende (*ṯḥn.t*), am Morgen[16].

Werde gesprochen viermal, sehr früh am Morgen.

Eb 874 (108,17–109,2)

Heilkunde für eine Chons-Geschwulst (*ꜥꜣ.t nt ḫnsw*)[1].

a) Wenn du beurteilst eine große Chons-Geschwulst (*ꜥꜣ.t nt ḫnsw ꜥꜣ.t*) an irgendeiner Körperstelle des Mannes, sie ist uneben (*nḥꜣ*), sie hat viele *ꜥꜣ.t*-Geschwülste gemacht; es ist ⟨etwas⟩ darin entstanden[2], indem Dinge darin sind wie etwas, in welchem Luft ist. Sie bewirkt eine Verletzung der Geschwulst[3]; sie ist beschworen[4] vor dir[5]; nicht ist sie wie jene[6] *ꜥꜣ.t*-Geschwülste; sie ist glatt[7]; sie macht *ḫpꜣ.wt*[8]; jede Körperstelle, an der sie[9] sich befinden, ist belastet.

b) Dann mußt du dazu sagen: das ist eine Chons-Geschwulst (*ꜥꜣ.t nt ḫnsw*).

c) Du sollst nicht irgend etwas dagegen machen.

Eb 875 (109,2–11)

Heilkunde für *ꜥꜣ.t*-Geschwülste[1] an irgendeiner Körperstelle des Mannes.

a) Wenn du beurteilst eine *ꜥꜣ.t*-Geschwulst[2] der *ꜥꜣ.t*-Geschwülste[3] an irgendeiner Körperstelle des Mannes, dann mußt du einen Verband[4] darauf geben; und findest du sie, indem sie geht und sie kommt und haftend[5] ist an dem Fleisch (*ḥꜥw*), welches unter ihr ist.

b) Dann mußt du dazu sagen: . . .[6] *ꜥꜣ.t*-Geschwülste.

c) Dann sollst du ihr machen eine Messerbehandlung[7], indem sie mit einem *ds*-Messer aufgeschnitten, mit dem *hnw*-Gerät[8] gefaßt wird. Werde gefaßt das, was in ihrem Innern ist, mit dem *hnw*-Gerät[8]. Dann mußt du es mit dem *ds*-Messer[7] herausholen: Es ist eine[9] dabei, es ist etwas in ihr wie *mnḏr*- ⟨inneres⟩ Organ[10] einer Maus. Dann mußt du sie herausholen mit einem *šꜣs*-Messer[7], ohne zu holen diejenigen Umgrenzungen[11], die an ihrem Rande (*gs*) sind ⟨und⟩ das Fleisch (*ḥꜥw*) berühren; werde gefaßt mit dem *hnwj.t*-Teil irgendeiner Koloquinthe (*ḏꜣr.t*)[12].

Jede (Geschwulst), die wie ein Kopf ist, sie ist ebenso (zu behandeln).

VI A 2b) *sft* eines Gefäßes

Eb 876 (109,11–18)

Heilkunde für eine *sft*-Erscheinung[1] an irgendeiner Körperstelle.

a) Wenn du beurteilst eine *sft*-Erscheinung eines Gefäßes an irgendeiner Körperstelle, und du findest sie gerötet, kugelig als Stockschlagerscheinung (*sḫ n ḫt*)[2] infolge des Schlages von irgend etwas[3] an irgendwelchen Körperstellen, es (das Gefäß)[4] hat sieben Knoten[5] gemacht.

b) Dann sollst du sagen[6]: das ist eine *sft*-Erscheinung eines Gefäßes[7]; die Schlagverletzung des Gefäßes ist es, die es macht.

c) Dann sollst du ihr machen einen (Messer-)Schnitt mit einer Binse[8] des Machens einer Messerbehandlung. Wenn es sehr blutet[9], dann sollst du sie mit Feuer brennen (*š*ȝ*w*). Behandle du ihn wie (*m*)[10] das Behandeln eines *s*ȝ-*ḥmm*-Kranken.

d) Wenn du ⟨es⟩ findest auf den *ḫnwtj*-Teilen[11] irgendeiner Körperstelle mit vielen Schlängelungen (*ḥf*ȝ.*w*)[12], aufgeblasen mit ihrer Luft[13], so ist es ein Feind des Gefäßes. Du sollst nicht die Hand legen an dergleichen von diesem: das ist „Kopf am Boden“[14].

VI A 3. Schwellung: *ʿnw.t*

Eb 877 (109,18–110,9)

Heilkunde für eine *ʿnw.t*-Schwellung[1] des Chons-Gemetzels.

a) Wenn du beurteilst eine *ʿnw.t*-Schwellung des Chons-Gemetzels an irgendwelchen Körperstellen des Mannes, und du findest ihren Kopf spitz, ihre Basis(?) (*kf*ȝ) gerade (*m*ȝʿ), seine beiden Augen sind *w*ȝ*ḏ*[2] ⟨und⟩ entzündet (*šsm*), sein (des Mannes) Fleisch ist heiß infolgedessen . . .[3].

b) Wenn du ⟨sie⟩ dagegen findest an seinen beiden Achseln, an seinen beiden Schultern, an seinem Beckenraum (*npḥ.w*)[4], an seinen beiden Oberschenkeln, indem Eiter darin ist, so sollst du nichts dagegen machen.

c) Wenn du sie dagegen findest wie irgendeine Schwellung einer Wunde, einer Quetschung, an der Brust, an den Brustwarzen, an irgendeiner Körperstelle, indem sie (die *ʿnw.t*-Schwellung) beim Gehen, Kommen, Einsinken ist unter deinen Fingern; Wasser ist nach außen[5] gemacht.

d) Dann mußt du dazu sagen: . . . .[6].

e) Dann sollst du ihm[7] machen ein Heilmittel für das Beseitigen: Kot von Fliegen; Mehl von Weizen; Natron; Mehl (*skj*) der *psḏn*-Tenne; Bohnen; Bleiglanz (*msdm.t*); Öl/Fett; werde gemischt (*sf*) mit *ʿm*ȝ*w*-Pflanze, ohne ihm Wasser zuzusetzen; es werde das Heilmittel gegeben, bis ⟨er⟩ gesund wird[8].

VI B. Rezepte

1. *šfw.t* (Schwellung) [1]

a) allein

H 127 (9,6–7) = Eb 566 (73,18–19)

Heilmittel für das Beseitigen von Schwellung an irgendeiner Körperstelle [1].
Mehl (*ḳꜣw*) [2] von der *wꜣm*-Pflanze [3]; Milch [4]; *šnʿ.w*-Pflanze; werde zerkleinert in Pflanzenschleim (*ḥsꜣ*); frische *ʿẖ*-Pflanze [5]; werde zerkleinert in Trinkwasser (*ḥbb.t*) vom Fluß; werde damit verbunden.

H 136 (9,13–14)

Beseitigen von Schwellung.
Haar der *ibw*-Pflanze 1; Natron 1; Fett (*ʿḏ*) des Rindes 1; Kümmel 1; Kot von Fliegen 1; *sskꜣ* (○|||) 1; werde zerrieben, werde zu einer Masse gemacht, werde damit verbunden.

H 137 (9,14–15)

Beseitigen von Schwellung.
Bohnen; *ẖt-ds*-Baum; Bodensatz (*tꜣḥ.t*) von . . .-Bier [1]; *išd*-Frucht; Wachs; werde zu einer Masse gemacht, werde damit verbunden an vier Tagen.

H 139 (9,16–17)

Beseitigen von Schwellung.
Koloquinthe (*ḏꜣr.t*); Natron; *šꜣšꜣ* (Baldrian?); Dattelsaft; werde zu einer Masse gemacht, werde damit verbunden.
Beseitigen der Blutkrankheit [1] an irgendeiner Körperstelle des Mannes oder der Frau [2].

H 235 (15,15–16)

Ein anderes Heilmittel für das Beseitigen von Schwellung an irgendeiner Körperstelle des Mannes.
frische Datteln 1; Kerne (*inj.t*) von Datteln 1; trockenes *ʿntjw*-Harz 1; Wachs 1; werde zu einer Masse gemacht, werde damit verbunden an vier Tagen.

H 236 (15,16–16,1)

Ein anderes Heilmittel für das Beseitigen von Schwellung.
išd-Frucht 1; Blüten (*šmꜣ.w*) des *mnḳ*-Baumes [1]; unterägyptisches Salz 1; Föhrenöl (*sft*) 1; Malachit (*wꜣḏw*) 1; *pꜣ-wr*-Flüssigkeit 1; Koloquinthe (*ḏꜣr.t*) 1; Erbse (*tḥwj*) 1; werde zu einer Masse zerrieben, werde damit verbunden.

Eb 568 (73,21–74,1)

Ein anderes (Heilmittel).

Mehl vom *ʿmʿʿ*-Teil des Emmer 1; Fett einer Tierhaut 1; Ton (*bsn*) des Maurers 1; *šbb*-Pflanze 1; werde durchgepreßt in Bodensatz (*tȝḥ.t*) von süßem Bier; werde die Schwellung damit verbunden.

Eb 572 (74,9–10)

Ein anderes (Heilmittel).

Samenkorn des Emmer (*mjmj*) 1; Pflanzenschleim (*ḥsȝ*) 1; *ʿmʿʿ*-Teil des Emmer 1; *ḳȝȝ*-Pflanzenteil[1] 1; Kot von Fliegen 1; werde gemischt mit Pflanzenschleim (*ḥsȝ*)[2]; werde damit verbunden.

Eb 573 (74,10–11)

Ein anderes (Heilmittel).

Farbstoff (*rj.t*) des Schreibers; werde zerschlagen, werde dick angerührt in Pflanzenschleim (*ḥsȝ*); werde damit verbunden.

Eb 574 (74,11–13)

Ein anderes (Heilmittel).

Holz der Föhre; werde zerschlagen in Pflanzenschleim (*ḥsȝ*) zusammen mit dem zerschlagenen[1] Boden eines neuen Topfes; eins zu eins[2]; werde damit verbunden.

Eb 575 (74,13–14)

Ein anderes (Heilmittel).

ṯs-Teil der Föhre; werde zerschlagen in Milch einer, die einen Knaben geboren hat; werde damit verbunden.

Eb 577 (74,16–17)

Ein anderes (Heilmittel).

Mehl vom Haar von *wšʿ* (𓋹) 1; Mehl von *sʿȝm*-Pflanze 1; Mehl von frischer *išd*-Frucht 1; werde gekocht und (*ḥr*) werde getrocknet[1] in Pflanzenschleim (*ḥsȝ*); werde damit verbunden.

Eb 578 (74,17–18)

Ein anderes (Heilmittel).

ẖʿʿ.w[1] von *dbḥ.t.t* (𓋹) 1; Kot eines Katers 1; Kot eines Windhundes 1; werde die Schwellung damit verbunden.

Eb 579 (74,18–19)

Ein anderes (Heilmittel).

Mehl von Gerste; werde gemischt mit *mstȝ*-Flüssigkeit; werde gekocht, werde damit verbunden.

Eb 580 (74,19–21)[1]

Ein anderes (Heilmittel).

[*ẖ*]*ʿʿ.w*[2] von *šꜣmw*-Flüssigkeit 1; Zähne (*ỉbḥ*) eines Schweines[3]; Kot eines Katers 1; Kot eines Windhundes 1; Früchte (*ỉšd.t*) des *ẖt-ds*-Baumes 1; werde zerkleinert, werde damit verbunden.

Eb 581 (74,21)

Ein anderes (Heilmittel).

ḏʿ.t (Art Erde?) 1; unterägyptisches Salz 1; Honig 1; werde gekocht; werde damit verbunden.

Eb 582 (74,21–75,2)

Ein anderes (Heilmittel).

dbn (𓈒𓏥)[1], zerrieben in Gummiwasser 1; Früchte (*ỉšd.t*) der Sykomore 1; Früchte (*ỉšd.t*) des Christdorns 1; Früchte (*ỉšd.t*) der Weide 1; Samenkorn des Emmer (*mjmj*) 1; werde zu einer Masse gemacht, werde damit verbunden.

Eb 583 (75,2–4)

Ein anderes (Heilmittel) für das Kühlen[1] ⟨und⟩ das Beseitigen von Schwellung.

šꜣšꜣ (Baldrian?) 1; Honig 1; werde zu einer Masse gemacht, werde damit verbunden an vier Tagen.

Eb 590 (75,14–15)

Beseitigen von Schwellung, ⟨so daß sie⟩ überhaupt nicht mehr vorhanden ist.

Ein Hin von Gerste, zerstoßen, zerrieben; *ʿmʿʿ* (𓈒𓏥)[1]; rotes Natron[2] 1; *sʿꜣm*-Pflanze; werde zu einer Masse gemacht, werde damit verbunden.

H 41 (3,10–11) = Eb 584 (75,4–5)

Heilmittel für das Beseitigen der Schmerzstoffe, die sich bewegen in allen Körperteilen des Mannes .... (am Schluß des Rezeptes): „das ist ein seitigen von Schwellung."

siehe bei I B 2 (Seite 12).

H 113 (8,13–14)

Beseitigen von Schwellung eines Gefäßes

siehe bei I C 3a (Seite 23).

H 200 (13,7–8)

Beseitigen von Schwellung in der Zehe

siehe bei III A 2 (Seite 73).

Bln 125 (11,1)

Heilmittel für das Beseitigen von Schwellung in den beiden Beinen
siehe bei III B 1 a (Seite 76).

Eb 561 (73,6–7)

Ein anderes (Heilmittel), was gemacht wird gegen die beiden Beine, die geschwollen sind ⟨und⟩ schmerzen
siehe bei III B 1 a (Seite 77).

Pap. Leiden Recto XXVI 7–9

⌜Heilmittel⌝ für das Beseitigen von Schwellung in den beiden Beinen ⟨und⟩ in irgendwelchen ⟨anderen⟩ Körperstellen ⌜. . .⌝
siehe bei III B 1 a (Seite 77).

Eb 591 (75,16–18)

Ein anderes (Heilmittel) für das Beseitigen von Schwellung . . . . im Kniestück
siehe bei III B 2 (Seite 80).

Bln 122 (10,10–11)

Heilmittel für das Lindern der Gefäße des Unterschenkels (*ins.t*); Beseitigen von Schwellung
siehe bei III B 4 a (Seite 82).

Eb 39 (13,2–11)

Ein anderes (Heilmittel) für das Beseitigen von Schwellung im Bauch
siehe bei IV F 1 a (Seite 109).

Eb 585 (75,5–7)

Beseitigen von Schwellung im Bauch
siehe bei IV F 1 a (Seite 109).

Bt 2 (1,8–2,9)

⌜. . . .⌝ ⌜Beseitigen⌝ einer Schwellung von *bnw.t*-Geschwüren, einer Quetschung von *bnw.t*-Geschwüren auf dem After
siehe bei IV G 1 (Seite 127).

VI B 1b) Auftreten von Flüssigkeit (Eiter, Wasser)[1]

Eiter[1]

Eb 557 (72,21–73,2) = H 140 (9,18–10,1)

Ein anderes (Heilmittel)[1] für das Holen des Eiters[2].

ỉpšnn (𓈒𓏥) 1; Natron 1; Ton (*bsn*) des Töpferofens[3] 1; Koloquinthe (*ḏꜣr.t*) 1; Terebinthenharz (*sntr*) 1; Kerne (*ỉnj.t*) von Datteln[4]; werde zu einer Masse gemacht, werde damit verbunden.

Eb 558 (73,2) = H 141 (10,1)

Ein anderes (Heilmittel)[1].

Terebinthenharz (*sntr*) 1; Bleiglanz (*msdm.t*) 1; *ṯrw*-⟨rotes⟩ Mineral 1; *ḳst.t*[2]-Pflanze 1; Honig 1; werde zu einer Masse gemacht, werde damit verbunden[3].

Eb 559 (73,3–4)

Ein anderes (Heilmittel).

Klümpchen von *pns*-Erde 1, werde in Wasser gegeben, werde zu einem Brei (*nḫn*) gemacht; Koloquinthe (*ḏꜣr.t*)[1], werde zerrieben, werde in Tüchern aufbewahrt; werde zu einer Masse gekocht, werde zu einem Fladen gemacht, werde damit verbunden.

Eb 560 (73,4–6)

Ein anderes (Heilmittel).

ʿmʿʿ-Teil von weißem Emmer, werde gedörrt (*wꜣm*), werde zerstoßen, werde in Tüchern aufbewahrt, werde in Pflanzenschleim (*ḥsꜣ*) gegeben, werde gemacht zu einem Fladen, gemischt mit Öl/Fett; werde damit verbunden.

Eb 595 (76,6–8)

Ein anderes (Heilmittel) [für] das Holen (*stkn*)[1] des Eiters.

Mehl von Datteln, gedörrt (*wꜣm*) 1; Mehl vom *ʿmʿʿ*-Teil des Emmer 1; Natron 1; *kꜣ.t-šw.t*-Flechte (?) 1; werde damit verbunden, indem es heißgemacht ist (*sšmm*).

Wasser

Eb 565 (73,12–17)

Ein anderes (Heilmittel) [für] das Beseitigen von Schwellung an irgendeiner Körperstelle.

Du sollst ihm Mittel machen für das Holen des Wassers in der Schwellung: Mehl von frischer Gerste 1; *gjw* (Zyperngras) vom Uferland 1; *gjw* (Zyperngras) vom Gartenland 1; *mw.t*-Teil von *gjw* (Zyperngras) 1; Bleiglanz (*msdm.t*) 1; Mehl von *kꜣꜣ.t* (𓈒𓏥) 1, in neuem Öl; Fasern der *dbj.t*-Pflanze 1;

Farbstoff (*rj.t*) 1; Terebinthenharz (*snṯr*) 1; Fett (*mrḥ.t*) der Gans 1; männlicher Pflanzenschleim (*ḥsꜣ ṯꜣj*) 1; *twjꜣ* (|||)[1] 1; *wtj.t*-Pflanzenteil[2] 1; Mehl der Frucht der *nḏḥꜥḏḥꜥ.t*-Pflanze, gekocht 1; *dšr*-Pflanze 1; werde damit verbunden.

Eb 567 (73,19–21) = H 128 (9,7–8)

Ein anderes (Heilmittel)[1].
unterägyptisches Salz 1; Mehl (*skj*) der *psḏn*-Tenne 1; Natron 1; Fladen von Grütze[2] 1; werde damit verbunden, um zu veranlassen[3], daß das Wasser davon (der Schwellung) herabfällt.

H 133 (9,11–12)

Holen des Wassers in einer *ḫsd*-Geschwulst an irgendeiner Körperstelle des Mannes oder der Frau

siehe bei VI B 1d (Seite 236).

VI B 1c) in Verbindung mit „Fressen" (*wšꜥ.w*)[1]

Eb 556 (72,19–20)

Anfang vom Beseitigen der Schwellung, Stillen des Fressens (*wšꜥ.w*) in irgendeiner Körperstelle des Mannes.
nstj-Teil von *bšꜣ*-Körnerfrucht 1; *šnf.t* (|||) 1; werde gemischt mit Pflanzenschleim (*ḥsꜣ*); werde damit verbunden.

Eb 563 (73,9–11) = H 125 (9,4–5)

Ein anderes (Heilmittel) für das Beseitigen der Schwellung, das Stillen des Fressens (*wšꜥ.w*) in irgendeiner Körperstelle[1].
gjw (Zyperngras) 1; Koloquinthe (*ḏꜣr.t*)[2] 1; frische (*ꜥnḫ*) Datteln[3] 1; Natron 1; unterägyptisches Salz 1; gegorener Pflanzenschleim (*ḥsꜣ n ꜥwꜣj.t*) 1; *šnf.t* (|||) 1; Kümmel 1; werde gekocht, werde damit gesalbt (*gs*).

Eb 564 (73,11–12) = H 126 (9,5–6)

Ein anderes (Heilmittel).
ḏꜥ.t (Art Erde?)[1] 1; Dattelsaft 1; unterägyptisches Salz 1; Bodensatz (*tꜣḥ.t*) von Bier 1; Terebinthenharz (*snṯr*) 1; *ꜥntjw*-Harz 1; werde gekocht, werde damit verbunden.

Eb 589 (75,10–14)

Ein anderes (Heilmittel) für das Stillen des Fressens (*wšꜥ.w*).
gjw (Zyperngras) von *rꜣ-pn.t*[1] 1; Mehl von Koloquinthe (*ḏꜣr.t*) 1; Terebinthenharz (*snṯr*) 1; Gärungsprodukt des Dattelsaftes[2]; werde zu einer Masse gemacht; werde gegeben an die Stelle der Schwellung.

Mache ⟨und⟩ du wirst sehen: siehe, es ist ein Heilmittel in Wirklichkeit. Es wurde gefunden bei einer Revision im Tempel des Osiris (*wnn-nfr*).

Es ist ein Heilmittel für das Beseitigen der Schwellung in irgendeiner Körperstelle des Mannes. Dann wird ⟨er⟩ sofort gesund. Mache ⟨und⟩ du wirst sehen.

Eb 662 (82,20–22) = H 120 (8,17–18)

Ein anderes (Heilmittel) für das Stillen des Fressens (*wšʿ.w*) eines Gefäßes siehe bei I C 3a (Seite 23).

Eb 591 (75,16–18)

Ein anderes (Heilmittel) für . . . das Stillen des Fressens (*wšʿ.w*) im Kniestück

siehe bei III B 2 (Seite 80).

Bt 2 (1,8–2,9)

. . . . Beruhigen der Gefäße ⌜des⌝ Afters, Beseitigen von Fressen (*wšʿ.w*) ⌜. . . .⌝ ⌜des Mannes oder⌝ der Frau

siehe bei IV G 1 (Seite 127).

Eb 592 (75,19–76,1)

Anfang von den Heilmitteln für Blutfraß, das Stillen des Fressens (*wšʿ.w*) siehe bei VI B 4b) (Seite 242).

VI B 1d) in Verbindung mit *ḫsd*-Geschwulst

H 133 (9,11–12)

Holen des Wassers in einer *ḫsd*-Geschwulst an irgendeiner Körperstelle des Mannes oder der Frau.

pr.t-šnj-Frucht; *kꜣ.t-šw.t*-Flechte (?); werde fein zerrieben, werde damit verbunden, so daß ihr Wasser kommt.

Eb 569 (74,2–3)

Ein anderes[1] (Heilmittel).

frische *ḥmw*-Pflanze, werde gekocht in *mstꜣ*-Flüssigkeit 1[2]; *ḥwr.w* (○|||) und (*ḥr*) Milch[3] des Menschen; werde gegeben an die Öffnung der *ḫsd*-Geschwulst, so daß sie von selbst einfällt.

Eb 570 (74,3–4)

Ein anderes (Heilmittel).

Kot von Fliegen und (*ḥr*) Milchsaft[1] der Sykomore; werde gegeben an die Öffnung der *ḫsd*-Geschwulst, so daß sie von selbst einfällt.

Eb 571 (74,4–9)

Ein anderes (Heilmittel).

psḏ von Gummi[1] 1; und (*ḥr*) Milch[2] vom Esel 1; werde gegeben an die Öffnung der *ḫsd*-Geschwulst, so daß sie von selbst einfällt.

Nachdem sie eingefallen ist, soll man einen Drain (*sd*)[3] in sie geben; es werde Öl/Fett darauf gegeben, viel[4].

šnf.t (𓈒𓏥) 1; Natron 1; unterägyptisches Salz 1; Ton (*bsn*) des Töpferofens 1; Terebinthenharz (*snṯr*) 1; Koloquinthe (*ḏ3r.t*) 1; Kerne (*inj.t*) von Datteln 1; werde zerrieben in Gärungsprodukt des Dattelsaftes, werde damit verbunden.

Eb 576 (74,14–16)

Ein anderes (Heilmittel).

ʿpnn.t (Wassermolch?) 7; Fliege 7; *ikw*-Käfer der Erde 7; Mehl von Blutstein (*djdj*) von Elephantine; werde gekocht in Öl/Fett; werde die *ḫsd*-Geschwulst der Schwellung damit verbunden.

Eb 588 (75,8–10)

Ein anderes (Heilmittel) [für] das Veranlassen, daß etwas von selbst einfällt[1].

Früchte der Erbse (*tḫwj*) 1; Natron 1; unterägyptisches Salz 1; Ocker (*stj*) 1; Öl/Fett 1; werde zu einer Masse gemacht, werde damit verbunden an vier Tagen.

H 132 (9,10–11)

Heilmittel für das Öffnen von irgend etwas, das von selbst entstanden ist[1].

Früchte der Erbse (*tḫwj*); Natron; unterägyptisches Salz; Honig; werde zu einer Masse gemacht, werde damit verbunden.

L 1 (1,1–2)

⌜. . . . .⌝.

⌜. . . . .⌝ in der festen[1] *ḫsd*-Geschwulst wie das Trinken von Wasser[2] des Meeres (*jm*), das du gemacht hast ⌜. . . . .⌝.

Man sagt diesen Spruch siebenmal.

L 2 (1,2–10)

Eine andere (Beschwörung)[1].

L 3 (1,11–2,1)[1]

⸢. . . . .⸣.

⸢. . .⸣ du sollst machen ⸢. . .⸣, werde gekocht, werde fein zerrieben; werde gewaschen die feste *ḫsd*-Geschwulst mit Harn ⸢. . .⸣, werde gesalbt (*gs*) die feste *ḫsd*-Geschwulst mit ihnen[2].

VI B 1e) Auftreten von Resistenz-Erscheinung (*rḳw.t*)

H 138 (9,15–16)

Beseitigen von Resistenz-Erscheinung (*rḳw.t*)[1], Entfernen von Schmerzstoffen in irgendeiner Körperstelle des Mannes.

[der][2] Dornakazie 20 ro; Sägemehl der Föhre $\frac{1}{4}$; werde damit verbunden zu vielen Malen.

VI B 2. *twꜣ.w* (Erhebungen)[1]

Ram IV C 8—10

Beseitigen von Erhebungen (*twꜣ.w*)[1].

Fett (*ꜥḏ*) der Gans; Früchte des *rn.t*-Baumes; *šꜣšꜣ* (Baldrian?); ⸢. . .⸣ Pflanze; Früchte von ⸢. . . .⸣; ⸢. . . .⸣; Koloquinthe (*ḏꜣr.t*); *psḏ* ( ); Bohnen; . . .-Pflanze[2]; *pr.t-šnj*-Frucht; *ḫpꜣ*-Teile des Wacholder (*wꜥn*); ⸢. . .⸣; *tj-šps* (Zimtbaum?); Schilfrohr (*ỉsw*); Öl/Fett; Honig; Wachs; Fett (*ꜥḏ*) des Rindes[3].

Eb 858 (104,6–13) c

(Heilkunde für ein *ḥnḥn.t*-Geschwür) . . . dann sollst du für es machen Mittel für das Zerbrechen der Erhebungen (*twꜣ.w*), das Holen des Eiters . . .

siehe bei VI A 1 (Seite 222).

Eb 860 (105,1–8) c

(Heilkunde für ein Fettgeschwür . . .) . . . Mittel für seine Behandlung mit einem Verband, das Zerbrechen der Erhebungen (*twꜣ.w*) . . .

siehe bei VI A 1 (Seite 223).

Eb 861 (105,8–16) c

(Heilkunde für ein Eitergeschwür . . .) . . . Mittel für das Ausziehen der Erhebungen (*twꜣ.w*) . . .

siehe bei VI A 1 (Seite 223).

VI B 3. Geschwülste

a) *bsj*[1]

Bln 53 (5,4–5)

Heilmittel für das Beseitigen (*ḥm*)[1] einer *bsj*-Geschwulst.

ʿnḫ-imj-Pflanze 1; Salz 1; Honig 1; werde fein zerrieben zu einer Masse; werde damit verbunden.

Bln 54 (5,5–6)

Ein anderes (Heilmittel).

ip.t-Pflanze 1; Natron 1; *šꜣšꜣ* (Baldrian?) 1; Zwiebeln 1; Fett (*ʿḏ*) des Rindes 1; Wachs 1; Mehl von Glasfluß 1; Terebinthenharz (*snṯr*) 1; Honig 1; werde damit verbunden.

Bln 52 (5,1–4)

Heilmittel für das Brechen einer Chonsgeschwulst (*ʿꜣ.t* [*nt*] *ḫnsw*)[1] oder[2] irgendeiner *bsj*-Geschwulst, die entstanden ist am (*r*) Manne.

frische Zwiebeln; *irtjw*-⟨pflanzlicher⟩ Farbstoff; werde fein zerrieben; *nbj.t* (𓋹) dazu; Wachs oben darauf(?) (*ḥr-tp-f*); werde damit verbunden, ⌜so daß⌝ es einfällt[3]; danach sollst du ihn salben (*gs*) mit Öl/Fett, bestreut[4] mit *ibnw* (Alaun); danach nach diesem mögest du ihn behandeln mit Öl/Fett, Honig, [so daß] es ihm besser geht.

Bln 14 (2,1–2)

Heilmittel für das Beseitigen einer *bsj*-Geschwulst auf der Brust (*mnḏ*), auf irgendeinem Körperteil

siehe bei IX A 3e (Seite 284).

VI B 3b) *ḥmꜣ*[1]

Bln 55 (5,6–7)

Heilmittel für das Brechen einer *ḥmꜣ*-Geschwulst[1].

Früchte der Erbse (*tḫwj*) 1; Terebinthenharz (*snṯr*) 1; Blätter (*gꜣb.t*) vom *šb.t*-Baum[2] ⌜1⌝; Hammerschlag des Kupfers[3]; Koloquinthe (*ḏꜣr.t*) 1; Öl/Fett 1; Fett (*ʿḏ*) des Rindes 1; Honig 1; werde fein zerrieben zu einer Masse, werde die *ḥmꜣ*-Geschwulst damit verbunden.

Bln 56 (5,7–8)

Ein anderes (Heilmittel) für das Brechen einer *ḥmꜣ*-Geschwulst im Unterleib

siehe bei IV K 1 (Seite 139).

VI B 3c) *sḫ* „Schlaggeschwulst“

Bln 57 (5,8–9)

Ein anderes (Heilmittel) für das Brechen (*sḏ*) einer Schlaggeschwulst[1].
Früchte der Erbse (*tḥwj*); reines Natron; werde zu einer Masse gemacht; werde damit verbunden; werde veranlaßt, daß ⟨sie⟩ von selbst aufbricht (*sḏ*).

VI B 3d) *wꜣšš* „Bluterguß“[1]

Eb 734 (88,16–19)

Ein anderes Heilmittel für einen Bluterguß (*wꜣšš*).
Milch des Menschen; *šꜣšꜣ* (Baldrian?); *mꜣd*-Mineral für einen Spiegel[1]; werde zerschlagen mit (*ḥr*) Samen (*inj.t*) des Flachses; Schale einer Schildkröte; werde vereinigt ganz und gar; werde an die Sonne gegeben.
Du mögest darauf geben Splitter von Feuerstein; du mögest es geben, so daß das Blut abgeht.

Eb 735 (88,19–20)

Ein anderes (Heilmittel).
šfw (Schlamm?) von *srm.t* (Hefe?); *ḏꜥm.w* (𓏥)[1]; Sand; *ꜥntjw*-Harz; werde zerschlagen, werde damit gesalbt (*gs*).

Eb 736 (88,21)

Ein anderes (Heilmittel).
Gerste, gekocht; Wasser des *pꜣ-ꜥ*-Gewässers; Bleiglanz (*msdm.t*); werde damit gesalbt (*gs*).

Eb 737 (88,21–22)

Ein anderes (Heilmittel)[1].
Blut einer Taube; Blut einer *smn*-Gans; Blut einer Schwalbe[2]; Blut eines Geiers; werde damit gesalbt (*gs*).

Eb 738 (89,1)

[Ein anderes (Heilmittel)][1].
Hammerschlag des Kupfers; Malachit (*wꜣḏw*); zerstört gefunden[2]; Milz[3]; werde zu einer Masse zerrieben, werde damit gesalbt (*gs*).

VI B 3 e) *ꜥꜣ.t*-Geschwulst

Bln 118 (10,3–5)

Heilmittel für das Beseitigen einer *ꜥꜣ.t*-Geschwulst eines Tages[1].
Gottesblätter zusammen mit ihrer gesamten Beimischung[2]; Pflanzenschleim (*ḥsꜣ*); werde getrunken an vier Tagen.

Entleeren des Bauches ⟨ist das⟩. Werde beräuchert, bis er schwitzt, nachdem er dieses gemacht hat.

Was anbetrifft: Gottesblätter – das sind Blätter des *ḫt-ds*-Baumes.

Was anbetrifft: alles, womit sie sich mischen – ⟨das sind⟩: *ỉnnk*-Pflanze; Honig[3].

VI B 4. Geschwüre

a) *bnw.t*

Eb 551 (72,10–12)

Anfang von den Heilmitteln für das Beseitigen von *bnw.t*-Geschwüren im Körper des Mannes an irgendeiner Körperstelle.

Mehl (*skj*) der *psḏn*-Tenne 1; unterägyptisches Salz 1; Honig 1; werde damit gesalbt (*gs*), oft, oft.

Eb 552 (72,12–13)[1]

Ein anderes (Heilmittel).

šnj-tꜣ-Frucht $\frac{1}{8}$; Honig $\frac{1}{8}$; Wein 5 ro; werde fein zerrieben, werde getrunken.

Eb 554 (72,14–16)

Beseitigen von *bnw.t*-Geschwüren an den Zähnen ...
siehe bei II E 2b (Seite 66).

Eb 746 (89,10–11)

... Beseitigen von *bnw.t*-Geschwüren an den Zähnen ...
siehe bei II E 2b (Seite 66).

Eb 553 (72,13—14)

... Beseitigen eines zersetzenden *bnw.t*-Geschwüres an den Zähnen
siehe bei II E 2b (Seite 67).

Bt 2 (1,8–2,9)

... ⌜Beseitigen⌝ einer Schwellung von *bnw.t*-Geschwüren, einer Quetschung von *bnw.t*-Geschwüren auf dem After
siehe bei IV G 1 (Seite 127).

Bt 5 (4,1–10)

... Was man macht für eine Quetschung von *bnw.t*-Geschwüren
siehe bei IV G 1 (Seite 127).

Bt 10 (5,8–12)

... Quetschung von *bnw.t*-Geschwüren ... auf seinem After, auf der Blase
siehe bei IV G 1 (Seite 128).

Bt 13a (6,2–6)

. . . *bnw.t*-Geschwüre auf der Blase . . .
siehe bei IV G 1 (Seite 128).

Eb 813 (95,16–18)

. . . an deren Scheide *bnw.t*-Geschwüre entstanden sind
siehe bei IX A 3d (Seite 282).

Eb 818 (96,2–4)

. . . indem *bnw.t*-Geschwüre an ihrer Scheide entstanden sind
siehe bei IX A 3d (Seite 282).

Sm Fall 39 (13,3–12)

Heilkunde von *bnw.t*-Geschwüren auf einer Schlagverletzung an seiner Brust
siehe bei V A (Seite 193).

Sm Fall 45 (15,9–19)

Heilkunde ballartiger *bnw.t*-Geschwüre auf seiner Brust
siehe bei V A (Seite 197).

Eb 527 (70,24–71,1)

. . . Heilmittel für *bnw.t*-Geschwüre in einer Wunde
siehe bei V B 2c (Seite 208).

VI B 4b) *wnm-snf*

Eb 592 (75,19–76,1)

Anfang von den Heilmitteln für Blutfraß, das Stillen des Fressens (*wsʿ.w*). *pr.t-šnj*-Frucht 1; *inwn*-Pflanze 1; *sꜣr*-Pflanze 1; *sbttj.t*-Pflanze 1; *sʿꜣm*-Pflanze 1; Natron 1; *ʿmʿʿ*-Teil ⟨des Getreides⟩ 1; Mehl von männlichem Pflanzenschleim (*ḥsꜣ tꜣj*) [1] 1; Bodensatz (*tꜣḥ.t*) von Wein 1; Gärungsprodukt des Dattelsaftes 1; werde zu einer Masse gekocht in Fingerwärme, werde damit verbunden.

Eb 723 (87,19–88,1)

Ein anderes (Heilmittel) für Blutfraß.

Dattelsaft 1; Koloquinthe (*ḏꜣr.t*) 1; Früchte der Erbse (*tḥwj*) 1; Scherbe 1; Granit 1; Inneres einer Muschel 1; gegorener Pflanzenschleim (*ḥsꜣ n ʿwꜣj.t*) 1; werde zu einer Masse gemacht, werde damit verbunden an vier Tagen.

Eb 724 (88,1–2) = H 129 (9,8–9)

Ein anderes (Heilmittel) für Blutfraß in irgendeiner Körperstelle.[1]
Zwiebeln; werde zerkleinert in (Rinder-)Fett; werde daran gegeben.

Eb 725 (88,2–3) = H 130 (9,9)

Ein anderes (Heilmittel).
Brei (*ꜣḫ*); werde gemischt mit Natron, mit[1] Kernen (*inj.t*) von Datteln[2]; werde gegeben an irgendeine Körperstelle, an (*r*) der Blut entstanden ist[3].

Eb 722 (87,17–19)

Ein anderes (Heilmittel) für das Beseitigen von Blut, das frißt im Innern des Körpers.
Mehl von *ꜥmꜥꜥ*-Teil ⟨des Getreides⟩ 1; Mehl von einer Scherbe 1; Mehl von *bd.t*[1] 1; Früchte der Erbse (*tḫwj*) 1; Gärungsprodukt des Honigs 1; Gärungsprodukt des Dattelsaftes 1; werde zu einer Masse gemacht; werde zu einem Teig (*iwšš*) gemacht; werde damit verbunden.

Eb 749 (89,14–15) = H 9 (1,7–8)

Ein anderes Heilmittel für das Behandeln von Blutfraß in einem Zahn siehe bei II E 2b (Seite 67).

Eb 211 (43,13–15)

... Beseitigen einer Verstopfung ⟨und⟩ von Blutfraß auf dem Magen siehe bei IV D 1b (Seite 95).

VI B 5. Verderbtes

Eb 596 (76,8–9)

Ein anderes (Heilmittel) für das Beseitigen[1] [ ] Halsvorderseite.
Fledermaus gespalten; werde damit verbunden, so daß er sofort gesund wird.

VII. Ausschläge und Entzündungen

A. *wḥꜣ.w*[1]

Eb 104 (25,11–13)

Anfang von den Salbmitteln (*gs.w*) für das Beseitigen der *wḥꜣ.w*-Hautkrankheit.

inr-spdw-Mineral; Milch; reines Öl; werde damit gesalbt (*gs*) an vier Tagen.

Eb 105 (25,13–15)

Ein anderes Salbmittel (*gs.w*).

Blatt der Dornakazie; *sꜣ-wr*-Harz; *inr-spdw*-Mineral; *tꜣ*-Flüssigkeit des Wäschers; rotes Natron[1]; Honig; Öl/Fett; werde damit gesalbt (*gs*).

Eb 106 (25,15–17)

Ein anderes Salbmittel (*gs.w*).

šnf.t (°|||); „Eselskopf"[1]; *bsbs*[2]-Pflanze; *sbttj.t*-Pflanze; *nstjw*-Pflanze; *mkj* (°|||) des *h*-Hofraumes; Behen-Öl; reines Öl; werde damit gesalbt (*gs*).

Eb 107 (25,17–18)

Ein anderes Salbmittel (*gs.w*).

Mehl von Koloquinthe (*ḏꜣr.t*); Mehl von Bohnen; *nstjw*-Pflanze; *sꜣ-wr*-Harz; Behen-Öl; reines Öl; werde damit gesalbt (*gs*) an vier Tagen.

Eb 108 (25,19–20)

Ein anderes Salbmittel (*gs.w*).

Lotusblatt der Erde[1]; „Eselsbein" (*ins.t nt ꜥꜣ*)[2]; *šfšf.t* (Schlamm?) des Teiches; frische Dickmilch; reines Öl; werde damit gesalbt (*gs*) an vier Tagen.

Eb 109 (25,20–26,2)

Ein anderes Salbmittel (*gs.w*).

šꜥ.t (Teig) von Gerste, zerkocht; *iꜣr*[1] (Gras), zerkocht; Samenkorn des Emmer (*mjmj*), zerkocht; *inr-spdw*-Mineral; Milch einer, die einen Knaben geboren hat; frisches Behen-Öl; Öl/Fett; werde gekocht, werde damit gesalbt (*gs*) an sieben Tagen[2].

Eb 110 (26,2–4)

Ein anderes Salbmittel (*gs.w*).

bsbs-Pflanze; *ỉbsꜣ*-Pflanze; *sbttj.t*-Pflanze; *pꜣḏt.t*[1]-Teil der Sykomore; *dšr*-Pflanze; Blatt des *ẖt-ḍs*-Baumes; reines Öl; Behen-Öl; werde damit gesalbt (*gs*) an acht Tagen[2].

Eb 111 (26,4–7)

Ein anderes Salbmittel (*gs.w*).

mkj (𓈒𓏥) des *h*-Hofraumes[1]; Früchte der *sꜣr*-Pflanze; Sellerie (*mꜣt.t*); *sskꜣ* (𓈒𓏥); Früchte der *ỉbw*-Pflanze; Kümmel; Wachs; Öl/Fett; Behen-Öl; Milch einer, die einen Knaben geboren hat; werde damit gesalbt (*gs*) an neun Tagen[2].

Eb 112 (26,7–9)

Ein anderes Salbmittel (*gs.w*).

šfšf.t (Schlamm?); *bsbs*-Pflanze; Früchte der *ỉbw*-Pflanze; *sskꜣ* (𓈒𓏥); *sꜣ-wr*-Harz; *ỉnr-spdw*-Mineral; Sellerie (*mꜣt.t*); trockenes *ʿntjw*-Harz; geschmeidiges *ʿntjw*-Harz; werde zu einer Masse gemacht, werde damit gesalbt (*gs*) an zehn Tagen[1].

Eb 113 (26,9–11)

Heilmittel für das Beseitigen der *wḥꜣ.w*-Hautkrankheit, das Fortnehmen von Schmerzstoffen.

Galle des Rindes $2\frac{1}{2}$ ro; unterägyptisches Salz $\frac{1}{8}$; Honig $\frac{1}{32}$; Wasser 10 ro; werde gemischt (*šbn*) zu einer Masse, werde damit gesalbt (*gs*).

Eb 117 (26,20–21)

Ein anderes (Heilmittel) für das Beseitigen der *wḥꜣ.w*-Hautkrankheit, das Fortnehmen von Schmerzstoffen.

Galle (*bnf*)[1] des Rindes 1; unterägyptisches Salz 1; Honig 1; werde zu einer Masse gemacht, werde damit gesalbt (*gs*).

Eb 114 (26,11–14)

Ein anderes (Heilmittel) [für] das Beseitigen der *wḥꜣ.w*-Hautkrankheit am Körper des Mannes.

weißes Öl 1; Fett (*mrḥ.t*) des Nilpferds 1; alter (*ỉs*) Honig[1] 1; *sꜣ-wr*-Harz 1; *tjʿm*-Pflanze 1; *sʿm*-Pflanze 1; *pꜣẖ*-Pflanze 1; Wachs 1; *bsbs*-Pflanze 1; Föhrenöl (*sfṯ*) 1; werde zu einer Masse gemacht, werde damit gesalbt (*gs*) an vier Tagen.

Eb 116 (26,17–20)

Ein anderes (Heilmittel)[1], ein Salbmittel (*gs.w*) [für] das Beseitigen der *wḥꜣ.w*-Hautkrankheit an irgendeiner Körperstelle des Mannes.

geschmeidiges *ʿntjw*-Harz 1; *sꜣ-wr*-Harz 1; Öl/Fett 1; Koloquinthe (*ḏꜣr.t*) 1; *pr.t-šnj*-Frucht 1; Bleiglanz (*msdm.t*) 1; *ḫns.t*-Teil[2] eines *bḏꜣ*-Topfes 1; Honig 1; werde zu einer Masse gemacht, werde damit gesalbt (*gs*).

Eb 118 (26,21–27,1)

Ein anderes (Heilmittel)[1], ein Salbmittel (*gs.w*) [für] das Beseitigen der *wḥꜣ.w*-Hautkrankheit an irgendeiner Körperstelle des Mannes.

šnj-tꜣ-Frucht; Öl/Fett; werde damit gesalbt (*gs*).

Eb 120 (27,4–5)

Ein anderes (Heilmittel) für das Beseitigen der *wḥꜣ.w*-Hautkrankheit in Wirklichkeit.

Öl/Fett 1; *dšr*-Pflanze 1; unterägyptisches Salz 1; *sꜣj.t*-Pflanze 1; Natron 1; werde damit verbunden.

Eb 90 (23,9–14)

Ein anderes (Heilmittel) für das Beseitigen der *wḥꜣ.w*-Hautkrankheit im Bauch[1].

inr-spdw-Mineral 1; *sꜣ-wr*-Harz 1; *bsbs*-Pflanze 1; *sskꜣ* (𓏏) 1; Wachs 1; Föhrenöl (*sfṯ*) 1; werde zerrieben, werde zu einer Masse gemacht, werde damit gesalbt (*gs*).

Dann mögest du machen[2] Mittel für das Ausscheiden (*wsš*), nachdem ⟨die *wḥꜣ.w*-Hautkrankheit⟩ abgesperrt ist von seinem Bauch[3]: *šnj-tꜣ*-Frucht 1; *gngn.t*-Pflanze 1; *inb*-Pflanze 1; geritzte Sykomorenfrüchte 1; werde zerrieben, werde zu einer Masse gemacht, werde zu vier Kuchen gemacht, werde veranlaßt, daß er sie ißt.

Eb 95 (24,6–8)

Ein anderes (Heilmittel) für das Beseitigen der *wḥꜣ.w*-Hautkrankheit im Bauch[1].

geschmeidiges *ʿntjw*-Harz 1; *sꜣ-wr*-Harz 1; *ḫns.t*-Teil[2] eines *bḏꜣ*-Topfes 1; Honig 1; werde zu einer Masse gemacht, werde damit gesalbt (*gs*).

Eb 91 (23,14–19)

Ein anderes (Heilmittel) für das Beseitigen der *wḥꜣ.w*-Hautkrankheit, die gegen den Körper lastend ist; das sie Töten im Bauch in Wirklichkeit.

trockenes *ʿntjw*-Harz $\frac{1}{64}$; Terebinthenharz (*snṯr*) $\frac{1}{64}$; *inr-spdw*-Mineral $\frac{1}{64}$; *sꜣ-wr*-Harz $\frac{1}{64}$; *inb*-Pflanze $\frac{1}{32}$; Ocker (*stj*) $\frac{1}{32}$; Schilfrohr (*isw*) $\frac{1}{16}$; *sʿꜣm*-Pflanze $\frac{1}{8}$; Bleiglanz (*msdm.t*) $\frac{1}{64}$; *gngn.t*-Pflanze $\frac{1}{8}$; *šnj-tꜣ*-Frucht $\frac{1}{8}$; Koloquinthe (*ḏ3r.t*) $\frac{1}{8}$; Honig $\frac{1}{8}$; *wʿḥ*-Hülsenfrucht *stj*[1] $\frac{1}{32}$; werde zerrieben, werde zu einer Masse gemacht, werde gegessen in angenehmer Wärme. Wirklich vorzüglich.

Eb 92 (23,19–24,1)

Ein anderes (Heilmittel) für das Fortnehmen der *wḥ3.w*-Hautkrankheit im Bauch oder das sie Töten.

Feigen $\frac{1}{32}$; unterägyptisches Salz $\frac{1}{8}$; frisches Brot $\frac{1}{8}$; süßes Bier 25 ro; werde gekocht, werde durchgepreßt, werde getrunken an einem Tage.

Ein anderes (Heilmittel) nach ihm: *šnj-t3*-Frucht $\frac{1}{8}$; *srm.t* (Hefe?) $2\frac{1}{2}$ ro; Honig $\frac{1}{4}$; süßes Bier 10 ro; werde gegessen[1] an vier Tagen.

Eb 94 (24,4–6)

Ein anderes (Heilmittel) für das Beseitigen der *wḥ3.w*-Hautkrankheit.

sʿ3m-Pflanze 5 ro; Mehl von Koloquinthe (*ḏ3r.t*) 5 ro; unterägyptisches Salz $\frac{1}{2}$; Kerne (*ỉnj.t*) von Datteln 5 ro; Öl/Fett $\frac{1}{2}$; *ʿm3w*-Pflanze 5 ro; süßes Bier 40 ro; werde gekocht, werde eingenommen (*sẖp*) zwischen den beiden Wärmen[1].

Eb 103 (25,8–11)

Ein anderes (Heilmittel) für das Töten der Schmerzstoffe im Bauch, das Töten der Wurzel der *wḥ3.w*-Hautkrankheit im Bauch des Mannes oder der Frau

siehe bei IV F 1a (Seite 106)

Eb 125 (27,16–17)

Ein anderes (Heilmittel) [für] das Beseitigen der *wḥ3(.w)*-Hautkrankheit ⟨und⟩ von *k3k3.w.t*-Blasen (?).

siehe bei VII E 2 (Seite 252).

Eb 123 (27,11–14) = Eb 251 (47,15–48,3) d

(erwähnen die *wḥ3.w*-Hautkrankheit[1])

siehe bei I B 2 (Seite 12) und bei XIII (Seite 307).

VII B. *srf.t*[1]

Eb 96 (24,8–9)

Ein anderes (Heilmittel) für das Beseitigen von schlechter[1] Entzündung (*srf.t*).

Alaun (*ỉbnw*) 1; roter Ocker (*mnš.t*) 1; Früchte der Tamariske 1; Natron 1; Salz[2] 1; werde zu einer Masse gemacht, werde daran gegeben.

Eb 115 (26,14–17)

Ein anderes (Heilmittel) für das Nichtzulassen, daß Entzündung (*srf.t*) entsteht[1], irgend etwas Schlechtes[2] an irgendeiner Körperstelle.

trockene *s3j.t*-Pflanze[3] 1; Öl/Fett 1; Natron 1; unterägyptisches Salz 1; werde fein zerrieben, werde zu einer Masse gemacht, werde damit gesalbt (*gs*).

Eb 119 (27,2–4)

Ein anderes (Heilmittel) für das Nichtzulassen, daß Entzündung (*srf.t*) entsteht.

Öl/Fett 15 ro; zerkleinerte *s3j.t*-Pflanze 1; unterägyptisches Salz 1; Muschel 1; Natron 1; werde fein zerrieben, werde zu einer Masse gemacht, werde der Körper damit eingerieben.

Ram III B 10

Beseitigen von Entzündung (*srf.t*).

Früchte von ....[1]; werde an die Entzündung (*srf.t*) gegeben.

H 253 (17,4–5)

⌜Heilmittel für (?)⌝ das Beseitigen von Entzündung (*srf.t*) ⌜.....⌝.

⌜....⌝; werde damit verbunden.

H 254 (17,5–6)

Ein anderes ⌜....⌝.

⌜....⌝; erhitzt, werde daran gegeben.

H 255 (17,6–9)

⌜....⌝.

⌜....⌝; unterägyptisches Salz; ⌜....⌝; Blatt der Dornakazie; ⌜....⌝; ⌜werde gemacht zu⌝ einer Masse, ⌜.....⌝, werde gegeben an die Entzündung (*srf.t*), werde ⌜damit⌝ verbunden[1].

Eb 93 (24,1–3)

Ein anderes (Heilmittel) für das Beseitigen von Entzündung (*srf.t*).

Mehl von Datteln 5 ro; Mehl von Koloquinthe (*ḏ3r.t*) 5 ro; *mst3*-Flüssigkeit 40 ro; werde gekocht bis zu einem Flüssigkeitsrest von 30 ro[1]; du mögest ⟨es⟩ geben dem Manne oder der Frau in angenehmer Wärme, so daß er gesund wird.

Bln 107 (9,4–5)

Schlürftrank [für] das Beseitigen von Entzündung (*srf.t*).

Wurzel von *ḫ3sj.t* (Bryonia); *pr.t-šnj*-Frucht; werde zerrieben, gemaischt in Bier; werde getrunken, werde ausgespien.

Bln 108 (9,5–6)

Ein anderes (Heilmittel).

Wurzel von *ḫ3sj.t* (Bryonia); *pr.t-šnj*-Frucht; *sʿm*-Pflanze; trockene Datteln; werde gekocht in Pflanzenschleim (*ḥs3*); werde getrunken vom Manne, werde ausgebrochen.

Bln 97 (8,6–7)

Ein anderes (Heilmittel).

Rizinus[1] *stj*[2]; geschmeidiges (Rinder-)Fett; frisches Terebinthenharz (*sntr*); werde damit gesalbt (*gs*) der Mann, der behaftet ist mit Entzündung (*srf.t*), und es werde veranlaßt, daß er trinkt, um zu erbrechen.

VII C. *šmm.t*

Bln 80 (7,7–8)

Salbmittel (*gs.w*); was gemacht wird [für] das Beseitigen von Entzündung (*šmm.t*).

dhʿʿ-Pflanze[1]; werde zerrieben in Honig; werde der Mann damit gesalbt (*gs*).

Bln 81 (7,8)

Ein anderes (Heilmittel).

kf3.w (Blattsprossen?) von *šmšm.t* (Hanf); weißes Öl; werde mit ihm gesalbt (*gs*).

Bln 83 (7,8–9)

Ein anderes (Heilmittel).

bdd-Pflanze[1]; Honig; werde der Mann damit gesalbt (*gs*).

Bln 84 (7,9–10)[1]

Ein anderes (Heilmittel).

unterägyptisches Salz; *gjw* (Zyperngras), gewachsen[2]; Fett (*ʿḏ*) des Steinbocks; geschmeidiges Behen-Öl; Terebinthenharz (*snṯr*); werde gemacht zu einer Masse, werde der Mann damit gesalbt (*gs*), sehr[3].

⟨Das ist⟩ ein Beseitigen von irgend etwas Schlechtem[4]. Wirklich vorzüglich.

Bln 85 (7,10–11)

Ein anderes (Heilmittel).

eine Eidechse, zerkocht[1] in Öl/Fett; werde der Mann damit gesalbt (*gs*).

Bln 82 (7,8)

Ein anderes (Heilmittel).

Fett (*mrḥ.t*) einer Eidechse[1]; ebenso[2].

Bln 86 (7,11)

Ein anderes (Heilmittel).
dr-nkn-Pflanze[1]; werde zerrieben in frischem Behen-Öl; werde der Mann damit gesalbt (*gs*).

Bln 87 (7,11–12)

Ein anderes (Heilmittel).
Schilfrohr (*ỉsw*); *wꜣm*-Pflanze; Sellerie (*mꜣt.t*); Kot des Nilpferds; *sꜥm*-Pflanze; *šnꜥ.w*-Pflanze; *ꜥẖm.w* (Blätterzweige) der Weide; werde befeuchtet mit Honig; werde auf Feuer gegeben zum Warmwerden; werde der Mann damit gesalbt (*gs*).

Bln 88 (7,12–8,1)

Ein anderes (Heilmittel).
Eisen[1]; werde zerschlagen in Flutwasser[2]; werde der Mann damit gesalbt (*gs*).

Eb 303 (52,21–22)

Ein anderes (Heilmittel) für das Abwehren von Entzündung (*šmm.t*).
ein Frosch; werde zerkocht in Öl/Fett; werde damit gesalbt (*gs*).

Eb 304 (52,22)

Ein anderes (Heilmittel).
Kopf (*ḏꜣḏꜣ*) eines *ḏdb*-Fisches; werde zerkocht in Öl/Fett; werde gegeben dem Manne an sein Fleisch[1].

VII D. *mšpn.t*[1]

H 160 (11,3–6)

Beschwörung der *mšpn.t*-Hautflechte.
Du mögest ausfließen, die hervorquillt, ohne daß sie ihre Frucht hat; die in Bewegung versetzt, ohne daß sie ihre beiden Arme von sich aus (*m-ꜥ-s*) hat. Weiche du doch: ich bin Horus. Ziehe du dich zurück: ich bin der Sohn des Osiris. Der Zauber meiner Mutter ist der Schutz meiner Körperteile. Nicht soll Schlechtes in meinem Körper entstehen; nicht soll die *mšpn.t*-Hautflechte in meinen Körperteilen ⟨sein⟩. Du mögest ausfließen[1]. – Siebenmal[2].

Werde gesprochen über *ỉnnk*-Pflanze; werde gekocht, werde zerrieben, werde daran gegeben.

H 161 (11,6–7)

Ihr[1] Heilmittel.

Gärungsprodukt des Honigs; trockenes *ꜥntjw*-Harz; Früchte von Koriander (*šꜣw*); werde zerrieben in Bodensatz (*tꜣḫ.t*) von *pꜣ-wr*-Flüssigkeit; werde damit gesalbt (*gs*).

H 162 (11,7)

Ein anderes (Heilmittel).

Bleiglanz (*msdm.t*); *snn*-Balsam; werde zerrieben in frischem Behen-Öl; ebenso.

H 163 (11,7)

Ein anderes (Heilmittel).

Wurzel der *šꜣms*-Pflanze; werde daran gegeben.

H 164 (11,7–8)

Ein anderes (Heilmittel).

. . .[1] des Metallarbeiters; Behen-Öl; (Rinder-)Fett; *ỉnr-spdw*-Mineral; *ṯrw*- ⟨rotes⟩ Mineral; Terebinthenharz (*snṯr*); *ḏꜣs*-Pflanze; werde damit verbunden.

H 165 (11,8)

Ein anderes (Heilmittel).

Fett (*mrḥ.t*) des Nilpferds; *ḥḏ.t*-Mineral; ebenso.

H 166 (11,8–9)

Ein anderes (Heilmittel).

Terebinthenharz (*snṯr*); Früchte der *sꜣr*-Pflanze; Natron; Föhrenöl (*sfṯ*); roter Ocker (*mnš.t*); ebenso.

VII E. *ꜣkw.t* und *kꜣkꜣ.w.t*

1. *ꜣkw.t*[1]

Eb 543 (71,21–72,1)

Anfang von den Heilmitteln für das Beseitigen der *ꜣkw.t*-Krankheit.

Dattelsaft 1; *bd.t-ḫꜣwr.t*[1] 1; Gummi 1; Honig 1; werde daran gegeben.

Eb 544 (72,1–3)

Ein anderes (Heilmittel).

ṯwn-Pflanze 1; Honig 1; Blatt der Dornakazie 1; Koloquinthe (*ḏꜣr.t*) 1; Föhrenöl (*sfṯ*) 1; werde daran gegeben.

Eb 545 (72,3)

Ein anderes (Heilmittel).

mꜣd-Mineral; werde fein zerrieben in *ꜥntjw*-Harz; werde daran gegeben.

VII E 2. *k3k3.w.t*[1]

Eb 546 (72,3–6)

Ein anderes (Heilmittel) für das Beseitigen von *k3k3.w.t*-Blasen (?) an irgendeiner Körperstelle des Mannes.

Harz (*ʿḏ*) der Föhre 1; Föhrenöl (*sfṯ*) 1; *ḫs3j.t*-Balsam 1; *ns-š* (𓏥) 1; Ocker (*stj*) 1; *wbd*[1] 1; Wasser; werde fein zerrieben, werde zu einer Masse gemischt, werde damit gesalbt (*gs*).

Eb 547 (72,6–7) = Eb 550 (72,9–10)

Ein anderes (Heilmittel).

unterägyptisches Salz 1; Pflanzenschleim (*ḥs3*) 1; rotes Natron 1; Öl/Fett 1; werde damit gesalbt (*gs*), oft, oft.

Eb 548 (72,7–8)

Beseitigen von *k3k3.w.t*-Blasen (?).

ḏ3ʿ (𓏥); werde gekocht in *ḥrw.t*-Teil des Bieres; werde gegessen an vier Tagen.

Eb 549 (72,8–9)

Ein anderes (Heilmittel).

wbd[1] 1; *dšr*-Pflanze 1; *ns-š* (𓏥) 1; *šfšf.t* (Schlamm?) 1; Wasser; werde damit gesalbt (*gs*).

L 19 (6,6)

Beseitigen von *k3k3.w.t*-Blasen (?) einer Verbrennung[1].

ns-š (𓏥); *šnf.t* (𓏥); werde zerrieben in Wasser, werde daran gegeben.

Eb 125 (27,16–17)

Ein anderes (Heilmittel) [für] das Beseitigen der *wḥ3(.w)*-Hautkrankheit ⟨und⟩ von *k3k3.w.t*-Blasen (?).

iḥw-Frucht $2\frac{1}{2}$ ro; *š3š3* (Baldrian?) $\frac{1}{4}$; Samenkorn des Emmer (*mjmj*) $2\frac{1}{2}$ ro; Honig 5 ro; Wasser 25 ro; werde nachts dem Tau ausgesetzt, werde durchgepreßt, werde getrunken an vier Tagen.

VIII. Nicht lokalisierbare Krankheiten

A. Verschiedene Krankheiten

1. *mr.t*-Krankheit

Eb 598 (76,12–14)

Ein anderes (Heilmittel) [für] das Beseitigen der *mr.t*-Krankheit, die im Innern des Körpers ist.

šꜥt.t-Gebäck, gemischt mit *mstꜣ*-Flüssigkeit, nachdem es vom Feuer gekommen ist[1]; werde die schmerzende Stelle damit verbunden.

Eb 599 (76,14–15)

Ein anderes (Heilmittel).

šꜥt.t-Gebäck, gemischt, indem es warm[1] ist, mit Öl/Fett, unterägyptischem Salz; werde die Einwirkung (-Stelle) von irgend etwas ⟨und⟩ jede schmerzende Stelle damit verbunden.

Eb 600 (76,15–16)

Ein anderes (Heilmittel).

šns-Gebäck; werde gemischt[1] mit unterägyptischem Salz; werde jede schmerzende Stelle damit verbunden.

Eb 601 (76,16–18)

Ein anderes (Heilmittel) für das Beseitigen der *mr.t*-Krankheit in irgendeiner Körperstelle des Mannes.

Früchte des Rizinus (*dgm*); werde zerstoßen (*ḥbḳ*), werde in Honig gegeben; werde damit verbunden.

H 134 (9,12–13)[1]

Beseitigen der *mr.t*-Krankheit in irgendeiner Körperstelle des Mannes oder der Frau.

Brot vom Christdorn in Wasser; werde damit verbunden.

H 135 (9,13)

[ ][1].

pr.t-šnj-Frucht; Honig; *ı͗šd*-Frucht; *pꜣj.t* (); unterägyptisches Salz; Sellerie (*mꜣt.t*); werde damit verbunden.

Eb 301 (52,17–19) = H 33 (3,2–3)[1]

Ein anderes Heilmittel für das Entfernen der *mr.t*-Krankheit in irgendeiner Körperstelle des Mannes[2].
gemaischter Pflanzenschleim (*ḥsꜣ n šbb*)[3]; werde fein zerrieben, werde gemischt mit gegorenem Pflanzenschleim (*ḥsꜣ n ꜥwꜣj.t*); werde damit verbunden[4].

VIII A 2. *fnṯ*-Wurm[1]

Bln 19 (2,5)

Herausholen des *fnṯ*-Wurmes aus irgendeiner ⌜. . .⌝[1].
Gekröse (*ꜣs*) eines Schweins; werde damit verbunden.

Bln 20 (2,5–7)

Ein anderes Heilmittel, ⌜was man macht⌝ nach dem Herausholen des *fnṯ*-Wurmes.
frisches Terebinthenharz (*snṯr*); Behen-Öl; Föhrenöl (*sfṯ*); *sꜣ-wr*-Harz; *ṯrw*- ⟨rotes⟩ Mineral; (Rinder-)Fett; Wachs; werde zu einer Masse gemacht, werde damit gesalbt (*gs*).

Ram III B 3

Töten des *fnṯ*-Wurmes durch ein Heilmittel.
njꜣjꜣ-Pflanze; werde zerkleinert, werde *sꜣr*-gemacht[1] in/durch Tücher; werde gegeben in ⌜. . . .⌝ dem Manne, der leidet an ⌜. . . .⌝.

L 30 (11,2–3)

Eine andere Beschwörung des *fnṯ*-Wurmes.
(Spruch in unbekannter Sprache). Es werde dieser Spruch viermal gesagt.

L 31 (11,3–4)

Eine andere (Beschwörung).
Es ist nicht der Sohn (die Tochter?) von dem und dem, ⟨sondern⟩ ich bin die Tochter einer (Frau), an die man sich bittend wendet. (folgt ein Satz in unverständlicher Sprache). Es werde dieser Spruch viermal gesagt.

VIII A 3. *tmj.t*-Krankheit

H 168 (11,10–11)

Heilmittel für das Beseitigen der *tmj.t*-Krankheit.
Holzkohle; *šnf.t* (𓇳𓏥); Bodensatz (*tꜣḥ.t*) der *ꜥꜣ.t*-Flüssigkeit (?); Mehl (*skj*) der *psḏn*-Tenne; Blutstein (*djdj*); Emmer; *ẖrj n pdd.w*[1]; unterägyptisches Salz; werde gekocht, werde damit verbunden.

H 169 (11,11–12)

Ein anderes (Heilmittel).

Früchte (*ỉšd.t*) des Rizinus (*dgm*); Früchte des Laichkrautes; Datteln; Erbsen (*tḥwj*); Früchte der *šꜣms*-Pflanze; *tꜣ*-Flüssigkeit des Wäschers; Honig; ebenso.

L 6 (3,1–5)

⸢Beschwörung⸣ der *tmj.t*-Krankheit.

(folgt Zauberspruch).[1]

Werde gesprochen über: Honig; *pꜣ-wr*-Flüssigkeit; *sꜣ-wr*-Harz; Mehl (*skj*) der *psḏn*-Tenne.

L 7 (3,5–6)

Ein anderes (Heilmittel)[1].

psḏ (○|||); roter Ocker (*mnš.t*); unterägyptisches Salz; Früchte der *ḏꜣs*-Pflanze; *gꜣšw*- ⟨flüssiger⟩ Teil von süßem Bier.

L 8 (3,6–8)

Ein anderes (Heilmittel)[1].

Du mögest ausfließen, Feindin des Ptah, Verhaßte[2] des Thoth. Ich habe gebracht gegen dich[3] Erdboden von dem, was unter den beiden Ziegeln[4] ist ⸢. . . .⸣.

Werde gesprochen über Erdboden der beiden Ziegel[4]; werde daran gegeben.

L 9 (3,8–4,1)

⸢. . . .⸣ die beiden Augen[1].

(folgt ein Zauberspruch, in dem am Schluß die *tmj.t*-Krankheit erwähnt wird, gegen die ein Amulett besprochen werden soll).

L 10 (4,1–5)

Eine andere Beschwörung der *tmj.t*-Krankheit.

(folgt Zauberspruch)[1].

Man sagt ⸢diesen⸣ Spruch ⸢über⸣: Ton (*bsn*) des Maurers; *ḥm.w*-Teile des Rizinus[2]; Gummi; Koloquinthe (*ḏꜣr.t*); Dattelsaft; werde die *tmj.t*-Krankheit damit verbunden.

L 25 (8,8–9,4)

Eine andere ⸢Beschwörung . . .⸣ *nsj*-Krankheitsdämon, *tmj.t*-Krankheitsdämonin . . .

siehe bei IV L 2b (Seite 156).

Mutt. u. Kind B (1,4–9)

Eine andere (Beschwörung): Du mögest ausfließen, *tmj.t*-Krankheitsdämonin, die den Knochen zerbricht ....
siehe bei X B 7 (Seite 295).

VIII A 4. *dꜣw.t*-Zittern

Eb 625 (79,2–4)

Ein anderes (Heilmittel) für das Beseitigen von Zittern (*dꜣw.t*) in irgendeiner Körperstelle des Mannes.

Samenkorn des Emmer (*mjmj*) 1; Zwiebeln 1; Honig 1; metallischer Malachit (*wꜣḏw*)[1] 1; werde Kot (*šꜣw*) eines Windhundes darauf[2] gegeben; du sollst nicht die Hand daran legen[3].

Eb 626 (79,4–5)

Ein anderes (Heilmittel).

Samenkorn des Emmer (*mjmj*) 1; Koloquinthe (*ḏꜣr.t*) 1; Malachit (*wꜣḏw*) 1; werde gekocht, werde daran gegeben; du sollst nicht die Hand daran legen[1].

Eb 252 (48,3–5)

Ein anderes (Heilmittel) für das Beseitigen von Zittern (*dꜣw.t*) am Kopf
siehe bei II A 3 (Seite 41).

Noch andere Behandlungen von Zittern siehe bei Eb 696 „Arm“ (Seite 83), Eb 856d „Bein“ (Seite 8), Eb 856f „Finger“ (Seite 9).

VIII A 5. *nkn*-Krankheit

Bt Rs. 1,7–2,2

Heilmittel für das Beseitigen von Schaden (*nkn*) in irgendeiner Körperstelle.

ỉbsꜣ-Pflanze von der Oase (*sḫ.t*) 1; *šꜣšꜣ* (Baldrian?) 1; Früchte der *ḥbt*-Pflanze 1; geschmeidiges (Rinder-)Fett 1; bestes Öl (*tp.t*) 1; Honig 1; werde damit verbunden an vier Tagen.

Gut, gut.

Eb 138 (31,6–8)

Ein anders (Heilmittel) für ... das Beseitigen des Schadens (*nkn*), der am Manne entstanden ist ...
siehe bei IV L 2a (Seite 151).

VIII A 6. *sr*-Krankheit

Eb 780 (92,21–93,1) + Eb 781 (93,1–3)[1]

Ein anderes Heilmittel für die *sr*-Krankheit.

Früchte der *ḏ3s*-Pflanze 1; *mjm.t*-Pflanze 1; werde zerkleinert, werde gegessen von dem Manne, der mit der *sr*-Krankheit behaftet ist.

Honig 1; Blätter (*g3b.t*) der *mjm.t*-Pflanze 1; werde zerkleinert in dem Wasser davon; werde das männliche Glied gesalbt (*gs*)[2], werde damit verbunden eine Nacht, bis zu seinen Oberarmen[3] ⟨und?⟩ seinen Gliedern[3].

VIII A 7. *sʿš.t*-Krankheit

H 38 (3,8)

Heilmittel für die *sʿš.t*-Krankheit.

Milchsaft der Sykomore; Mehl von Koloquinthe (*ḏ3r.t*); werde darauf gegeben.

VIII A 8. *sšpn*-Krankheit

H 172 (11,16–17)

Ein anderes (Heilmittel) [für] die *sšpn*-Krankheit.

mg3-Pflanze[1]; werde in Wasser gegeben; werde in seine Nase geschmiert (*wrḥ*)[2].

VIII A 9. *mḥ3*-Krankheit

Bt Rs. 1,5–7

Heilmittel für das Beseitigen der *mḥ3*-Krankheit an ⸢irgendeiner⸣ Körperstelle.

⸢. . . .⸣ darauf[1]; und du sollst[2] geben Kot eines Rindes und du sollst[2] geben . . . ⸢. . . .⸣ bevor/bis er/es erhitzt wird[3].

VIII A 10. *ḥ3w*-Krankheit

Ostrakon Kairo (ODM 1091 Rs. 1–4)

Salbmittel (*gs.w*) für das Beseitigen der *ḥ3w*-Krankheit.

Blatt der Dornakazie; Wachs; werde damit gesalbt (*gs*) an vier Tagen, am Morgen(?) . . . .[1].

VIII A 11. *sr.t*-Krankheit

Ostrakon Kairo (ODM 1091 Rs. 4–5)

Beseitigen der *sr.t*-Krankheit[1] an irgendeiner Körperstelle.

Weinbeeren[2] ⸢. . . .⸣; werde daran gegeben.

VIII B. Besondere Krankheitsbezeichnungen

1. Krankheiten mit fremdländischen Namen

a) *irwtn*-Krankheit

H 171 (11,15–16)

Heilmittel für das Gesundmachen der *irwtn*-Krankheit.

mgꜣ-Pflanze[1]; werde fein zerrieben in Wein; werde veranlaßt, daß er es trinkt. Es werde ihm eine Messerbehandlung[2] gemacht auf seinem Unterschenkel (*ins.t*).

VIII B 1b) *tꜣ-nt-ꜥꜣm.w*-„Asiaten"-Krankheit

H 170 (11,12–15)

Beschwörung der „Asiaten"-Krankheit[1].

Wer ist kenntnisreich wie Re? Wer ist kenntnisreich ebenso? Dieser Gott, der den Leib (*ẖ.t*) mit Holzkohle ankohlt[2], um den obersten Gott zu packen. Wenn, wie Seth das Meer beschworen hat, Seth dich ebenso beschwört, ⟨du⟩ „Asiaten"-Krankheit, dann sollst du dich nicht regen im Körper des N.N., geboren von der N.N.

Man sagt diesen Spruch viermal über: frisches Behen-Öl; *ẖnf.t*-Teil eines Kessels (*rhd.t*). Sie (die Krankheit) werde damit beschworen[3] ⟨und⟩ versiegelt[3] mit Siegelsteinen von *šttw.t*.

L 32 (11,4–6)

Beschwörung der „Asiaten"-Krankheit in der Sprache von Kreta[1].

(folgt unverständlicher Zauberspruch).

Man sagt diesen Spruch über: gegorene *gꜣš.w*-Flüssigkeit[2]; Harn; . . .; werde daran gegeben.

VIII B 1c) *smn*-Krankheit[1]

L 33 (11,6–7)

Beschwörung der *smn*-Krankheit.

(folgt Zauberspruch[1] in unverständlicher Sprache).

Man sagt [diesen] Spruch viermal.

Pap. Leiden Recto VI 2–VIII 10

Eine andere Beschwörung.

(Zauberspruch[1] gegen die *smn*-Krankheit; am Schluß VIII 8–9):

Man sagt diesen Spruch über: Kot von . . .; . . . von *šꜣb.t*-Pflanze . . . werde zerrieben . . . .

Pap. Leiden Recto XXII 1 + x + 1–2

. . . (der stark zerstörte Spruch nennt die *smn*-Krankheit. Lesbar ist nach einer Lücke unbestimmbarer Länge):
an seinem Kopf ⟨vorn⟩ bis zu seinem Gesicht, ⟨hinten⟩ bis zu den Wirbeln seines Rückens . . . .

VIII B 1d) *ḥmkt*-Krankheit

L 27 (10,6–10)

⌜Andere⌝ Beschwörung der *ḥmkt*-Krankheit[1] in der Sprache eines Ausländers ⌜. . .⌝.
(folgt unverständlicher Zauberspruch).

L 28 (10,10–13)

Eine andere (Beschwörung).
(folgt Zauberspruch in fremder Sprache)[1].
⌜Man sagt diesen Spruch⌝ über: roter Ocker (*mnš.t*); Harn; werde daran gegeben.

VIII B 2. Kranheiten dämonischer Art[1]

a) Die sogenannten Göttermittel

Eb 242 (46,10–16)

Anfang von dem Heilmittel, das Re für[1] sich selbst gemacht hat.

Honig zwischen den beiden Wärmen[2] 1; Wachs 1; *ẖpꜣ*-Teil von Terebinthenharz (*sntr*) 1; Früchte der *sꜣr*-Pflanze 1; Koloquinthe (*ḏꜣr.t*) 1; *šꜣšꜣ* (Baldrian?) 1; *mw.t*-Teil von *gjw* (Zyperngras) 1; Früchte der *ḏꜣs*-Pflanze 1; *ibw*-Pflanze 1; *ḫꜣsj.t* (Bryonia) 1; *ḫnt.t*-Teil von Terebinthenharz (*sntr*) 1; *prš*[3] (Rötel) 1; Früchte von Koriander (*šꜣw*) 1; *ẖpꜣ*-Teil des Wacholder (*wʿn*) 1; *ẖpꜣ*-Teil der Föhre 1; frischer Brei (*ꜣḫ*)[4]; werde zu einer Masse gemacht, werde die schmerzende Stelle damit verbunden.

Das ist ein Beseitigen der Einwirkung eines Gottes, eines Toten, einer Toten, des männlichen Schmerzstoffes (*wẖdw*), des weiblichen Schmerzstoffes (*wẖd.t*) in irgendeiner Körperstelle des Mannes, so daß es ihm sofort besser geht.

Eb 243 (46,16–19) = H 71 (5,7–9)

Ein zweites Heilmittel[1], das Schu für sich selbst gemacht hat.

Mehl von Weizen 1; unterägyptisches Salz 1; Öl/Fett 1; Mehl von Koriander (*šꜣw*) 1; Ruß (*ḏʿb.t*) von der Mauer 1; Mehl von Koloquinthe (*ḏꜣr.t*) 1; Mehl von Bohnen 1; Terebinthenharz (*sntr*)[2] 1; *ḳst.t* (?)-Pflanze[2] 1; Ocker (*stj*) 1; Pflanzenschleim (*ḥsꜣ*) 1; werde zu einer Masse gemacht, werde die schmerzende Stelle damit verbunden.

Eb 244 (46,19–22) = H 72 (5,9–10)

Ein drittes Heilmittel[1], das Tefnet für Re selbst gemacht hat.

Mehl von *ʿmʿʿ*-Teil ⟨des Getreides⟩ 1; *šnf.t* () 1; Fett (*mrḥ.t*)[2] der Gans 1; werde eingeschlossen zu einer Masse[3], werde jede schmerzende Stelle damit verbunden[4].

⟨Das ist⟩ ein Beseitigen des Leidens, der Einwirkung eines Toten, einer Toten im Körper des Mannes, so daß es ihm sofort besser geht.

Eb 245 (46,22–47,1) = H 73 (5,10–12)

Ein viertes Heilmittel, das Geb für Re selbst[1] gemacht hat.

Mehl von Koloquinthe (*ḏꜣr.t*) 1; Mehl von Erbsen (*ṯḥwj*) 1; Mehl vom *ḫt-ds*-Baum 1; werde fein[2] zerrieben in Gärungsprodukt des Dattelsaftes; werde jede schmerzende Stelle damit verbunden[3].

⟨Das ist⟩ ein Beseitigen des Leidens, der Einwirkung eines Toten, einer Toten im Körper des Mannes, so daß es ihm sofort besser geht.

Eb 246 (47,2–5) = H 74 (5,12–15)

Ein fünftes Heilmittel, das Nut für Re selbst gemacht[1] hat.

Ziegel der Mauer[2] 1; *kfꜣ.w* (Blattsprossen?) der *ḳꜣd.t*-Pflanze 1; Stein vom Rand des Wassers 1; Natron 1; unterägyptisches Salz 1; frischer Brei (*ꜣḥ*) 1; Öl/Fett 1; Honig[3] 1; Föhrenöl (*sfṯ*)[3] 1; Fladen von *šns*-Gebäck 1; werde gekocht, werde zu einer Masse gemacht[4]; werde jede schmerzende Stelle damit verbunden[5], sei es der männliche Schmerzstoff (*wḫdw*), sei es der weibliche Schmerzstoff (*wḫd.t*), sei es eine Einwirkung, sei es irgend etwas.

Eb 247 (47,5–10) = H 75 (5,15–6,2)

Ein sechstes Heilmittel[1], das Isis für Re selbst[2] gemacht hat, um zu beseitigen die Krankheit[3], die in seinem Kopf[4] ist.

Früchte von Koriander (*šꜣw*) 1; Früchte von *ḫꜣsj.t* (Bryonia)[5] 1; *sʿꜣm*-Pflanze 1; Früchte der *šꜣms*-Pflanze 1; *pr.t-šnj*-Frucht 1; Honig 1; werde zu einer Masse gemacht, werde mit diesem Honig gemischt, werde der Kopf[6] damit verbunden, so daß es ihm sofort besser geht.

Wenn man[7] ihm dieses Heilmittel[8] macht[9], sei es irgendeine schmerzhafte Krankheit, sei es eine Krankheit[10] des Kopfes – am Gesicht ⟨oder⟩ am Kopf[11] – sei es die Blutfluß(?)-Krankheit (*ḥꜣw-snf*), die Einwirkung eines Gottes, einer Göttin, eines Toten, einer Toten am Kopf, seien es irgendwelche bösen schlechten Dinge am Kopf, an irgendeiner Körperstelle: so geht es ihm sofort besser[12].

Wirklich vorzüglich.

VIII B 2b) Räuchermittel gegen Dämonen

Bln 66 (6,6)[1]

Räuchermittel für das Entfernen der Einwirkung eines Gottes, eines Toten, einer Toten.

ḫt-ds-Baum; *sꜣ-wr*-Harz; *ỉnr-spdw*-Mineral; Fett (*ʿḏ*) vom Kleinvieh; werde der Mann damit beräuchert.

Bln 67 (6,7)

Räuchermittel für das Entfernen eines Toten, einer Toten.

twr (Rohrpflanze); *šꜣms*-Pflanze; Früchte der *ṯwn*-Pflanze; werde der Mann damit beräuchert.

Bln 68 (6,8–9)

Anfang (*tp*) von dem, was man macht [als] Räuchermittel, die gesammelt sind[1].

sꜣ-wr-Harz; *ỉnr-spdw*-Mineral; Kot vom Löwen; [Kot[2] vom] Panther; Kot vom Steinbock; Kot von der Gazelle; Kot vom Strauß; werde der Mann damit beräuchert.

Bln 69 (6,9–10)

Räuchermittel für das Beseitigen des *wꜣj*-Dämons im Körper des Mannes.

Hinterteil[1] der Wachtel (*pʿr.t*); Haar des Esels; Kot der Gans; [Kot[2] der] Schwalbe; Horn des Damhirsches; werde der Mann damit beräuchert.

Bln 70 (6,10–11)

Räuchermittel ⌜für⌝ das Beseitigen einer Gehörstörung (*hhj.t*), die von außen eingetreten ist

siehe bei II C (Seite 63).

Bln 71 (6,11)

Ein anderes (Heilmittel) für das Entfernen eines Toten im Ohr

siehe bei II C (Seite 63).

Bln 72 (7,1)

Räuchermittel für das Beseitigen der *mht.t*[1]-Krankheit.

kꜣ.t-šw.t-Flechte (?); *ḫꜣsj.t* (Bryonia); ebenso[2].

Bln 73 (7,1)

Ein anderes (Heilmittel).

grš-Pflanze[1]; *ḫꜣsj.t* (Bryonia); werde der Mann damit beräuchert.

VIII B 2c) Salbmittel gegen Dämonen

Bln 89 (8,1–2)

Ein anderes (Heilmittel), ein Salbmittel (*gs.w*) für das Beseitigen des Schattens eines Gottes, eines Toten, einer Toten.
frisches *ʿntjw*-Harz; Ocker (*stj*); Milchsaft der Sykomore; *ẖt-ds*-Baum; werde zu einer Masse gemacht, werde der Mann damit gesalbt (*gs*).

Bln 90 (8,2)[1]

Ein anderes (Heilmittel).
Ziegel vom Ofen des Maurers; Mehl (*skj*) der *psḏn*-Tenne; werde in Öl/Fett eingeschlossen; werde der Mann damit gesalbt (*gs*).

Bln 91 (8,2–3)

Ein anderes (Heilmittel).
šꜣšꜣ (Baldrian?); Honig; Föhrenöl (*sfṯ*); *ṯwn*-Pflanze; echtes Ladanum; werde zu einer Masse gemacht, werde der Mann damit gesalbt (*gs*).

Bln 92 (8,3–4)

Ein anderes (Heilmittel).
šsp.t-Teil der *ḥmꜣj.t*-Pflanze $\frac{1}{8}$; Mehl von Koloquinthe (*ḏꜣr.t*) $\frac{1}{8}$; Öl/Fett $\frac{1}{8}$; Ladanum $\frac{1}{4}$; werde zu einer Masse gemacht, werde der Mann damit gesalbt (*gs*).

Bln 93 (8,4)

Ein anderes (Heilmittel).
wḥʿ.t (Skorpion), zerkocht in Öl/Fett; werde der Mann damit gesalbt (*gs*).

Bln 94 (8,4–5)

Ein anderes (Heilmittel).
etwas, das aus dem Maul des *skꜣ*-Tieres genommen wird; werde gelegt auf Sellerie (*mꜣt.t*); werde damit gesalbt (*gs*) der Mann, der mit Schneiden[1] behaftet ist.

Bln 95 (8,5–6)

Ein anderes (Heilmittel).
Früchte der *ṯwn*-Pflanze 1; Blatt der Sykomore 1; *ʿntjw*-Harz $\frac{1}{16}$; Ocker (*stj*) $\frac{1}{32}$; Wachs $\frac{1}{8}$; Terebinthenharz (*snṯr*) $\frac{1}{64}$; Honig $\frac{1}{8}$; werde der Mann damit gesalbt (*gs*).

Bln 96 (8,6)

Ein anderes (Heilmittel).
tp.t-Teil von *gjw* (Zyperngras); ebenso.

Bln 97 (8,6–7)

Ein anderes (Heilmittel)
siehe bei VII B[1] (Seite 249).

Bln 98 (8,7–8)

Ein anderes (Heilmittel).
š3ms-Pflanze; unterägyptisches Salz; geschmeidiges Behen-Öl; werde der Mann gesalbt (*gs*) [damit] oft. Vorzüglich.

Bln 99 (8,8–9)

Salbmittel (*gs.w*), was man macht, um den Feind zu vernichten (*sḥtm*), um den Gegner zu beseitigen, der kommt als einer mit wildem Gesicht gegen den Mann.
gjw (Zyperngras); bestes Öl vom Tempelbesitz; werde der Mann damit gesalbt (*gs*).
Nicht geschieht ein Eintretenlassen eines Toten, einer Toten in seinen Körper. Wirklich vorzüglich.

Bln 100 (8,9–10)

Ein anderes Salbmittel (*gs.w*), ein Verband . . .[1].
Fett (*mrḥ.t*) des Schweins; werde der Mann damit gesalbt (*gs*) von einem trefflichen Cherhebpriester[2], der dieses[3] Salbmittel (*gs.w*) kennt.

Bln 101 (8,10–11)[1]

Was gemacht wird als Salbmittel (*gs.w*) [für] einen Mann, der behaftet ist mit dem Schatten eines Toten. Beseitigen der *mr-t3*-Krankheit.
Ziegel vom Ofen des Töpfers; Mehl (*skj*) der *psḏn*-Tenne; Wasser von *mst3*-Flüssigkeit; werde zu einer Masse eingeschlossen, werde der Mann damit gesalbt (*gs*).

Bln 102 (8,11–12)[1]

Ein anderes Salbmittel (*gs.w*).
Behen-Öl; unterägyptisches Salz; Fett (*ʿḏ*) des Steinbocks; Terebinthenharz (*sntr*); *gjw* (Zyperngras); werde fein zerrieben zu einer Masse, werde der Mann damit gesalbt (*gs*).

Bln 103 (8,12–9,1)

Ein anderes (Heilmittel).
išd-Frucht; *ḫt-ds*-Baum; Honig; Dickmilch; Milch; werde getrunken vom Manne, werde geräuchert mit Zweigen (*sm3.w*).
Wenn man alle schmerzenden Stellen salbt (*gs*), so werden sie[1] sofort gesund.

Bln 104 (9,2–3)

Ein anderes Salbmittel (*gs.w*).

Ladanum 1; *pp.t*-Pflanze 1; *ḏ*ʿʿ-Pflanze 1; Honig 1; Ocker (*stj*) $\frac{1}{64}$; Terebinthenharz (*snṯr*) $\frac{1}{64}$; werde zu einer Masse gemacht, werde der Mann damit gesalbt (*gs*).

Bln 105 (9,3)

Ein anderes (Salbmittel).

pp.t-Pflanze; Öl/Fett; Bleiglanz (*msdm.t*); werde zu einer Masse gemacht, werde der Mann damit gesalbt (*gs*).

Bln 106 (9,3–4)

Ein anderes (Salbmittel).

Fett (*mrḥ.t*) vom Kleinvieh; Honig; werde der Mann damit gesalbt (*gs*).

VIII B 2d) Sonstiges

s.t-ʿ-Einwirkung

H 34 (3,3–4)

Beseitigen von Einwirkung[1] an irgendeiner Körperstelle.

ḫt-ds-Baum 1; Melilotus (*ʿfꜣ*) 1; Blatt der Dornakazie 1; werde gemischt mit Fett (*ʿḏ*) der Ziege; werde damit verbunden.

ʿḫw-Krankheit

L 24 (8,1–7)

Anfang von der Beschwörung der *ʿḫw*-Krankheit.

O Horus, o Re, o Schu, o Geb, o Osiris, o Zauber, o Nun: Preis euch, große Götter, die bringen den Oberen der Ostseite des Himmels[1], die veranlassen, daß er wandle[2] zu ....[3], die den Re geleiten (?) bei seinem Hervorkommen aus(?) dem Horizont, die das Abendschiff rudern, die das Morgenschiff fahren, kommet zu mir, nähert euch mir, vereinigt euch mit mir. Genähert hat sich mir irgend etwas Schlechtes, irgendein schlechter Schaden[4], irgendein schlechtes Leiden, die sind in diesem [meinem] Körper, in diesen meinen Körperteilen[5]. Ihr seid der Schutz des Horus, bewachet den Seth und umgekehrt[6].

Ich habe gebracht ein von selbst entstandenes Kraut[7]. Aufhört das Schlechte, das an euch ist, ⟨ihr⟩ diese Götter; aufhört irgend etwas Schlechtes, das an mir ist.

Werde gesprochen über: *rꜣ*-ʿ-Teil einer Tamariske; werde die *ʿḫw*-Krankheit damit verbunden.

Pap. Leiden Verso III 1–IV 8

(am Schluß einer Beschwörung der *ꜥḫw*-Krankheit steht IV 7–8):
werde gesprochen über: *pr.t-šnj*-Frucht 1; *gjw* (Zyperngras) der Oase 1; Kümmel 1; Terebinthenharz (*snṯr*) 1; Honig 1; ⸢. . . .⸣ (𓈒𓏪) 1; Natron 1; werde zu einer Masse zerrieben, werde daran gegeben.

Pap. Leiden Recto I 4–III 2

(am Schluß desselben Spruches wie auf dem Verso mit Ersatz von *ꜥḫw*-Krankheit durch *smn*-Krankheit steht II 13–III 2):
⸢werde gesagt⸣ dieser ⸢Spruch⸣ über: ⸢*pr.t-šnj*-Frucht⸣; Kümmel; *gjw* (Zyperngras) der Oase; Terebinthenharz (*snṯr*); ⸢. . . .⸣; Honig; werde fein zerrieben zu einer Masse, ⸢. . . .⸣.

Pap. Leiden Recto III 2–IV 9
= Pap. Leiden Verso V 8—VII 5

(am Schluß einer Beschwörung der *ꜥḫw*-Krankheit und *smn*-Krankheit steht Recto IV 8–9 = Verso VII 4–5):
(Fassung auf dem Recto):
werde gesprochen über: *ꜥmꜥꜥ*-Teil des Emmer; werde zerrieben, werde gekocht in Pflanzenschleim (*ḥsꜣ*); werde daran gegeben ⸢in⸣ Fingerwärme.
(Fassung auf dem Verso):
werde gesprochen über: *ꜥmꜥꜥ*-Teil ⟨des Getreides⟩ 1; Pflanzenschleim (*ḥsꜣ*) 1; werde zerrieben, werde gekocht, werde daran gegeben in Fingerwärme.

Pap. Leiden Recto IV 9–VI 2

(am Schluß einer Beschwörung der *ꜥḫw*-Krankheit und *smn*-Krankheit steht Recto[1] VI 1–2):
werde gesprochen über *pr.tšb.t* (Frucht von . . .[2]); ⸢werde zerrieben?⸣ in Wein; werde zu einer Masse gemacht, werde daran gegeben.

Pap. Leiden Recto VIII 10–X 9

(am Schluß einer Beschwörung der *ꜥḫw*-Krankheit und *smn*-Krankheit steht X 9)[1]:
⸢werde . . .⸣ zu einer ⸢Masse⸣, werde damit verbunden.

Pap. Leiden Verso IX 12–X 2

(Bruchstücke eines Spruches, in welchem die *ꜥḫw*-Krankheit aufgefordert wird, sich aus dem Arm zu entfernen)
siehe bei III C 1 (Seite 83).

Bt 14 (6,8–10)

Heilmittel [für] das Beseitigen der *ꜥḫw*-Krankheit im Brustraum
siehe bei IV A (Seite 86).

ỉ3d.t-Seuche (?)

Sm 18,1–11[1]

Spruch für das Abwehren des Hauches der *ỉ3d.t*-Seuche (?) des Jahres.
(folgt der Spruch)[2].

Sm 18,11–16

Ein anderer (Spruch) für das Abwehren des Hauches der *dḫr.t*-Bitternis[1] . . . .
(folgt der Spruch).

Sm 18,17–19

Ein anderer Schutz für die *ỉ3d.t*-Seuche (?) des Jahres.
(folgt der Spruch).

Sm 18,19–19,2

Ein anderer (Spruch/Schutz).
(folgt der Spruch).

Sm 19,2–14

Desgleichen. Ein anderer (Spruch/Schutz).
(folgt der Spruch).

Sm 19,14–18

Spruch für das Reinigen einer Fliege[1].
(folgt der Spruch).

Sm 19,18–20,8

Spruch für das Reinigen von irgendeinem Ding von der *ỉ3d.t*-Seuche (?).
(der Spruch schließt mit): Entfernen der *ỉ3d.t*-Seuche (?), Abwehren des Vorbeigehens der *ḫ3j.tjw*-Dämonen[1] an irgend etwas Eßbarem, desgleichen an den Betten.

Sm 20,8–12

Ein anderer (Spruch).
(folgt der Spruch).

ḥmw.t-s3

Eb 733 (88,13–16) = H 159 (11,1–3)

Heilmittel für das Beseitigen von *ḥmw.t-s3* (Behexung?)[1].

a) Ein großer Skarabäuskäfer[2], dessen Kopf und[3] dessen beide Flügel abgeschnitten sind, werde erhitzt, werde gegeben in Öl/Fett[4], werde daran gegeben.

b) Wenn du sie danach beseitigen willst[5], dann sollst du seinen Kopf und[3] seine beiden Flügel zerkochen, werde in Fett (*mrḥ.t*) von *ʿpnn.t* (Wassermolch?) gegeben, werde erhitzt[6], werde veranlaßt, daß der Mann es trinkt.

IX. Gynäkologie und Kosmetik

A. Gynäkologisches

1. Diagnosen

a) aus Pap. Kahun

Kah 1 (1,1–5)

Heilkunde ⸢einer Frau, ihre beiden Augen⸣ sind krank, so daß sie nicht sehen kann, ⟨und⟩ die leidet an ihrem Nacken.

Dann sollst du dazu sagen: das sind ⸢. . .⸣[1] ⟨infolge⟩[2] der Gebärmutter in ihren beiden Augen.

Dann sollst du dagegen machen: sie werde beräuchert mit Terebinthenharz (*snṯr*), mit neuem Öl; beräuchert werde ihre Vulva damit; beräuchert werden ihre beiden Augen mit Beinen (*ỉns.t*) von *gn.w*-Vögeln.

Dann sollst du veranlassen, daß sie ißt frische Leber eines Esels.

Kah 2 (1,5–8)

Heilkunde[1] einer Frau, krank geworden[2] ist ihre Gebärmutter beim Gehen.[3]

Dann sollst du zu[4] ihr sagen: „Was ist das, was du riechst?". Wenn sie dir sagt: „Ich rieche Braten".

Dann sollst du dazu sagen: das sind *nms.w*-Erscheinungen ⟨infolge⟩ der Gebärmutter.

Dann sollst du dagegen machen: sie werde beräuchert mit irgend etwas, das sie als Braten riecht.

Kah 3 (1,8–12)

Heilkunde einer Frau, die leidet an ihrem After, ihrer Schamgegend (*kns*), den Wurzeln ihrer beiden Oberschenkel.

Dann sollst du dazu sagen: das sind *ḫꜣ*ᶜ*.w*-Erscheinungen ⟨infolge⟩ der Gebärmutter.

Dann sollst du dagegen machen: *w*ᶜ*ḥ*-Hülsenfrucht 5 ro; *šꜣšꜣ* (Baldrian?) 5 ro; Milch des Rindes, ein Hin; werde gekocht, werde abgekühlt, werde zu einer Masse gemacht, werde getrunken an vier Morgenden.

Kah 4 (1,12–15)

Heilkunde einer Frau, die [leidet] an ihrer Schamgegend (*kns*), ihrer Vulva, der Umgebung (*ḏꜣḏꜣ.t*) ihrer Vulva, zwischen ihren Hinterbacken.

Dann sollst du dazu sagen: [das ist] eine starke Vergrößerung ⟨infolge⟩ einer Geburt.

Dann sollst du dagegen machen: neues Öl, ein Hin; werde gegossen (*iwḥ*) in ⸢ihre⸣Vulva, ihr ⸢. . .⸣[1].

Kah 5 (1,15–20)

Heilkunde einer Frau, die leidet an ihren *ibḥ*-Zähnen, ihren *nḥḏ.t*-Zähnen; sie kann (*rḫ*) nicht ⸢. . .⸣ ihren Mund.

Dann sollst du dazu sagen: das sind Zahnschmerzen (*tjꜣ.w*)[1] ⟨infolge⟩ der Gebärmutter.

Dann sollst du dagegen machen: du mußt ⸢sie⸣ beräuchern mit Öl/Fett ⟨und⟩ Terebinthenharz (*snṯr*) in einem *ḏꜣḏꜣ*-Topf. Es werde gegossen (*iwḥ*) in ihre ⸢Vulva⸣[2] der Harn eines falben Esels, an seinem zweiten Tage[3], da er ihn ausgeschieden hat (*wsš*).

Wenn sie leidet an ihrer Schamgegend (*kns*) bis zu ihren Sichelbeinen (*ḫꜣb.w*)[4], bis zu ihren Hinterbacken: das ist eine *bṯw*-Schlange[5].

Kah 6 (1,20–22)[1]

Heilkunde ⸢einer Frau⸣, krank geworden sind alle ihre Glieder, ⟨und⟩ die leidet an den Höhlen ihrer beiden Augen.

Dann sollst du dazu sagen: das ist die *gꜣ.t*-Erscheinung[2] ⟨infolge⟩ der Gebärmutter. Nicht[3] ist es ihr[4] möglich, zu trinken . . .[5] ganz und gar auf Grund einer frischen Geburt.

Dann sollst du dagegen machen: *ḥpꜣ*[6] von Brei (*ꜣḫ*) mit (*ḥr*) Wasser; werde getrunken ⸢vier⸣ Morgen.

Kah 7 (1,23–25)

Heilkunde einer Frau, die leidet an ihren beiden Füßen[1], ihren beiden Beinen (*wꜥr.tj*) nach dem Gehen.

Dann sollst du dazu sagen: das sind *ḫꜣꜥ.w*-Erscheinungen ⟨infolge⟩ der Gebärmutter.

Dann sollst du dagegen machen: werde eingerieben ihre beiden Füße, ihre beiden Beine (*wꜥr.tj*) mit Lehm/Schlamm, bis daß sie gesund wird.

Kah 8 (1,25–27)

Heilkunde einer Frau, die leidet an ihrem Nacken, ihrer Schamgegend (*kns*), ⟨und⟩ ihren beiden Ohren, so daß sie Gesprochenes nicht[1] hören kann.

Dann sollst du dazu sagen: das ist eine *nrj.w*-Erscheinung[2] ⟨infolge⟩ der Gebärmutter.

Dann sollst du dagegen machen: Dasselbe wie jenes Mittel[3] für das Beseitigen von *sḫꜣ.w*-Ausscheidung[4] der Gebärmutter.

Kah 9 (1,27–29)

Heilkunde einer Frau, die leidet an ihrer Vulva, allen ihren Körperteilen, gleichwie eine, die geschlagen[1] worden ist.

Dann sollst du dazu sagen: das sind ⸢. . .-Erscheinungen⸣ ⟨infolge⟩ der Gebärmutter.

Dann sollst du dagegen machen: es werde Öl/Fett gegessen, bis daß sie gesund wird.

Kah 10 (2,1–5)

Heilkunde einer Frau, ⸢die⸣ leidet am Harn wie ⸢. . .⸣ nässender (*ḏꜣḏj.t*) Harn[1].

Dann sollst du dazu sagen: ⸢das sind⸣ *ḫꜣꜥ.w*-Erscheinungen ⸢⟨infolge⟩ der⸣ Gebärmutter.

Dann sollst du dagegen machen: Bohnen; *pr.t-šnj*-Frucht; *mw.t*-Teil von *gjw* (Zyperngras); werde fein zerrieben in Bier, das *nḏꜣḏꜣ*[2] ist, ein Hin; werde gekocht, werde getrunken vier Morgen. ⟨Und zwar⟩ möge ⸢sie⸣ den Tag verbringen, indem sie liegt[3] ⟨und⟩ hungert; sie möge früh auf sein, um zu trinken ein Hin von eben diesem ⟨Mittel⟩; sie möge den Tag ⟨weiter⟩ verbringen, indem sie hungert, bis die Zeit nach dem Frühstück kommt.

Kah 11 (2,5–7)

⸢Heilkunde⸣ einer Frau, die das Liegen liebt ⟨und⟩ sie steht nicht auf . . .[1].

Dann sollst du dazu sagen: das sind *ꜣmm.w*-Erscheinungen ⟨infolge⟩ der Gebärmutter.

Dann sollst du dagegen machen: werde veranlaßt, daß sie trinkt 2 Hin von *ḫꜣwj*-Flüssigkeit; werde veranlaßt, daß sie es sofort ausspeit.

Kah 12 (2,7–11)

Heilkunde einer Frau, ⸢die leidet⸣ an ihren beiden Beinen (*wꜥr.tj*).

Dann sollst du daran geben: Tücher (*stp*) aus feinem Leinen (*ḥꜣtjw*), getaucht in *ꜥntjw*-Harz ⸢. . . . .⸣[1] angenehm. Mache ihr nicht irgend etwas. Das bedeutet Gesundwerden. Wenn kommt[2] ⸢. . . .⸣ das ist ⸢. . . . .⸣[3].

⸢Dann sollst⸣ du dagegen ⸢. . .⸣[4]: *mhwj*-Flüssigkeit von neuem Öl; werde gegossen (*iwḥ*) ⸢. . . .⸣[5]; werde gegeben *ꜥntjw*-Harz in ihre ⸢. .⸣[6], nachdem dieses gemacht ist.

Kah 13 (2,11–18)

Heilkunde ⌜einer Frau . . . . .⌝[1] ihre beiden Beine (*wꜥr.tj*), ihre eine Seite (*wꜣ.t*) ⌜. . .⌝[2].

Dann sollst du dazu sagen: ⌜das ist⌝ *ḳꜥḥw*-Erscheinung (?) ⌜. . . .⌝[1].

⌜Dann sollst du dagegen machen:⌝ ⌜. . .⌝; *pr.t-šnj*-Frucht; *sꜥꜣm*-Pflanze; *mw.t*-Teil von *gjw* (Zyperngras); ⌜. . . . werde verbunden (?)⌝[1] damit die Seite (*wꜣ.t*), an der sie daran leidet. ⌜. . .⌝[3] sie liegt deswegen[4].

Wenn ⌜. . . .⌝[5] sie möge kauen ⌜. . . .⌝[6].

Wenn sie ausscheidet (*wsš*) ⌜. . . .⌝. Mache ihr nicht irgend etwas.

⌜. . . .⌝[7] ihr ⌜. . .⌝ ist geschwollen, dann sollst du deinen Finger darauf geben, und findest du es hart ⌜. . . .⌝[1] auf[8] der Gebärmutter: das ist eine *bṯw*-Schlange[9].

Kah 14 (2,18–20)[1]

Heilkunde einer Frau, die dürstet[2] ⌜. . . .⌝.

Dann sollst du dagegen machen: gemaischter (*šbb*) Pflanzenschleim (*ḥsꜣ*) 5 ro; gegorener Pflanzenschleim (*ḥsꜣ n ꜥwꜣj.t*) ⌜. . .⌝; ⌜. . . .⌝ ganz und gar.

Kah 15 (2,20–21)

Heilkunde einer Frau, ihre Schamgegend (*kns*) ist geschwollen ⌜. . . .⌝[1].

⌜Dann sollst du⌝ dagegen ⌜machen⌝: Malachit (*wꜣḏw*) 5 ro; werde fein zerrieben, werde gekocht in Milch vom Rinde; ⌜. . . .⌝[2].

Kah 16 (2,22–25)[1]

Heilkunde einer Frau, die leidet an allen ihren Körperteilen, den Höhlen ⌜ihrer⌝ beiden Augen ⌜. . . .⌝ ihre ⌜. . .⌝ sind *kmt*[2].

Dann sollst du dazu sagen: das sind *kmt*-Erscheinungen ⟨infolge⟩ der Gebärmutter.

Dann sollst du dagegen machen: Öl/Fett ⌜. . . .⌝; *ỉšd*-Frucht; Weinbeeren; geritzte Sykomorenfrüchte; *ỉwḥw*-Körnerfrucht; *pr.t-šnj*-Frucht; ⌜. . . .⌝; werde fein zerrieben, werde gekocht, werde getrunken an drei (?) Tagen.

Kah 17 (2,25–30)

Heilkunde einer Frau, Blut ⌜. . . .⌝[1] Plazenta, und die leidet an ihrem Kopf, ihrem Mund (?), der . . .[2] ihrer Hand.

⌜Dann sollst⌝ du dazu ⌜sagen⌝: . . . .[1].

Dann sollst du dagegen machen: bestrichen werde ihr der Fußboden, gegeben werde Bodensatz (*tꜣḥ.t*) von süßem Bier auf ihn, ⌜. . . .⌝[3].

⌜Wenn⌝ ihr nicht irgend etwas abgeht, dann sollst du geben Dattelsaft im *msš*-Zustand an die Oberseite des Bodensatzes (*tꜣḥ.t*) ⌜. . . .⌝[4]; werde veranlaßt, daß sie sich darauf setzt.

⌜Wenn⌝ ihr nicht irgend etwas abgeht, dann sollst du veranlassen, daß ⌜. . . .⌝[15], werde abgekühlt, werde veranlaßt, daß ⌜sie es⌝ trinke.

⌜Wenn⌝ dagegen Blut[6] ihr abgeht oder *sḥꜣw*-Ausscheidung ⌜. . . .⌝[17].

Kah 25 (3,9–11)

Heilkunde einer Frau, Hitze ⌜. . . .⌝[11], ihre beiden Augen sind *ḏꜣw*[2].

ḫpr-wr-Pflanze; werde zerschlagen in *iꜣb* von *mstꜣ*-Flüssigkeit; werde gegossen (*iwḥ*) ⌜. . . .⌝[13] vier Morgen.

Dann sollst du veranlassen, daß sie sich setzt auf Wasser von ⌜. . .⌝; Wasser des Kanals(?); werde gegeben(?) ⌜. . . .⌝[13].

IX A 1b) aus Pap. Ebers

Eb 831 (96,16–20)

a) Wenn du untersuchst eine Frau, der etwas abgegangen ist wie Wasser, das Ende[1] davon wie gebackenes Blut.

b) Dann sollst du dazu sagen: das ist eine Kratzstelle auf ihrer Gebärmutter.

c) Dann sollst du ihr machen: Nilerde des Wasserholers; werde zerschlagen in Honig und (*ḥr*) Bleiglanz (*msdm.t*); werde Verbandsstoff von feinem Leinen damit gesalbt (*gs*), werde gegeben in ihr Genital (*iwf*) an vier Tagen.

Eb 832 (96,20–97,1)

a) Wenn du untersuchst eine Frau, sie leidet an einer Seite (*wꜣ.t*) ihrer Schamgegend (*kns*).

b) Dann sollst du dazu sagen: das bedeutet: beendet ist ihre Regelmäßigkeit[1] infolge ihrer Menstruation[2].

c) Nachdem sie (die Menstruation) ihren Anfang genommen hat[3], dann sollst du ihr (der Frau) machen: Zwiebeln, zerkleinert; *šb.t* (Maische?); Sägemehl der Föhre; es werde die Schamgegend (*kns*) damit verbunden.

Eb 833 (97,1–5)

a) Wenn du untersuchst eine Frau, sie hat verbracht viele Jahre, indem ihre Menstruation ihr nicht kommt; sie bricht ständig aus etwas wie *ḥbb.t*-Flüssigkeit; ihr Bauch ist wie (*mj ntt*) unter Feuer; es hört auf, nachdem sie ausgebrochen hat.

b) Dann sollst du dazu sagen: das ist eine Stauung (*ꜥẖ.t*) des Blutes in (*ḥr*) ihrer Gebärmutter . . . .[1]

c) Dann sollst du ihr machen: Früchte des Wacholder (*wꜥn*) $\frac{1}{32}$; Kümmel $\frac{1}{64}$; Terebinthenharz (*snṯr*) $\frac{1}{64}$; *wꜥḥ*-Hülsenfrucht $\frac{1}{16}$; dann sollst du geben Milch vom Rinde 80 ro auf Feuer zusammen mit Knochenmark (*tbn*) eines (Rinder-)Beines (*ẖnd*); werde gegeben in diese Milch[2]; werde davon getrunken an vier Tagen.

IX A 1c) aus Pap. Smith

Sm 20,13–21,3

Wenn du untersuchst eine Frau, die leidet an ihrem Magen, nicht kommt ihr die Menstruation[1], und du findest etwas an der Oberseite ihres Nabels[2].

Dann sollst du dazu sagen: das ist eine Verstopfung des Blutes in (*ḥr*) ihrer Gebärmutter.

Dann sollst du ihr machen: *wꜣm*-Pflanze 20 ro; Öl/Fett $\frac{1}{8}$; süßes Bier 40 ro; werde gekocht, werde getrunken an vier Tagen; und ihr machen ⟨ein Mittel für das⟩ Abgehenlassen des Blutes: Föhrenöl (*sfṯ*); Kümmel; Bleiglanz (*msdm.t*); geschmeidiges *ʿntjw*-Harz; werde zu einer Masse gemacht, werde die Schamgegend (*kns*)[3] damit gesalbt (*gs*), oft, oft.

Dann sollst du geben ⟨die Pflanze⟩ „Ohr des *ḥḏr.t*-Tieres" in Öl/Fett; wenn sie danach verfault[4], sollst du sie verreiben und ihren Beckenraum (*npḥ.w*) damit salben (*gs*), oft, oft.

Dann sollst du geben: *ʿntjw*-Harz und (*ḥr*) Terebinthenharz (*snṯr*) zwischen ihre beiden Oberschenkel; werde veranlaßt, daß der Rauch[5] davon in ihr Genital (*iwf*) eindringt.

IX A 1d) aus Pap. Ram

Ram IV A 2–4

⌜. . . . eine Frau⌝, die leidet an ihrer Schamgegend (*kns*) ⟨und⟩ die leidet an ihrem Coitus (*nk*) ⌜. . . . .⌝[1] ihren Unterleib, und findest du ⌜. . . .⌝[2].

Ram III A 7–8

Wenn du betrachtest eine Frau, die leidet an ihrem Bein (*wʿr.t*), ihrem Fuß.

Dann sollst du dazu sagen: ⌜. . . .⌝[1]

Dann sollst du ihr ⌜. . .⌝[2] Heilmittel: ⌜. . . .⌝; Koloquinthe (*ḏꜣr.t*); *šsp.t*-Teil der *ḥmꜣj.t*-Pflanze; werde fein zerrieben, werde gemischt mit ⌜. . . .⌝[1].

IX A 2. Prognosen

Kah 26 (3,12–14)[1]

Das Erkennen einer, die schwanger sein wird, gegenüber einer, die nicht schwanger sein wird.

Du sollst ⌜geben⌝[2] neues Öl auf ⌜. . . . .⌝[3]; dann sollst du sie (die Frau) ⌜betrachten⌝[4].

Wenn [du] die Gefäße ihrer Brust prall (?*ḫꜣšꜣ*) findest, dann sollst du dazu sagen: das bedeutet Gebären[5].

Wenn du sie (die Gefäße) schlaff (? *knkn*) findest, dann sollst du dazu sagen: sie wird zögernd[6] gebären.

Wenn [du] sie (die Brust) dagegen findest wie Haut ⌜. . . . .⌝[7].

Kah 27 (3,15–17)

Ein anderes Mittel ⟨zum Erkennen⟩.

Du sollst veranlassen, daß sie sich auf den Fußboden setzt, der bestrichen ist mit Bodensatz (*tꜣḫ.t*) von süßem Bier[1], ⌜auf den (den Bodensatz)⌝ gegeben ist Mehl (?) von Datteln.

⌜. . . . .⌝[2] Erbrechen, so wird sie gebären. Was aber die Anzahl jeder Erbrechung anbetrifft, die aus ihrem Mund herauskommen wird, ⌜das bedeutet⌝ die Anzahl der Geburten[3].

⌜Wenn sie⌝ aber nicht ⌜erbricht⌝, so wird sie niemals gebären.

Kah 28 (3,17–19)

Ein anderes Mittel ⟨zum Erkennen⟩.

Du sollst geben eine Knolle von Zwiebeln ... in den Bauch ⌜. . . .⌝[1].

Dann sollst du dazu sagen: sie wird gebären. Wenn du nicht findest ⌜. .⌝[2] ihre Nase, ⌜so wird sie⌝ niemals ⌜gebären⌝.

Carlsberg IV (1, x + 4 — x + 6)

⌜. . . .⌝ gegenüber ⌜einer, die⌝ nicht ⌜gebiert⌝.

Dann sollst du veranlassen, daß eine Knolle von Zwiebeln nachts liegt, eingetaucht(?) ⌜. . . .⌝[1] ihr Genital (*iwf*) bis zum Morgengrauen (*ḥḏ tꜣ*).

Wenn Geruch entsteht aus ihrem Munde, so wird sie gebären.

Wenn ⌜. . . .⌝[1] sie niemals.

Kah 29 (3,19–20)

Ein anderes Mittel ⟨zum Erkennen⟩.

Du sollst greifen (*nḏr*) nach ihr auf ihrem . . .-Körperteil[1], indem das . . .[2] deines Fingers oben auf ihrem *mnjꜣ*-Körperteil[3] ist.

⌜Wenn⌝ *nhḳ*-erfolgt[4], so ⌜. . . .⌝.

⌜Wenn⌝ nicht *nhḳ*-erfolgt[4], so wird sie niemals gebären.

Kah 30 (3,20–23)

Ein anderes Mittel ⟨zum Erkennen⟩.

Dieses Kalb des Horus ⌜. . . . .⌝[1]. Ich bin auf/bei ⌜. .⌝ Horus, und umgekehrt. Mögest du herabsteigen zu dem Ort, an dem du .... Es werde ⌜dieser⌝ Spruch gesagt ⌜. . . . .⌝[1].

Wenn ⟨es⟩ aus ihrer Nase abgeht, so wird sie gebären.

Wenn ⟨es⟩ aus ihrer Vulva abgeht, so wird sie gebären.

Wenn ⟨es⟩ aber ⌜. . . . .⌝[1], ⌜so wird⌝ sie niemals ⌜gebären⌝.

Kah 31 (3,23–24)

Ein anderes Mittel ⟨zum Erkennen⟩.

Wenn du ihr Gesicht betrachtest, indem es frisch (?)[1] ist, in einer Frische (?)[1] dagegen, auf der (?) du Dinge findest wie ⸢. . . . .⸣[2], ⸢so wird sie gebären⸣ einen Knaben.

Wenn du aber ⟨die⟩ Dinge[3] auf ihren beiden Augen betrachtend feststellst, so wird sie niemals gebären.

Kah 32 (3,24–25)

Das Erkennen einer, die schwanger ist ⸢. . . . .⸣[1].

⸢. . . .⸣[1] entsprechend jenem Finger auf dem *mnjꜣ*-Körperteil[2].

Bln 193 (Rs. 1,3–4)

⸢Das Erkennen⸣[1] einer Frau, die gebären wird, gegenüber einer Frau, die ⸢nicht⸣ gebären wird.

bddw-kꜣ-Pflanze; werde zerrieben, werde eingeschlossen in Milch einer, die einen Knaben geboren hat; werde zu einem Schluckmittel gemacht, werde geschluckt von der Frau.

Wenn sie erbricht, so gebiert sie. Wenn sie Blähungen bekommt, so gebiert sie niemals.

Bln 194 (Rs. 1,5–6)[1]

Was ⟨noch⟩ darüber ausgesagt wird als ein anderes Heilmittel.

bddw-kꜣ-Pflanze; werde eingeschlossen in Milch einer, die einen Knaben geboren hat; werde eingegossen in ihre Vulva.

Wenn sie erbricht, so gebiert sie. Wenn sie Blähungen bekommt, so bedeutet es, daß sie nicht gebiert.

Bln 195 (Rs. 1,7–8)

Ein anderes Feststellen (*mꜣꜣ*) einer Frau, die nicht gebären wird.

⸢. . . . .⸣[1]. Dann soll man sie (die Frau) beräuchern mit Kot des Nilpferdes.

Wenn sie ausscheidet (*wsš* ?) Harn mit (*ḥr*) entweder Kot[2] oder Blähungen zur selben Zeit, so wird sie gebären. Wenn es nicht der Fall ist (?), so wird sie nicht gebären, denn ihr hat sich irgend etwas ⟨entgegen⟩gestellt (?)[3].

Bln 196 (Rs. 1,9–11)[1]

Ein ⸢anderes⸣ Feststellen (*mꜣꜣ*).

Sie möge sich hinlegen[2]. Du mögest ihre Brust, ihre beiden Unterarme, [ihre] beiden Oberarme mit neuem Öl salben (*gs*). Du mögest früh auf sein, um sie zu betrachten (*mꜣꜣ*);

findest du ihre Gefäße[3] schön frisch[4], ohne eingesunken zu sein: [das bedeutet] eine glückliche (*ḥtp*) Geburt;

findest du sie (die Gefäße) eingesunken wie Haut . . . .[5] ihres Körpers: das bedeutet eine schwierige Geburt (*bnd*)[6];

wenn du sie findest, indem sie (die Gefäße) frisch[4] sind, ⟨erst⟩ in der Nacht ⟨beim⟩ sie betrachten (*mȝȝ*), so wird sie zögernd (*wdf*) gebären.

Bln 197 (Rs. 1,11–13)

Ein anderes Feststellen (*mȝȝ*).

Du sollst ihre Finger mit deiner Hand fassen[1], dann mußt du ihren Unterarm krümmen, dann mußt du damit über ihren Leib (*ḏ.t*) fahren, indem du gepackt hast ihren *mnjȝ*-Körperteil[2] mit deinen Fingern und deinem . . .-Körperteil[3] . . . auf jedem Wege[4] ihres Unterarmes.

Wenn das Gefäß[5] an der Innenseite ihres Unterarmes deiner Hand Widerstand leistet (*njȝ*)[2], dann sollst du sagen: sie wird schwanger werden.

Bln 198 (Rs 2,1–2)

Ein anderes Feststellen (*mȝȝ*).

Du sollst[1] veranlassen, daß sie sich stellt in die Laibung der Tür[2].

Wenn du das Aussehen[3] ihrer ⟨beiden⟩ Augen findest, das eine wie ein Asiat, das andere wie ein Südländer, so wird sie nicht gebären.

Wenn du sie findest in einer[4] Haut⟨-Farbe⟩, so wird sie gebären.

Carlsberg VI (2,1–3)

Ein anderes Erkennen einer, die gebiert ⌜. . . . .⌝.

Du sollst veranlassen, daß die Frau sich stellt in die Laibung ihrer Tür in ⌜. . . .⌝. Dann sollst du ihre beiden Augen betrachten.

Wenn ⌜du⌝ erblickst ⌜. . . .⌝, das andere wie einen Südländer, so wird sie niemals gebären.

Wenn ⌜. . . .⌝ ihre ⌜. . . .⌝ in einer Haut⟨-Farbe⟩, so wird sie gebären.

Bln 199 (Rs. 2,2–5)

Ein anderes Feststellen (*mȝȝ*), daß eine Frau gebiert ⟨und⟩ daß sie nicht gebiert.

Gerste ⟨und⟩ Emmer, es befeuchte die Frau ⟨sie⟩ mit ihrem Harn jeden Tag wie die Datteln ⟨und⟩ wie den Sand[1], in zwei Beuteln.

Wenn sie alle ⟨beide⟩ wachsen, so wird sie gebären.

Wenn die Gerste wächst[2], bedeutet es ein männliches Kind.

Wenn der Emmer wächst[2], bedeutet es ein weibliches Kind.

Wenn sie nicht wachsen, so gebiert sie nicht.

Carlsberg III (1,6 – x + 3)[1]

⌜. . . . .⌝

Du sollst ⌜geben⌝ Gerste ⟨und⟩ Emmer in einen Beutel von Stoff ⌜. . . .⌝ darauf jeden Tag.

⌜. . . . .⌝ Datteln ⌜. . . .⌝ sie gebiert einen Sohn ⌜. . . .⌝ . . .[2] ⟨sie⟩ gebiert (?) ⌜. . .⌝ viel ⌜. .⌝[3].

Wenn sie[4] nicht ⌜. . . . .⌝.

Carlsberg II (1,3–5)

⌜. . . . .⌝[1] in ein *ᶜnd.t*-Säckchen aus Stoff ⌜. . .⌝ Sand des Ufers entsprechend ⌜. . . . .⌝[1] auf sie[2] jeden Tag, indem sie[2] gefüllt sind ⌜. . . .⌝ Datteln.

Wenn sie[2] Würmer entwickeln (*ḳmꜣ*) ⌜. . . . .⌝[1] wird sie nicht gebären.

⌜Wenn sie nicht entwickeln (*ḳmꜣ*)⌝ Würmer, so wird, was sie gebiert, leben.

Wenn ⌜. . . . .⌝[3].

Carlsberg V (1,x + 6 – 2,1)[1]

Ein anderes Erkennen einer, die gebiert, gegenüber einer, die nicht gebiert.

Du sollst sie beräuchern mit ⌜. . . . .⌝[2] ihr Genital (*iwf*)[3].

Wenn sie ein Erbrechen macht aus ihrem Munde am Anfang des Ausscheidens (*ḥꜣᶜ*)[4], so wird sie niemals gebären.

Wenn sie Blähungen macht aus ihrem After ⌜am Anfang des⌝ Ausscheidens (*ḥꜣᶜ*)[4], so wird sie gebären.

Carlsberg VII (2,3–6)[1]

⌜Ein anderes Erkennen einer, die gebiert⌝, gegenüber einer, die nicht gebiert.

Du sollst veranlassen, daß sie trinkt ⌜. . . . .⌝[2] frische Datteln 5 ro; Datteln ⌜. . . .⌝[3]; *srm.t* (Hefe ?)[4] $\frac{1}{8}$; Wein ⌜. . . .⌝[3].

⌜. . . . .⌝[3], am Anfang des Ausscheidens (*ḥꜣᶜ*)[5], so wird sie niemals gebären.

⌜. . . . .⌝[3], so wird sie gebären.

Kah 19 (3,2–3)

Das Erkennen einer, die ein Kind gebären wird, an der Gebärmutter der Schwangeren.

Wenn . . . .[1].

Eine weitere Geburtsprognose siehe am Ende von Ram IV C 17–24 auf Seite 291.

IX A 3. Rezepte

a) Verhütung der Empfängnis[1]

Eb 783 (93,6–8)

Anfang von den Heilmitteln, was man macht für die Frauen.

Veranlassen, daß eine Frau aufhört, schwanger zu werden, sei es ein Jahr, zwei Jahre oder drei Jahre[1].

ḳꜣꜣ ([hieroglyph])-Teil der Dornakazie; Koloquinthe (*ḏꜣr.t*); Datteln; werde fein zerrieben in einem Hin Honig; werde damit befeuchtet Fasern; werde in ihr Genital (*ỉwf*) gegeben.

Ram IV C 2–3

Nichtzulassen, daß eine Frau schwanger wird . . . .[1].

Kot des Krokodils ⌜. . . . .⌝[2]; werde damit befeuchtet Fasern; werde gegeben an die Öffnung ihrer Gebärmutter ⌜. . . .⌝.

Kah 21 (3,6)

Nicht ⌜Zulassen, daß . . .⌝[1].

Kot des Krokodils; werde zerstoßen (*wgp*) in gegorenem Pflanzenschleim (*ḥsꜣ ꜥwꜣj.t*); werde getaucht ⌜. . . . .⌝[2].

Kah 22 (3,7)

Ein anderes Heilmittel.

⌜. . . .⌝ Hin[1] ⌜von⌝ Honig; werde gegossen (*ỉwḥ*) ⌜in⌝ ihre Vulva; es werde dieses ⟨auch⟩ gemacht mit (*ḥr*) *sḥm*[2] von Natron.

Kah 23 + 24 (3,7–9)

Ein anderes ⌜Heilmittel⌝.

⌜. . . . .⌝[1] in gegorenem Pflanzenschleim (*ḥsꜣ ꜥwꜣj.t*); werde in ihre Vulva gegossen (*ỉwḥ*).

Das ist ein Beseitigen von Zahnschmerzen wegen der Gebärmutter[2].

wḏꜥ-Teil der Dattel ⌜. . . .⌝[1] werde tüchtig zerkleinert[3] in süßem Bier, ⌜werde veranlaßt⌝, daß sie sich darauf setzt, indem ihre beiden Oberschenkel geöffnet sind.

Bln 192 (Rs. 1,1–2)

⌜. . . . .⌝[1] eine Frau ohne anzufangen[2], schwanger zu werden.

Du sollst sie beräuchern mit Samenkorn des Emmer (*mjmj*) an ihrer Gebärmutter, damit sie nicht zuläßt, daß ⟨sie⟩ empfängt ihren . . .[3].

Dann sollst du ihr ⌜. . .⌝[4] ein Heilmittel, um ihn[5] zu lösen (*wḥꜥ*): Öl/Fett 5 ro; Sellerie (*mꜣt.t*) 5 ro; süßes Bier 5 ro; werde gekocht, werde getrunken an vier Morgenden.

Carlsberg I (1,1–3)

⌜. . . . .⌝[1] sie hat angefangen, schwanger zu werden[2]. ⌜. .⌝[3] irgend etwas[4] . . . .[5] ⌜. . . . .⌝[1] mit einem Mal.

Dann sollst du ihr machen: ⌜. . . . .⌝[1] schwanger. Ist nicht[6] ⌜. . . . .⌝[1].

IX A 3b) Entbindung, Abort, Nachgeburt

Eb 800 (94,14–15)

Ein anderes (Heilmittel) für das Lösen (*sfẖ*) eines Kindes in dem Bauch einer Frau.

unterägyptisches Salz 1; weißer Emmer 1; *sw.t-ḥm.t*[1] (weibliche Binse?) 1; werde der Unterleib damit verbunden.

Eb 801 (94,15–16)

Ein anderes (Heilmittel).

frische *ḥmȝj.t*-Hülsenfrucht 1; Honig 1; werde durchgepreßt, werde getrunken an einem Tage.

Eb 802 (94,16–17)

Ein anderes (Heilmittel).

bsbs-Pflanze 1; Terebinthenharz (*snṯr*) 1; Zwiebeln 1; *ḏsr.t*-Bier 1; frische *ḥmȝj.t*-Hülsenfrucht 1; Kot von Fliegen 1; werde zu einem Zäpfchen gemacht, werde gegeben in ihre Vulva.

Eb 803 (94,17–18)

Ein anderes (Heilmittel).

Terebinthenharz (*snṯr*) 1; Öl/Fett 1; werde der Bauch damit[1] gesalbt (*wrḥ*).

Eb 804 (94,18–19)

Ein anderes (Heilmittel).

njȝjȝ-Pflanze 1; *ḳsntj* () 1; Wein 1; werde durchgepreßt, werde getrunken an vier Tagen.

Eb 805 (94,19)

Ein anderes (Heilmittel).

išd-Frucht 1; *ḏsr.t*-Bier 1; werde in ihr Genital (*iwf*) gegossen.

Eb 806 (94,19–21)

Ein anderes (Heilmittel).

Früchte des Wacholder (*wʿn*) 1; *njȝjȝ*-Pflanze 1; Harz (*ʿḏ*) der Föhre 1; werde zu einem Zäpfchen gemacht, werde in ihr Genital (*iwf*) gegeben.

Eb 807 (94,21–22)

Ein anderes (Heilmittel).

njs-Teil der Schildkröte 1; *ḥkwn*-Käfer 1; Föhrenöl (*sft*) 1; *ḏsr.t*-Bier 1; Öl/Fett 1; werde zerrieben zu einer Masse, werde damit verbunden.

Ram IV C 28–29

Lösen ⌜. . . . .⌝[1].

(folgt Zauberspruch, in dem unter anderem erwähnt werden „Scheitel (*wp.t*) der Großen" und „Komm heraus zur Erde").

Werde gesagt dieser Spruch über ein wenig Salbe (*wrḥ?*); werde gegeben an den Scheitel (*wp.t*) der Frau, die beim Gebären ist[2].

Ram IV C 25–28

⌜. . . . .⌝[1].

⌜. . . .⌝[2] Gott Hemen seine Mutter Isis, er hat schwanger gemacht ⌜. .⌝[3] Schwester Nephthys mit einer Tochter ⌜. . . .⌝. Schu, Schu! Tefnet, Tefnet! Geb, Geb! Osiris, der Stab jener Baumeister des Hauses des Gottes *Ḥꜣ*: Ihr habt mir entstehen lassen (*sḳd*)[4] dieses männliche Kind[5], geboren von dieser Frau ⌜. . .⌝.

Eb 797 (94,10–11)

Ein anderes (Heilmittel) für das Veranlassen, daß eine Frau zur Erde gibt[1].

njꜣjꜣ-Pflanze; werde veranlaßt, daß die Frau sich darüber setzt, indem sie entblößt ist.

Eb 798 (94,11–13)

Ein anderes (Heilmittel) für das Veranlassen, daß alles, was im Bauch einer Frau ist, abgeht[1].

Scherbe eines neuen *hnw*-Topfes; werde zerrieben in Öl/Fett; werde erwärmt, werde gegossen in ihr Genital (*ỉwf*).

Eb 799 (94,13–14)

Ein anderes (Heilmittel).

Dattelsaft im *mšš*-Zustand[1]; unterägyptisches Salz; Öl/Fett; werde gekocht, werde getrunken in Fingerwärme.

IX A 3c) Blutungen[1]

Eb 828 (96, 13–14)

Heilmittel für das Ausziehen des Blutes[1] einer[2] Frau.

Zwiebeln 1; Wein 1; werde zu einer Masse gemacht, werde in ihr Genital (*ỉwf*) gegossen.

Eb 829 (96,14–15)

Ein anderes (Heilmittel).

Blatt der Dornakazie 1; Behen-Öl 1; getrocknetes (?) Öl (*mrḥ.t*) 1; *pꜣḫ-srj.t*-Pflanze 1; Früchte der Erbse (*ṯḥwj*) 1; Honig 1; werde in ihr Genital (*ỉwf*) gegossen.

Eb 830 (96,15–16)

Ein anderes (Heilmittel).

bsbs-Pflanze $\frac{1}{8}$; Honig $\frac{1}{8}$; *mhw.t* (𓇳𓏥) $2\frac{1}{2}$ ro; süßes Bier 5 ro; werde in ihr Genital (*ỉwf*) gegossen an vier Tagen.

L 41 (13,14–14,1)

Ein anderer (Spruch) für das Abwehren von Blut.

Anubis kommt heraus, um den Nilgott abzuwehren von . . . .[1]

Dieser Spruch werde gesagt über Fäden von *rꜣ-ỉꜣꜣ.t*-Gewebe; werde ein Knoten daraus gemacht, werde gegeben an das Innere ihres Genitals (*ỉwf*).

L 42 (14,1–2)[1]

Abwehren von . . .[2] eines Toten, eines Gottes ⌜durch⌝ Zauber des Anubis.

Es geht (*ỉḥ*) der Nilgott zu . . . .[3]

Werde gesprochen, nachdem du gegeben hast zwei Knoten aus *ꜥꜣ.t*-Leinen von *rꜣ-ỉꜣꜣ.t*-Gewebe an die Öffnung des Innern ihres Genitals (*ỉwf*), um abzuwehren das, was gegen sie (die Frau) gemacht ist.

L 40 (13,9–14)

[ ][1]

(folgt Zauberspruch)[2]

Dieser Spruch werde gesagt über einem feinen Faden, Gefieder (*šntj*) einer schwarzen Taube, Haar (*srj*) eines falben Esels; werde zusammengedreht nach links; werde gemacht zu . . .[3] Knoten; werde gesalbt (*wrḥ*) mit der Leber eines Schweins (*šꜣj*)[4]; werde gegeben der Frau an ihren After.

Das ist ein Abwehren jeder Art von Blut, jeder Einwirkung, ⟨und⟩ ein Festmachen des Eis[5], ⟨und⟩ ein Nicht-Sehen eines Traumes[6].

Werde dieser Spruch gesagt ⟨entsprechend⟩ der Anzahl aller Knoten.

IX A 3d) Gebärmutter

Eb 823 (96,9–11)

Ein anderes (Heilmittel) für das Zusammenziehen[1] der Gebärmutter.

ḫpr-wr-Pflanze 1; Honig 1; Wasser von Koloquinthe (*ḏꜣr.t*) 1; Milch 1; werde durchgepreßt, werde in ihr Genital (*ỉwf*) gegossen[2].

Eb 824 (96,11)[1]

Ein anderes (Heilmittel).
Wasser von *mstȝ*-Flüssigkeit; werde in ihr Genital (*ỉwf*) gegossen.

Eb 825 (96,11–12)[1]

Ein anderes (Heilmittel).
Wasser vom Laichkraut; werde in ihr Genital (*ỉwf*) gegossen.

Eb 826 (96,12)[1]

Ein anderes (Heilmittel).
Wasser von *ḳtḳtw* (○|||)[2]; werde in ihr Genital (*ỉwf*) gegossen.

Eb 827 (96,12)[1]

Ein anderes (Heilmittel).
Wasser von *njȝjȝ*-Pflanze; werde in ihr Genital (*ỉwf*) gegossen.

Eb 820 (96,5–7)

Ein anderes (Heilmittel) für das Kühlen der Gebärmutter, das Beseitigen ihrer *tȝw*-Hitze.
Samenkorn des Emmer (*mjmj*), werde zerrieben; *gjw* (Zyperngras), werde zerrieben in Öl/Fett; werde in ihr Genital (*ỉwf*) gegossen.
Das ist ein Zusammenziehen[1] der Gebärmutter.

Eb 821 (96,7–8)

Ein anderes (Heilmittel).
šmšm.t (Hanf); werde zerrieben in Honig; werde in ihr Genital (*ỉwf*) gegossen.
Das ist eine Zusammenziehung[1].

Eb 822 (96,8–9)

Ein anderes (Heilmittel).
Terebinthenharz (*snṯr*); Sellerie (*mȝt.t*); werde fein zerrieben in Milch vom Rinde; werde geseiht (*skp*) durch Tücher, werde in ihr Genital (*ỉwf*) gegossen.
Das ist eine Zusammenziehung.

Eb 834 (97,7–8)

Ein anderes Heilmittel für Schneiden der *tȝw*-Hitze auf der Gebärmutter.
Gekröse (*ȝs*) des Rindes (*ỉwȝ*) 1; *ḳsntj* (○|||) 1; Öl/Fett 1; werde zu einer Masse gemacht, werde in ihr Genital (*ỉwf*) gegossen.

Eb 813 (95,16–18)

Ein anderes (Heilmittel) für eine, an deren Gebärmutter es frißt, an deren Scheide Geschwüre entstanden sind.

frische Datteln 1; *ḥknw* (𓈒𓏥) 1; Stein vom Rand des Wassers[1]; werde zerschlagen in Wasser; werde nachts dem Tau ausgesetzt, werde in ihr Genital (*ỉwf*) gegossen.

Eb 814 (95,18–19)

Ein anderes (Heilmittel).

frische Datteln 1; Gekröse (*ꜣs*) vom *rr*-Schwein 1; *ḳsntj* (𓈒𓏥) 1; Wasser; werde nachts dem Tau ausgesetzt, werde in ihr Genital (*ỉwf*) gegossen.

Eb 818 (96,2–4)

Ein anderes (Heilmittel) für die *ḳmj.t*-Krankheit[1] an der Gebärmutter, indem Geschwüre[2] an ihrer Scheide entstanden sind.

ḫpr-wr-Pflanze 1; werde zerschlagen in Wasser; Therebinthenharz (*sntr*) 1; *ḳsntj* (𓈒𓏥) 1; werde in ihr Genital (*ỉwf*) gegossen.

Eb 819 (96,4–5)

Ein anderes (Heilmittel).

wꜥḥ-Hülsenfrucht $\frac{1}{8}$; frische Datteln $\frac{1}{8}$; Blatt der Dornakazie $\frac{1}{8}$; *ḳsntj* (𓈒𓏥) $\frac{1}{32}$; Wasser 5 ro; Milch vom Esel[1]; werde nachts dem Tau ausgesetzt, werde in ihr Genital (*ỉwf*) gegossen.

Eb 812 (95,15–16)

Heilmittel für das Beseitigen von Schleimstoffen in der Gebärmutter.

Blatt (*gꜣb.t*) des *ḫt-ds*-Baumes ; werde getrocknet[1] in Bodensatz (*tꜣḥ.t*) von vorzüglichem Bier; werde gegeben auf ihren Beckenraum (*npḥw*), ihre Schamgegend (*kns*).

Eb 795 (94,7–8)

Ein anderes (Heilmittel) für das Veranlassen, daß die Gebärmutter an ihre Stelle zurückgeht (*ḥꜣj*)[1].

ein Ibis aus Wachs, werde auf Holzkohlen gegeben; werde veranlaßt, daß der Rauch davon zu ihrem Genital (*ỉwf*) eintritt.

Eb 789 (93,18–20)

Heilmittel für das Veranlassen, daß die Gebärmutter[1] der Frau an ihre Stelle zurückgeht (*ḥꜣj*).

Sägemehl der Föhre; werde gegeben in Bodensatz (*tꜣḥ.t*)[2]; werde ⟨damit⟩ gesalbt (*gs*) ein Ziegel von *dꜣjw*-Stoff[3]; du sollst veranlassen, daß sie sich darauf setzt.

Eb 790 (93,20–21)

Ein anderes (Heilmittel).
Erde, die sich befindet unter *pddw*[1]; werde stehen gelassen in Honig; werde die Schamgegend (*kns*) der Frau damit gesalbt (*gs*).

Eb 791 (93,21–94,1)

Ein anderes (Heilmittel).
ḥꜥ.t nt inj, das sich am Holz eines Schiffes befindet[1]; werde verrieben in Bodensatz (*tꜣḥ.t*) von vorzüglichem Bier[2]; werde veranlaßt, daß sie es trinkt.

Eb 792 (94,2–3)

Ein anderes (Heilmittel).
Ocker (*stj*) 1; werde stehen gelassen in frischem *ꜥntjw*-Harz; werde gegeben in ihren Nabel, werde gegeben ein Läppchen (*gw*) von Stoff, befeuchtet mit *ꜥntjw*-Harz, an die Oberseite davon.

Eb 793 (94,3–5)

Ein anderes (Heilmittel).
trockner Kot (*šꜣw*) des Menschen; werde gegeben in Terebinthenharz (*snṯr*); werde die Frau damit beräuchert, werde veranlaßt, daß der Rauch davon an das Innere ihres Genitals (*iwf*) eintritt.

Eb 794 (94,5–7)

Ein anderes (Heilmittel).
trockner Kot (*šꜣw*)[1]; *ḥrw.t*-Teil vom Bier; werden die Finger der Frau damit eingerieben; dann sollst du sie (die Finger) geben auf jedes Glied, an dem sie leidet[2].

L 45 (14,5–8)

Beschwörung der Gebärmutter[1].
(im Text des Spruches ist medizinisch interessant, „daß die Gebärmutter zurückgehen soll an ⌜ihre⌝ Stelle“ sowie „verschließen der Öffnung der Gebärmutter“)[2].

IX A 3e) Brust

Eb 810 (95,5–7) = Bln 17 (2,3–4)

Ein anderes[1] Heilmittel für die Brust (*mnḏ*), wenn sie krank ist.

ḥtm-Mineral[2] 1; Galle (*wdd*) des Rindes 1; Kot von Fliegen 1; Ocker (*stj*) 1; werde zu einer Masse gemacht, werde die Brust (*mnḏ*) damit gesalbt (*gs*) an vier Tagen[3].

Bln 18 (2,4–5)

Heilmittel, was man macht [für] die Brust (*mnḏ*), wenn sie krank ist.

bd.t ḥmꜣ.t[1]; gekocht in Honig; Koloquinthe (*ḏꜣr.t*); werde die Brust (*mnḏ*) damit gesalbt (*gs*)[2].

Bln 13 (1,11–2,1)

⌜. . . . .⌝

⌜. . . . .⌝ Honig; ⌜. . .⌝[1]; ⌜. . . . .⌝[2] die Brust (*mnḏ*), wenn sie krank ist.

Bln 14 (2,1–2)

Heilmittel für das Beseitigen einer *bsj*-Geschwulst auf der Brust (*mnḏ*), auf irgendeinem Körperteil.

ʿmʿʿ-Teil von weißem Emmer; Mehl von Koloquinthe (*ḏꜣr.t*); Mehl von Datteln; Natron; Gärungsprodukt von Datteln; werde fein zerrieben, werde gemischt[1] zu einer Masse, werde damit verbunden.

Bln 15 (2,2–3)

Ein anderes (Heilmittel).

Mehl von Koloquinthe (*ḏꜣr.t*); Honig; *sꜣ-wr*-Harz; Früchte von [ ][1]; Gerste; werde zerrieben; ebenso.

Bln 16 (2,3)

Ein anderes (Heilmittel).

Mehl der *ṯwn*-Pflanze; unterägyptisches Salz; frische *ỉḫw*-Frucht; Honig; ebenso.

Eb 811 (95,7–14)

Beschwörung für die Brust (*mnḏ*).

Diese sind die Brüste (*mnḏ*), an denen Isis in Chemmis litt, als sie Schu und Tefnet gebar[1]. Was sie für sie (die Brüste) machte, ihre (der Brüste) Beschwörung mit *ỉꜣr* (Gras), mit *ṯꜣ*-Teil[2] der *snb*-Pflanze, mit *bkꜣ.t*-Teil[3] der Binse, mit Haar ihres (der Binse) *ỉb.t*-Teils; herbeigeholt ⟨sind diese Stoffe⟩, um zu beseitigen die Einwirkung eines Toten, einer Toten, beliebig fortzusetzen[4]. Werde gemacht zu einem Ballen nach links ⟨zusammengedreht⟩, werde gegeben an die Einwirkung(-Stelle) eines Toten, einer Toten ⟨mit den Worten⟩: „Mache nicht Ausscheidung[5]! Mache nicht Fressen (*wšꜥ.w*)! Mache nicht Blut! Hüte dich davor, daß nicht entsteht Verschleierung[6] gegen die Menschen (*ḥnmm.t*)!"

Werde gesprochen über *iꜣr* (Gras); über *tꜣ*-Teil[2] der *snb*-Pflanze; *bkꜣ.t*-Teil[3] der Binse; Haar von der Spitze ihres (der Binse) *ib.t*-Teils; werde zusammengedreht nach links, werde zu sieben Knoten gemacht, werde daran gegeben.

Ram IV D II 1–4

(ein sehr zerstörter Text[1]; an seinem Schluß stand eine Beschwörung der *mnḏ*-Brust, die vorher als erkrankt erwähnt ist).

Eb 836 (97,10–11)

Das Holen der Milch einer[1] Amme, die ein Kind nährt (*šdj*).

Rückgrat des Nilbarsches; werde zerkocht in Öl/Fett; werde ihr Rückgrat[2] damit gesalbt (*gs*).

Eb 837 (97,11–12)

Ein anderes (Heilmittel).

Gärungsprodukt von Gerste (*ḫnm.t nt it ꜥwꜣ.t*); es werde gemacht die Art seines Feuers mit *ḫsꜣ.w*-Pflanzen[1]; werde gegessen von der Frau, indem ihre beiden Füße in der *njnj*-Stellung sind[2].

Eb 808 (95,1–3)

Anfang von den Heilmitteln für das Nichtzulassen, daß die beiden Brüste (*bn.tj*)[1] herabsinken.

Sie (die Brüste) werden begossen (*bꜥbꜥ*) mit dem Blut einer, deren Menstruation gerade begonnen[2] hat; es werde ihr Bauch, ihre beiden Oberschenkel damit bestrichen; nicht kann *gs.w*[3] gegen sie (die Frau) entstehen.

Eb 809 (95,3–5)

Ein anderes (Heilmittel) für das Nichtzulassen, daß [entsteht] *gs.w*[1] gegen die . . .-Frau[2].

Leber einer Schwalbe; getrocknet, werde zerschlagen auf gegorenem Pflanzenschleim (*ḥsꜣ n ꜥwꜣj.t*); werde gegeben der Frau an ihre Brüste (*mnḏ*), an ihren Bauch, an alle ihre Körperteile ⟨nämlich einer Frau⟩, gegen die *gs.w*[1] entstanden ist.

Eb 788 (93,17–18)

Das Feststellen (*mꜣꜣ*)[1] schlechter (*bjn*) Milch.
Du pflegst festzustellen (*mꜣꜣ*) ihren Geruch wie Gestank von Fischen (*mḥj.t*).

Eb 796 (94,8–10)

Das Feststellen (*mꜣꜣ*)[1] guter Milch.
Ihr Geruch pflegt zu sein wie Zerkleinertes von *wꜥḥ*-Hülsenfrucht. Das ist das Unterscheidungsmerkmal für ihre Feststellung (*gmj*).

Ram III B 23–34

(Ein Spruch, in dem die *bꜥꜥ*-Krankheit in der Brust der Frau erwähnt ist).
siehe bei X B 3 (Seite 293).

IX A 3f) Verschiedenes[1].

Eb 784 (93,9–10)

Heilmittel für das Nichtzulassen, daß eine Frau an ihrem Harn[1] leidet.
unterägyptisches Salz $\frac{1}{16}$; *mhw.t* (○|||) $\frac{1}{8}$; süßes Bier 25 ro; Honig 5 ro; werde in den After gegossen.

Eb 786 + 787 (93,11–17)

Ein anderes (Heilmittel), was man macht für eine, die Geronnenes ausscheidet (*wsš*)[1].
Brocken von Nilerde; nicht zulassen, daß sie (die Brocken) die Sonne sehen; werde gegeben in den „Weißerde-Raum"[2], werde besprengt mit Wasser sehr reichlich am Abend; dann sollst du veranlassen, daß ein neuer *ꜥndj.t*-Krug, ein neues . . .-Gefäß[3], gefüllt mit Wasser, nachts dem Tau ausgesetzt werden; dann sollst du diese Brocken wiederum besprengen beim Aufgang des Morgensterns[4] und veranlassen, daß sich die Frau darauf setzt an vielen Tagen.
Dann[5] sollst du veranlassen, daß man dir einen neuen *mḥ.t*-Topf gefüllt mit Öl/Fett holt; werde veranlaßt, daß die Frau sich darauf setzt an vier Tagen.

Ram III A 8

Veranlassen, daß eine Frau ausscheidet (*wsš*)[1] Harn ⌜. . . . .⌝[2].

Eb 785 (93,10–11)[1]

Ein anderes (Heilmittel) für das Kühlen des Afters.
Behen-Öl 1; Öl/Fett 1; Wasser von Koloquinthe (*ḏꜣr.t*) 1; Honig 1; werde in den After gegossen.

Eb 815 (95,19–21)

Ein anderes (Heilmittel), was man macht gegen die schlimme Krankheit[1].
Milch des Rindes, gekocht 1; Blatt der Dornakazie 1; *ḳsntj* (𓈒𓏥) 1; werde zerrieben zu einer Masse, werde nachts dem Tau ausgesetzt, werde in ihr Genital (*ỉwf*) gegossen;
Das ist eine Kühlung.

Eb 816 (95,21–22)

Ein anderes (Heilmittel).
frische Datteln 1; weißes Öl 1; Blätter der Dornakazie 1; Öl/Fett 1; Wasser; ebenso.

Eb 817 (95,22–96,2)

Ein anderes (Heilmittel) für eine, bei der Krankheit entstanden ist an den Lippen ihrer Scheide.
ḥḏw-Harz 1; Ocker (*stj*) 1; *nḥd.t* (𓈒𓏥) 1; Terebinthenharz (*snṯr*) 1; Blatt der Dornakazie 1; Rückenmark (*ỉmꜣḫ*)[1] des Rindes 1; *ḥnj-tꜣ*-Pflanze[2] 1; Wasser 1; werde zu einer Masse gemacht, werde in ihr Genital (*ỉwf*) gegossen.

Kah 33 (3,25–26)

Nichtzulassen, daß eine Frau Zahnschmerzen[1] hat ⌜. . .⌝.
Bohnen, werde zerrieben[2] ⌜. . . . .⌝[3] an ihre Zähne (*nḥḏ.t*)[4], an dem Tage, an dem sie gebiert.
⌜Das ist⌝ ein Beseitigen von Zahnschmerzen.
Wirklich vorzüglich, millionenmal.

Eb 169 (34,14–15)

Ein anderes (Heilmittel) ⟨für das Beseitigen von ꜥꜣꜥ-Giftstoff⟩[1].
Mehl von Datteln; werde gegeben in Öl/Fett; werde gegeben in eine Maische; werde gegeben ins Feuer; werde *srm.t* (Hefe?) gegeben; werde gegessen von einer Frau, deren Bauch behindert ist.

Eb 174 (35,2–4)

Ein anderes (Heilmittel).
ỉbw-Pflanze $\frac{1}{64}$; Koriander (*šꜣw*) $\frac{1}{16}$; Samenkorn des Emmer (*mjmj*) $\frac{1}{16}$; *šꜣšꜣ* (Baldrian?) $\frac{1}{8}$; *šꜣms*-Pflanze $\frac{1}{16}$; werde gekocht in Honig $2\frac{1}{2}$ ro; werde gegessen von der Frau beim Schlafengehen.

IX A 4. Unklares und Verderbtes

Kah 18 (3,1–2)

Ein anderes (Heilmittel), um zu entblößen ⌜. .⌝[1] von ⌜. . . .⌝[1].
Die Hälfte eines *bꜣd.t*-Maßes von Milch ⌜. . . . .⌝[2] *bꜣd.t*-Maß ⌜. . . . . .⌝[2]; werde stehen gelassen, werde in ihre Vulva gegossen (*ỉwḥ*).

Kah 20 (3,3–6)[1]

⌜. .⌝[2] eine Geschlagene[3] mit Heilmitteln des Schwangermachens nach . . . .[4] ⌜. . . . .⌝[5].
⌜. . . .⌝ werde fein zerrieben, werde durch Tücher geseiht in gegorenem Pflanzenschleim (*ḥsꜣ ꜥwꜣj.t*), werde gegossen (*ỉwḥ*) *mhwj*[6] ⌜. . . . .⌝[5] Terebinthenharz (*snṯr*); neues Öl (*mrḥ.t*); Datteln; süßes Bier; werde gegeben in das Innere eines ⟨hölzernen⟩ Mörsers[7], in die Flamme (*tkꜣ*); dann sollst ⌜du⌝ räuchern ⌜. . .⌝ als (?) *nḏm* (𓇳𓏥)-*rꜣ*[8].

Kah 34 (3,27–28)

⌜. . . . .⌝[1] eine Frau, der Harn ist in schlimmem Zustand.
Wenn der Harn kommt ⌜. . . . .⌝[1], dann pflegt sie . . zu erkennen[2]; sie[3] wird sein ebenso ewiglich.

Eb 835 (97,8–9)[1]

Ein anderes (Heilmittel), was man macht gegen . . . . .[2].
Früchte der *ḫnš*-Pflanze, getrocknet; werde fein zerrieben, werde darauf gegeben.

Ram IV B 1–5

⌜. . . . .⌝[1] . . . .[2]; Harn und (*ḥr*) Honig; werde eingegossen[3] in ⌜. . . .⌝[1] . . . .[4].

Ram IV C 3–4

⌜. . . . .⌝ werde gekocht in gegorenem Pflanzenschleim (*ḥsꜣ n ꜥwꜣj.t*); werde jede schmerzende Stelle damit verbunden.

Ram IV C 4–6

Beseitigen von Krankheit ⌜. . . . .⌝.
⌜. . . .⌝ eines falben[1] ⌜. . .⌝, nachdem er entleert hat (*fgn*); werde gekocht in Öl/Fett und (*ḥr*) Früchten (*ỉšd.t*) der Sykomore ⌜. . . .⌝; werde damit verbunden.

L 13 (4,8–13)

Beschwörung ⌜für⌝ ihre Plazenta.
(der Text des Spruches ist so zerstört, daß er nicht übersetzt werden kann).

L 39 (13,7–9)

(Zauberspruch ohne Überschrift, der endet wie folgt) werde gesagt dieser Spruch über eine *stp*-Binde aus *ḥ3tjw*-Gewebe; werde geschrieben dieser Spruch darauf ganz und gar (*mj ḳd*); werde gegeben der Frau [an] ihren After.

IX B. Schönheitspflege[1]

1. Haar

Eb 468 (66,15–18)

Ein anderes Heilmittel für das Wachsenlassen des Haares, gemacht für Schesch, die Mutter der Majestät des Königs von Ober- und Unterägypten Teti des Seligen.

Bein (*ỉns.t*) einer Windhündin 1; Kerne (*ỉnj.t*) von Datteln 1; Huf eines Esels 1; werde gekocht in einem *ḏ3ḏ3*-Topf tüchtig in Öl/Fett; werde damit gesalbt (*wrḥ*).

Eb 251 (47,15–48,3) c

(Salbmittel für das Wachsenlassen des Haares einer Frau durch die Frucht der Rizinuspflanze)
siehe bei XIII (Seite 307).

Eb 474 (67,3–4)

Ein anderes (Mittel) für das Veranlassen, daß das Haar ausgeht.

ꜥnꜥr.t-Wurm, gekocht; zerkocht in Öl/Fett; Behen-Öl; werde gegeben an den Kopf der Verhaßten[1].

H 157 (10,18–11,1)

Heilmittel für das Ausgehen des Haares.

ꜥpnn.t (Wassermolch?); werde zerkocht in Öl/Fett; werde gegeben an den Kopf der Verhaßten[1].

Eb 475 (67,4–5)

Ein anderes (Heilmittel)[1].

Lotusblatt; werde zerkocht, werde gegeben in Öl/Fett; werde gegeben an den Kopf der Verhaßten.

H 158 (11,1)

Ein anderes (Heilmittel).

Lotusblatt; zerkocht in Öl/Fett; werde daran gegeben.

IX B 2. Gesicht

Eb 717 (87,8–10)[1]

Ein anderes (Heilmittel) für das Veranlassen, daß sich das Gesicht spannt.

Mehl von Gummi in Wasser vom *pꜣdw*-Gewässer. Nachdem sie ihr Gesicht jeden Tag gewaschen hat, soll sie ihr Gesicht damit salben (*gs*).

IX B 3. Verschiedenes

Eb 852 (98,12–14b)[1]

Räuchermittel, was man macht, um den Geruch des Hauses oder der Kleider angenehm zu machen.

trockenes *ꜥntjw*-Harz; *pr.t-šnj*-Frucht; Terebinthenharz (*sntr*)[2]; *gjw* (Zyperngras); Holz von *tj-šps* (Zimtbaum?); *šb.t*-Gurke; Schilfrohr (*nbj.t*) von Phönizien; *jnktwn* (𓏥); *ḏmtn* (𓏥); *gnn*-Teil vom *njwbn*-Baum[3]; werde fein zerrieben, werde zu einer Masse gemacht, werde ⟨etwas⟩ davon aufs Feuer gegeben.

Eb 853 (98,14b–18b)[1]

Ein anderes (Mittel), das die Frauen dazu machen.

a) Dieses Heilmittel gemäß dieser ⟨Bereitungs-⟩Angabe[2] werde gegeben in Honig, werde gekocht, werde gemischt, werde zu ⟨kleinen⟩ Kugeln (*ỉpp.t*) gemacht; dann sollen sie damit räuchern.

b) Sie machen aber auch „Mundgeschmack"[3] aus ihnen, um den Geruch ihres Mundes angenehm zu machen.

X. Prognosen und Rezepte für Kinder

A. Prognosen und Schutzzauber

Eb 838 (97,13–14)

Ein anderes Erkennen eines Kindes am Tage, an dem es geboren wird.
Wenn es sagt *njj*, so bedeutet es, daß es lebt.
Wenn es sagt *mbj*[1], so bedeutet es, daß es stirbt.

Eb 839 (97,14–15)

Ein anderes Erkennen.
Wenn man seine Stimme ächzend[1] hört, so bedeutet es, daß es stirbt.
Wenn es sein Gesicht nach unten gibt, so bedeutet es auch, daß es stirbt.

Ram IV C 17–24

Etwas anderes, was man für es (das Kind) macht am Tage, an dem es geboren wird.

Ein Klümpchen seiner Plazenta[1] ⌜. . . .⌝; werde verrieben in Milch; werde ihm gegeben [in] Milchgefäßen[2]. Wenn es (das Kind) es (das Mittel) ausbricht, so bedeutet es, daß es stirbt; wenn es es ⌜schluckt⌝[3], so bedeutet es, daß es lebt.

Dann sollst du[4] sagen danach (es folgt ein Zauberspruch[5] zum Schutz der Mutter nach der Geburt).

Werde gesprochen über einer Statue ⌜des Kindes⌝; werde die Frau damit beräuchert. Wenn sie[6] gut ist: eine gut Gebärende. Wenn sie schlecht (*bjn*) ist: ⌜eine schlecht (*bjn*)⌝ Gebärende.

Ram IV C 15–16

Schutz Machen für ein Kind am Tage, an dem es geboren wird.

⌜. . . . .⌝ ein Klümpchen von Kot daran, nachdem es (das Kind) herausgekommen ist (*ḥꜣj*) aus der Vulva seiner Mutter ⌜. . . . .⌝.

X B. Rezepte

1. Geschrei

Eb 782 (93,3–5)

Heilmittel für das Beseitigen von übermäßigem Geschrei (*ʿšꜣw.t*).

špnn (Mohnkörner?) von *špn* (Mohnpflanze?); Kot von Fliegen, der sich an der Mauer befindet; werde gemacht zu einer Masse, werde durchgepreßt, werde getrunken an vier Tagen. Hört sofort auf[1].

Was anbetrifft: übermäßiges Geschrei (*ʿšꜣw.t*) – das bedeutet: ein ⟨Klein-⟩ Kind, das ⟨dauernd⟩ beim Schreien ist[2].

X B 2. Durst

Ram III A 9

Beseitigen von Durst im Kinde.

⸢. . . . .⸣

Ram III B 14–17

Löschen des Durstes eines Kindes.

Fortgenommen werde dein Hunger von ⸢. . . .⸣, ⸢fortgenommen werde⸣ dein Durst von dem ⟨Gott⟩ „große Wasserflut" zum Himmel ⸢. .⸣[1]. Dein Durst ist in meiner Faust, dein Hunger ist in meinem Griff, ⸢. . . . .⸣ die *ḥsꜣ.t*-Kuh ihre Brust in deinen Mund. Es ist dein Mund, es ist[2] der Mund des *ḫꜣbs*-Vogels über dem Ausfluß (? *rwj.t*) des Osiris. Nicht ißt du deinen Hunger, nicht trinkst ⸢du deinen Durst⸣[3], nicht macht deine Kehle (*ḫḫ*) Unempfindlichkeit (?)[4].

Es sage der Mann[5] diesen Spruch über ⸢. . .⸣ des Erdbodens (?); werde gegeben auf Leinen (*ʿꜣ.t*) von ⸢. . .⸣, werde gemacht zu ⸢. . . .⸣.

Ram III B 19–20

Beseitigen des Durstes ⸢. . .⸣[1] Kind.

⸢. . . . .⸣ werde nachts stehen gelassen in Wasser; man nimmt[2] ⟨es⟩ heraus am frühen Morgen; werde zerstoßen (*hbḳ*), werde geseiht durch ⸢Tücher⸣; werde ihm gegeben in einem Hin-Gefäß.

Ram III B 10–11

Veranlassen, daß ein Kind ⟨die Brust⟩ annimmt[1], wenn es nicht saugt.

Schlucken seitens des Horus, Kauen seitens des Seth ⸢. . . . .⸣.

X B 3. *b*ˁˁ-Krankheit

Mutt. u. Kind H (7,1–3)

Abwehren der *b*ˁˁ-Krankheit.

tpꜣw.t-Teil der Sykomore; frische Datteln; *ḥmw*-Teile des Rizinus[1]; *šmšm.t* (Hanf); Faser der *dbj.t*-Pflanze; *mstꜣ*-Flüssigkeit; werde getrunken von der Frau[2].

Mutt. u. Kind J (7,3–5)

Ein anderes (Heilmittel).

kfꜣ.w (Blattsprossen?) von *mnḥ* (Papyrus); *wˁḥ*-Hülsenfrucht; werde fein zerrieben, werde zermahlen (*sꜣjw*)[1] in der Milch einer, die einen Knaben geboren hat; werde ein Hin davon dem Kinde gegeben. Es wird verbringen Tag ⟨und⟩ Nacht[2], indem es schläft ⟨und schließlich⟩ gesund ist.

Mutt. u. Kind K (7,5–6)

Ein anderes (Heilmittel).

ˁẖm.w (Blätterzweige) der *nbw*-Pflanze; werde zerkleinert in Wasser in einem Hin-Gefäß, werde veranlaßt, daß es (das Kind) es trinkt.

Ram III B 20–23

Beseitigen der *b*ˁˁ-Krankheit; was man sagt als Zauber.

(folgt stark zerstörter Zauberspruch)[1]

⌜. . . . .⌝ Dornakazie; werde nach links gedreht[2], werde gegeben dem Kinde an seine Kehle (*ẖḫ*).

Das ist ein Beseitigen der *b*ˁˁ-Krankheit.

Ram III B 23–34

⌜. . . .⌝

Ich bin es, die ich aus dem Delta gekommen bin ⌜. . . .⌝, so sagte Isis, die Göttin. Mein *smꜣ*-Haar war mir zerzaust[1], mein Haupthaar (*šnj*) hing mir herab, ⟨als⟩ ich meinen Sohn Horus fand, indem sein Herz (*ib*) müde war, ⌜seine⌝ beiden Lippen grün, seine beiden Kniestücke weich, nachdem er die *b*ˁˁ-Krankheit, die in meiner Brust (*šnˁ*) ist, gesogen hatte ⟨und⟩ die Bitternis (*ḏḥˁw.t*)[2] ⌜. . . . .⌝ meiner Brust (*mnḏ*) ⌜. . . . .⌝ Isis, so sagte Horus.

Fließe du aus, böse *b*ˁˁ-Krankheit, in diesem deinem Namen *b*ˁˁ, die das Herz (*ib*) herauszieht, die die beiden Kniestücke weich macht dessen, in dem sie langsam wirkt (*wdf*).

Komme gegen den Menschen[3] bei mir, meine Mutter! sagte Horus, ⟨und du⟩ Schwester meiner Mutter, Nephthys, zu dem Ort, wo die Ammen ⟨und⟩ Wärterinnen der Nut sind, daß sie uns sagen, was sie gemacht haben für[4] ihre Kinder, damit wir das Entsprechende machen für unsere[5] Kinder ⌜. . . . .⌝[6].

⌜. . . .⌝ Isis, die Göttin, zusammen mit Nephthys: Ich bin gekommen wegen meines Sohnes Horus; sein Herz (*ỉb*) ist müde, ⌜seine⌝ beiden Kniestücke ⌜sind weich⌝ ⌜. . . . der *bʿʿ*-Krankheit, die ist in⌝ meiner Brust (*šnʿ*) ⟨und⟩ die Bitternis (*ḏḥʿw.t*)[2], die in meiner Brust (*mnḏ*)[7] ist.

Sein Schutzmittel[8]: man soll versiegeln[9] mit sieben Flachs(fäden), gedreht ⟨und⟩ gesponnen mit Spinnen (*ḫsf*) ⌜durch⌝ die soeben Niedergekommene[10]; man soll eine Schwalbe holen, die ⟨noch⟩ in ihrem Nest ist. Man schminke mit ⌜. . . .⌝ Augenschminke ⌜. . . . .⌝ dieses Kind und seine Mutter. ⟨Dann ist es der Fall⟩: seine *bʿʿ*-Krankheit ⟨gehört⟩ der Schwalbe[11].

Man sagt diesen Spruch über sieben Flachs(fäden), gedreht ⟨und⟩ gesponnen mit Spinnen (*ḫsf*) durch die soeben Niedergekommene[10]; werde sieben Knoten daraus gemacht, werde gegeben dem Kinde an seine Kehle (*ḫḫ*); dann soll man holen eine Schwalbe ⌜. . . . .⌝[12] in ihrem Schnabel ⌜. . . . .⌝.

X B 4. Husten

Bln 30 (3,5–6)[1]

Ein anderes (Heilmittel) für das Beseitigen des Hustens in einem Kinde.

getrocknete zerquetschte Datteln; werde zerrieben in einem Hin Milch; werde getrunken von dem Kinde[2].

X B 5. Schleim

Ram IV C 6–7

Beseitigen von Schleim (*nšw*?)[1] des Kindes.

ps.t () ⌜. . .⌝ unterägyptische Gerste ⌜. . . .⌝; werde gekocht in Pflanzenschleim (*ḥsȝ*); werde getrunken vom Kinde.

X B 6. Harn und Kot

Eb 262 (48,22–49,2)

Ein anderes (Heilmittel) für das Veranlassen, daß ein Kind ausscheidet (*wsš*) die Stauung (*ṯsw*) von Harn, die in seinem Bauch ist.

ein altes Buch, zerkocht in Öl/Fett; werde sein Bauch ⟨damit⟩ gesalbt (*gs*), so daß seine Harnausscheidung (*wsš.t*) sich regelt.

Eb 273 (49,21–50,2)

Was man macht für ein Kind, wenn es am Nässen (*ḏȝḏj.t*)[1] leidet.

ṯḥn.t (Glasfluß), zerkocht zu[2] einem Kügelchen (*ỉpp.t*); wenn es ein großes Kind ist, soll es es schlucken als Schluckmittel; wenn es ⟨noch⟩ in den Windeln ist, möge ⟨es⟩ ihm verrieben werden in Milch durch seine Amme, werde daran gelutscht (*kff*) an vier Tagen.

Eb 272 bis (49,18–21)[1]

Ein anderes (Heilmittel) für das Regeln des Harns eines Kindes.

Mark (*ꜣgg.t*), das im Schilfrohr (*nbj.t*) ist; werde ganz und gar verrieben in süßem Bier, eine Schale (*ḫꜣw*), in geronnenem Zustand, werde getrunken von der Frau; man möge ⟨es aber⟩ dem Kinde geben in einem Hin-Gefäß.

Ram III A 30

Regeln des Harns.

Inneres ⌜. . . .⌝[1] Schilfrohr (*nbj.t*); werde verrieben in geronnenem Bier, eine Schale (*ḫꜣwj*), werde glatt gemacht (*nʿʿ*)[2], werde getrunken vom Manne; ⌜man⌝ möge geben ⌜. . . .⌝.

Ram IV C 12–15

Veranlassen, daß ein Kind ausscheidet (*wsš*).

„⌜Kommet doch zu mir⌝[1], Götter“, so sagt Isis die Göttin, „sehet doch, ein Feuer ist herausgekommen; das Kind ⌜. . . . .⌝ die Mutter als Führerin. Fließe du aus, kranker Kot! Falle zur Erde! Werde gesagt ⌜. . . . geschrieben⌝ in grüner Farbe auf den Bauch des Kindes.

X B 7. *tmj.t*-Krankheitsdämonin

Mutt. u. Kind B (1,4–9)

Eine andere (Beschwörung).

Du mögest ausfließen, *tmj.t*-Krankheitsdämonin, die den Knochen zerbricht . . ., die eintritt in die Gefäße . . . . . (Am Schluß werden „Kopf, Scheitel, alle Körperstellen“ als Orte der Krankheit genannt).

X C. Unklares und Verderbtes

Ram III B 12–14

⌜. . . . .⌝ im Kinde oder im Manne.

Salz; *wš.t* (𓏏) ⌜. . . . .⌝.

O . . . . laß nicht zu, daß kurz wird dieses mein Herz (*ib*), dieses mein Herz (*ḥꜣ.tj*) ⌜. . . .⌝.

⌜. . . .⌝ werde gedreht[1] nach links, werde befeuchtet mit Pflanzenschleim (*ḥsꜣ*), werde ein Knoten daraus gemacht, werde gegeben dem Kinde oder dem Großen[2].

Ram III A 1–2

⌜. . . . .⌝ Kind.

sꜣ-wr-Harz; werde ihm gegeben in einem Hin-Gefäß ⌜. . . .⌝, werde veranlaßt, daß es trinke. Wenn ⌜. . . . .⌝[1].

XI. Haarbehandlung und Körperpflege

A. Haare[1]

1. Mittel gegen Ergrauen

a) Beseitigen des Ergrauens

Eb 451 (65,8–9)

Anfang von den Heilmitteln für das Beseitigen des Ergrauens, Behandeln des Haares.

Blut eines schwarzen Kalbes; werde gekocht in Öl/Fett; werde damit gesalbt (*wrḥ*).

Eb 459 (65,19–20)

Ein anderes (Heilmittel) für das Beseitigen des Ergrauens in Wirklichkeit, Behandeln des Haares.

Blut eines schwarzen Rindes; werde in Öl/Fett gegeben; werde damit gesalbt (*wrḥ*).

Eb 452 (65,9–10)

Ein anderes (Heilmittel).

Schale einer Schildkröte; Rückenwirbel des *gꜣbgw*-Vogels; werde gekocht in Öl/Fett; werde damit gesalbt (*wrḥ*), oft, oft.

Eb 460 (65,20–22)

Ein anderes (Heilmittel) für das Beseitigen des Ergrauens.

Huf eines Esels, zerkocht; Vulva (*kꜣ.t*) einer Windhündin; *šsp.t*-Teil der *ḥmꜣj.t*-Pflanze; Gummi; Verbandstoff[1].

Eb 461 (66,1–2)

[ ][1]

[ ][2]; Fett (*mrḥ.t*) einer schwarzen Schlange; *wꜥwj.t*-Wurm, den man im Kot findet; werde gekocht in Öl/Fett; werde damit gesalbt (*wrḥ*), oft, oft.

XI A 1b) Verhindern des Ergrauens

Eb 453 (65,10–12)

Ein anderes (Heilmittel) für das Nichtzulassen, daß Ergrauen entsteht.

Plazenta der Katze; Ei des *gꜣbgw*-Vogels; Öl/Fett; Ladanum; werde zerkocht, werde gegeben an den Kopf des Mannes, nachdem er betroffen ist[1].

Eb 454 (65,12–13)

Ein anderes (Heilmittel).

Blut des Horns eines schwarzen Rindes; werde zerkocht in Öl/Fett; werde damit gesalbt (*wrḥ*).

Eb 455 (65,13–14)

Ein anderes (Heilmittel).

Gehirn (*ꜣjs*) von vielen Synodontis-Schall-Fischen; werde gegeben in einen *hnw*-Topf, werde gegeben an den Kopf des Mannes, der ⟨noch⟩ nicht ergraut ist.

Eb 456 (65,14–16)

Ein anderes (Heilmittel).

Kaulquappen des Kanals; werde getrocknet, werde zerrieben, werde gemischt mit Ladanum; werde damit gesalbt (*wrḥ*), nachdem er betroffen ist[1].

Eb 457 (65,16–18)

Ein anderes (Heilmittel).

Blut vom Rückenwirbel des *gꜣbgw*-Vogels; werde gegeben in echtes Ladanum; werde gesalbt (*wrḥ*).

Er (der Kranke) muß seine Hand (*ꜥ*) strecken auf den Rücken einer lebenden Weihe; er möge seinen Kopf[1] geben an eine lebende Taube.

Eb 458 (65,18–19)

Ein anderes (Heilmittel).

Horn der Gazelle[1]; werde zerkocht in Öl/Fett in einem Kessel, werde gemischt mit Öl/Fett[2]; werde gesalbt (*wrḥ*) damit der Kopf des Mannes oder der Frau.

Eb 462 (66,2–4)

Nichtzulassen, daß Ergrauen auf den Augenbrauen entsteht.

Honig und (*ḥr*) Wasser von Koloquinthe (*ḏꜣr.t*); *tꜣ-msḥ* (Krokodilskot?); nach dem Waschen für einen Zeitraum bis zu drei Monaten, nachdem es[1] stehengelassen ist, indem es die Nacht[2] verbracht hat, mögest du ⟨es⟩ daran geben jeden Tag.

H 147 (10,7–9)

Heilmittel für das Abwehren des Ergrauens.

Früchte des Wacholder (*wꜥn*); *ḏsr.t*-Pflanze; *ẖs*-Teil des *imꜣ*-Laubbaumes; werde fein zerrieben[1], werde befeuchtet mit einem Finger[2] Öl/Fett; werde zu einem Teig (*iwšš*) gemacht, werde bedeckt mit einem Tuch (*stp*), umwickelt (?); [werde gegeben] auf Feuer in einem *ḥnw*-Gefäß bis zum Zerkochen (*nwẖ*), werde mit Öl/Fett gemischt, werde damit gesalbt (*wrḥ*).

H 148 (10,9–10)

Ein anderes (Heilmittel).

Leber des Esels; gegeben in einen *ḏꜣḏꜣ*-Topf, so daß sie verfault; zerkocht, gegeben in Öl/Fett; werde damit gesalbt (*wrḥ*).

Eb 463 (66,4–7)

Ein anderes gutes Heilmittel.

srf (Heißgetränk) der *sḏr*-Flüssigkeit[1]; Leber des Esels; gegeben in einen Topf, bis ⟨sie⟩ zu einer Kugel geworden ist; werde getrocknet, werde in einen *ḏꜣḏꜣ*-Topf gegeben auf Feuer, indem[2] das, was in ihm ist, im Begriff ist (*grg*) zu zerkochen (*nwẖ*); werde eingetaucht (*ẖtb*) in Öl/Fett; werde damit gesalbt (*wrḥ*).

H 149 (10,10–11)

Ein anderes (Heilmittel).

Eine Maus; werde gekocht, werde gegeben in Öl/Fett; so daß sie verfault; ebenso[1].

XI A 2. Haarwuchsmittel

Eb 464 (66,7–9)

Anfang von den Heilmitteln für das Befestigen[1] des Haars.

zerkleinerte *sꜣr*-Pflanze 1 und (*ḥr*) Öl/Fett 1; werde gegeben in Wasser des *pꜣw-ꜥ*-Gewässers; werde damit gesalbt (*wrḥ*).

Eb 465 (66,9–12)

Ein anderes (Heilmittel) für das Wachsenlassen des Haars eines Kahlköpfigen.

Fett (*mrḥ.t*) des Löwen 1; Fett (*mrḥ.t*) des Nilpferds 1; Fett (*mrḥ.t*) des Krokodils 1; Fett (*mrḥ.t*) des Katers 1; Fett (*mrḥ.t*) einer Schlange[1] 1; Fett (*mrḥ.t*) des Steinbocks 1; werde zu einer Masse gemacht, werde der Kopf des Kahlköpfigen damit gesalbt (*wrḥ*).

Eb 466 (66,12–13)

Ein anderes (Heilmittel) für das Wachsenlassen des Haars bei *nssḳ*-Krankheit[1].

Haar[2] des Stachelschweins; werde zerkocht in Öl/Fett; werde der Kopf damit gesalbt (*wrḥ*) an vier Tagen.

Eb 467 (66,13–15)[1]

Ein anderes (Heilmittel).

a) *ṯrw*- ⟨rotes⟩ Mineral, zerschlagen in Gallenflüssigkeit 1; werde daran gegeben.

b) aufgeschnittener Melilotus (*ꜥfꜣ*); werde daran gegeben.

c) Inneres einer Muschel; zerschlagen in Ladanum 1; werde daran gegeben.

Eb 469 (66,18–19)

Ein anderes (Heilmittel) ⟨für das Wachsenlassen des Haars⟩[1].

schwarze Eidechse; werde zerschlagen wie ein *kꜣ.t-mtrḫ.t*-Gefäß aus Metall[2], werde gekocht in Öl/Fett; werde damit gesalbt (*wrḥ*).

Eb 470 (66,19–21)

Ein anderes (Heilmittel) für das Behandeln des Haars in Wirklichkeit.

Zahn eines Esels; werde zerschlagen in Honig; werde [damit] gesalbt (*wrḥ*).

Eb 471 (66,21–67,1)

Ein anderes (Heilmittel) für das Behandeln des Haars.

ṯrw- ⟨rotes⟩ Mineral[1] 1; Bleiglanz (*msdm.t*) 1; *ẖt-ds*-Baum 1; Öl/Fett 1; Kot der Gazelle 1; Fett (*mrḥ.t*) des Nilpferds 1; werde zu einer Masse gemacht, werde damit gesalbt (*wrḥ*).

Eb 472 (67,1–2)

Ein anderes (Heilmittel) für das Wachsenlassen des Haars bei einer Wunde[1].

pr.t-šnj-Frucht 1; *gjw* (Zyperngras) 1; *ẖs*-Teil des *imꜣ*-Laubbaumes 1; *šꜣšꜣ* (Baldrian?) 1; Samenkorn des Emmer (*mjmj*) 1; Öl/Fett 1; Honig 1; werde damit verbunden[2].

Eb 473 (67,2–3)

Ein anderes (Heilmittel) für das Wachsenlassen des Haars.

Öl/Fett 1; Föhrenöl (*sfṯ*) 1; werde damit gesalbt (*wrḥ*).

H 144 (10,4–5)

Heilmittel für das Wachsenlassen des Haars.

ꜥpnn.t (Wassermolch?), gegeben in eine Kugel (*ipp.t*) von Ton, gegeben in Feuer; nachdem er zerkocht ist (*nwḫ*), soll man ihn in Öl/Fett geben; werde damit gesalbt (*wrḥ*), oft, oft.

H 145 (10,5–6)

Ein anderes Heilmittel für das Wachsenlassen des Haars.

ṯḥftj-Teil des schwarzen Emmer, zerstoßen in einem Mörser aus Stein;

werde in Tüchern ausgepreßt (*iʿf*); werde das Wasser davon gegeben in Öl/Fett ⟨und⟩ Honig; werde zu einer Masse gemacht, werde gekocht, werde daran gegeben.

H 146 (10,6–7)

Ein anderes Heilmittel.

Fett (*ʿḏ*) der Gazelle; Fett (*mrḥ.t*) einer Schlange; Fett (*mrḥ.t*) des Krokodils; Fett (*mrḥ.t*) des Nilpferds; werde zu einer Masse gemacht, werde damit gesalbt (*wrḥ*)[1].

XI A 3. Haarentfernungsmittel

H 155 (10,16–18)

Heilmittel für das Beseitigen von Haar an irgendeiner Körperstelle.

Knochen des *gȝbgw*-Vogels, zerkocht; Kot der Fliege; Öl/Fett; Milchsaft der Sykomore; Gummi; *šsp.t* (Gurke?); werde erhitzt (*sšmm*), werde daran gegeben.

H 156 (10,18)

Ein anderes (Heilmittel).

Blut der Vulva (*kȝ.t*) einer Windhündin; man soll ⟨es⟩ an das Haar geben[1].

Eb 476 (67,5–7)

Sie (die Haare) beseitigen auf folgende Weise.

Schale der Schildkröte; werde zerkocht, werde zerrieben, werde gegeben in Fett (*mrḥ.t*) vom Bein (*ins.t*) des Nilpferdes; werde damit gesalbt (*wrḥ*)[1], oft, oft, oft, oft.

Eb 474 (67,3–4) = H 157 (10,18–11,1) und Eb 475 = H 158

Ein anderes (Mittel) für das Veranlassen, daß das Haar ausgeht
siehe bei IX B 1 (Seite 289).

Rezepte, welche die Wimperhaare betreffen
siehe bei II B 3a (Seite 57).

Haarbehandlung der Frau
siehe Eb 468 (Seite 289);
siehe Eb 251c (Seite 307).

XI B. Körper

1. Gesicht[1]

Eb 716 (87,6–8)

Ein anderes (Heilmittel) für das Beseitigen von Falten[1] des Gesichts.

Gummi von Terebinthe (*sntr*) 1; Wachs 1; frisches Behen-Öl 1; *gjw* (Zyperngras) 1; werde fein zerrieben, werde gegeben in Pflanzenschleim (*ḥsꜢ*); werde an das Gesicht gegeben jeden Tag.

Mache ⟨es⟩, du wirst ⟨den Erfolg⟩ sehen.

Eb 717 (87,8–10)

Ein anderes (Heilmittel) für das Veranlassen, daß sich das Gesicht spannt siehe bei IX B 2 (Seite 290).

Eb 718 (87,10–12)

Ein anderes (Heilmittel).

Galle (*bnf*) des Rindes; Öl/Fett; Gummi; Mehl von Straußenei; *bd.t-ḫꜢwr.t*[1]; werde gemischt, werde zu einem Teig (*iwšš*) gemacht, werde zerschlagen in Pflanzenschleim (*ḥsꜢ*); werde das Gesicht damit gewaschen jeden Tag.

Eb 719 (87,12–13)

Ein anderes (Heilmittel).

Föhrenöl (*sft*); Honig; *bd.t-ḫꜢwr.t*[1]; werde zu einem Teig (*iwšš*) gemacht, werde zerschlagen in Pflanzenschleim (*ḥsꜢ*); werde das Gesicht damit gewaschen, oft, oft.

Eb 720 (87,13–15)

Ein anderes (Heilmittel).

Wasser der *ḳbw*-Pflanze; Mehl von Alabaster; Gummi; grüner Glasfluß[1]; werde gemischt mit Honig; werde zu einem Teig (*iwšš*) gemacht, werde zerschlagen in Milch des Menschen, werde das Gesicht damit gesalbt (*gs*).

Eb 721 (87,15–17)

Ein anderes (Heilmittel) für das Beseitigen von Flecken des Gesichts.

Inneres des *ksb.t*-Baumes; werde gemischt mit rotem Ocker (*mnš.t*); werde an das Gesicht gegeben, oft, oft.

XI B 2. Haut

H 153 (10,14–15) = Eb 714 (87,3–4) = Sm 21,3–6

Heilmittel für das Umwenden der Haut[1].

Honig[2] 1; rotes Natron[2] 1; unterägyptisches Salz[2] 1; werde zerrieben zu einer Masse, werde der Körper damit gesalbt (*gs*)[3].

H 154 (10,15–16) = Eb 715 (87,4–6) = Sm 21,6–8

Ein anderes (Heilmittel) für das Schönmachen der Haut[1].

Mehl[2] von Alabaster[3] 1; Mehl[2] von Natron[3] 1; unterägyptisches Salz[3] 1; Honig[3] 1; werde gemischt zu einer Masse mit diesem Honig[4]; werde die Haut damit gesalbt (*gs*)[5].

Sm 21,9–22,10

Anfang vom Buche für das Machen einen Alten zu einem Jungen.

Man soll holen sehr viel *ḥmꜣj.t*-Hülsenfrucht, ungefähr (*mj.t.t*) zwei Sack (*ẖꜣr*); dann soll man ⟨sie⟩ zerkleinern, werde an die Sonne gegeben. Nachdem ⟨sie⟩ ganz und gar trocken geworden sind, dann soll man ⟨sie⟩ dreschen wie das Dreschen von Gerste. Dann soll man worfeln bis zum Rest der Früchte davon. Alles, was dadurch entstanden ist[1], ⟨das⟩ soll man abmessen und veranlassen, daß man siebe den ⟨Spreu-⟩Haufen (*sẖr.w*) der *psḏn*-Tenne mit einem Sieb. Es werde ebenso gemessen alles, was entstanden ist von diesen Früchten. Werde zu zwei Teilen (*sp*) gemacht: der eine aus diesen Früchten, der andere aus dem ⟨Spreu-⟩Haufen (*sẖr.w*). Werde gemacht einer wie einer[2].

Dann soll man ⟨sie⟩ ansetzen – zu einer Masse gemacht[3] – in Wasser. Werde zu einem weichen Teig (*šd.t*) gemacht. Dann soll man ⟨ihn⟩ in einem neuen Kessel (*sbẖ*) auf Feuer geben. Werde ganz und gar hinlänglich (*r mnẖ*) gekocht. Du erkennst, daß sie gekocht sind[4], daran, daß das dazugehörige Wasser verdampft, ⟨und⟩ daran, daß sie trocknen, bis ⟨sie⟩ wie ein trockner ⟨Spreu-⟩Haufen (*sẖr.w*) sind, ohne daß Feuchtigkeit (*nḳw.t*) daran ist. Dann soll man ⟨sie⟩ nehmen ⟨vom Feuer⟩.

Wenn sie dann (*isk*) abgekühlt sind, dann soll man ⟨sie⟩ in ein *ʿnḏw*-Gefäß geben, um sie im Fluß zu waschen. Dann soll man ⟨sie⟩ hinlänglich (*r mnẖ*) waschen. Man erkennt, daß sie gewaschen sind[4], dadurch, daß man den Geschmack dieses Wassers schmeckt, das in diesem *ʿnḏ.w*-Gefäß ist, ohne daß irgend etwas Bitteres daran ist[5]. Dann soll man ⟨sie⟩ an die Sonne geben, ausgebreitet auf einem Zeugstück des Wäschers. Wenn sie dann (*isṯ*) trocken sind, dann soll man ⟨sie⟩ zerreiben auf einem Mühlstein. Werde völlig zerkleinert (*swgm*).

Dann soll man ⟨sie⟩ ansetzen in Wasser. Werde zu[6] einem weichen Teig (*šd.t*) gemacht. Dann soll man ⟨sie⟩ geben in einem Kessel (*sbẖ*) auf Feuer. Werde hinlänglich (*r mnẖ*) gekocht. Man erkennt, daß [sie] gekocht sind[4], daran, daß Kugeln (*pns.t*) von Öl darin emporsteigen. Der Mann möge ständig[7] abschöpfen das Öl, das darin emporgestiegen ist, mit einem Schöpflöffel. Werde gegeben in einen *hnw*-Topf, nachdem er mit Ton ausgeschmiert ist, dessen Ausschmierung glattgemacht[8] ⟨und⟩ dickgemacht ist, ⟨und zwar⟩ werde dieses Öl abgeschöpft ⟨und⟩ werde gegeben auf ein Tuch (*kꜣp.t*) auf der Oberseite[9] dieses *hnw*-Topfes. Danach soll man ⟨es⟩ in einen *ḥnw*-Topf von Stein (*ꜥꜣ.t*) geben. Werde der Mann damit gesalbt (*wrḥ*).

Das ist ein Beseitigen der *ẖnt*-Krankheit[10] am Kopf.

Wenn der Körper damit abgewischt wird, so kommt ⟨dabei⟩ heraus ein Schönmachen der Haut, ein Beseitigen von *nḏꜥ.w*-Erscheinung[11], von *imš.t*-Erscheinung jeder Art, von *tnj*-Alterserscheinung jeder Art, von Entzündung (*srf.t*)[12] jeder Art, die am Körper sind.

Vorzüglich millionenmal.

XI B 3. Körpergeruch

Eb 709 (86,10–11)

Ein anderes (Heilmittel) für das Beseitigen von Ausdünstung am Körper des Mannes oder der Frau.

Zerstampftes von[1] Koloquinthe (*ḏꜣr.t*); werde zu Kügelchen (*ḥnb*)[2] gemacht, werde der Körper damit gesalbt (*gs*).

Eb 710 (86,11–13)

Ein anderes (Heilmittel)[1].

Ei vom Strauß; Schale einer Schildkröte; *ꜥꜣgj.t* (Harz) des *imꜣ*-Laubbaumes; werde zerkocht, werde damit gesalbt (*gs*).

Du sollst nicht lässig dabei sein.

Eb 711 (86,13–14)

Ein anderes (Heilmittel).

Terebinthenharz (*snṯr*); Brei (*ꜣḥ*); werde gemischt zu einer Masse, werde gemacht zu einem Kügelchen (*pds.t*), werde gegeben an den Ort, wo Glied an Glied stößt (*dmj*)[1].

H 32 (3,1–2)

Beseitigen von Ausdünstung am Körper.

Brei (*ꜣḥ*); werde gemischt mit Terebinthenharz (*snṯr*); werde gemacht zu Kügelchen (*ipp.t*), werde eines davon gegeben an den Ort, wo Glied an Glied stößt (*dmj*), an vier Tagen.

H 151 (10,12–13)

Beseitigen von Ausdünstung an der Oberfläche (*ḥr*) des Mannes oder der Frau.

Brei (*ꜣḥ*); Terebinthenharz (*snṯr*); werde gemischt, werde gemacht zu Kügelchen (*ỉpp.t*), werde eines davon gegeben an den Ort, wo Glied an Glied stößt (*dmj*), an vier Tagen.

Eb 708 (86,8–9)

Heilmittel für das Beseitigen von Ausdünstung im Sommer.

Terebinthenharz (*snṯr*) 1; *ỉbw*-Pflanze 1; *pr.t-šnj*-Frucht 1; *ꜥntjw*-Harz 1; werde vereinigt zu einer Masse, werde damit gesalbt (*gs*).

H 31 (2,17–3,1)

Beseitigen des Geruchs von Ausdünstung im Sommer.

Terebinthenharz (*snṯr*) 1; Alaun (*ỉbnw*) 1; *pr.t-šnj*-Frucht 1; *ꜥntjw*-Harz 1; werde vereinigt zu einer Masse, werde damit gesalbt (*gs*).

H 150 (10,11–12)

Beseitigen von Ausdünstung am Körper des Menschen im Sommer.

Terebinthenharz (*snṯr*); *ỉbw* (○|||)[1]; *pr.t-šnj*-Frucht; *ꜥntjw*-Harz; werde gemacht zu einer Masse, werde der Mann damit gesalbt (*gs*).

XI B 4. Abführmittel

Eb 713 (87,1–3) = H 152 (10,13–14)

Heilmittel für das Öffnen[1] des Körpers.

Milch vom Esel 25 ro; Blatt der Dornakazie $\frac{1}{16}$; *dr-nkn*[2]-Pflanze $\frac{1}{16}$; *dwꜣ.t*-Pflanze $\frac{1}{32}$; *ḳꜣꜣ* (○|||)[3] vom *ꜥrw*-Baum $\frac{1}{32}$; Honig $\frac{1}{16}$; werde gekocht, werde durchgepreßt, werde getrunken an vier Tagen.

XII. Hausmittel gegen schädliche Tiere

Eb 840 (97,15–16)

Anfang von den Heilmitteln, die man macht, um Flöhe im Hause zu beseitigen.

Du sollst es (das Haus) besprengen mit Natronwasser, so daß ⟨sie⟩ sich entfernen.

Eb 841 (97,16–17)

Ein anderes (Heilmittel).

bb.t (Konyza?); werde zerrieben auf Holzkohle; werde das Haus damit tüchtig bestrichen, so daß ⟨sie⟩ sich entfernen.

Eb 842 (97,17–19)

Ein anderes (Heilmittel) für das Nichtzulassen, daß eine Schlange aus dem Loch hervorkommt.

Bulti-Fisch (Tilapia nilotica), getrocknet, gegeben an die Öffnung ihres Loches. Sie kann nicht daraus hervorkommen.

Eb 843 (97,19)

Ein anderes (Heilmittel).

Natron; werde gegeben an die Öffnung des Loches. Sie kann nicht hervorkommen.

Eb 844 (97,20)

Ein anderes (Heilmittel).

Knolle (*ṯꜣ*) der Zwiebel; werde gegeben an die Öffnung des Loches. Sie kann nicht hervorkommen.

Eb 845 (97,20–21)

Ein anderes (Heilmittel) für das Nichtzulassen, daß eine Fliege beißt (*psḥ*).

Fett (*mrḥ.t*) vom *gnw*-Vogel; werde damit gesalbt (*wrḥ*)[1].

Eb 846 (97,21–98,1)

Ein anderes (Heilmittel) für das Nichtzulassen, daß Mücken stechen (*psḥ*).

frisches Behen-Öl; werde damit gesalbt (*gs*).

Eb 847 (98,1–2)

Ein anderes (Heilmittel) für das Nichtzulassen, daß Mäuse an Dinge herankommen.

Fett (*mrḥ.t*) eines Katers[1]; werde an irgendwelche Dinge gegeben.

Eb 848 (98,2–6)

Ein anderes (Heilmittel) für das Nichtzulassen, daß die Weihe raubt (*ẖnp*).

ein Zweig der Dornakazie; werde aufgestellt[1].

Dann soll der Mann sagen: Horus[2], er hat geraubt (*ṯꜣj*) in der Stadt, auf der Flur. Sein Durst[3] ist gerichtet auf die Flur der Vögel. Er möge ⟨sich etwas⟩ backen, er möge essen[4].

Werde gesprochen über einem Zweig der Dornakazie, werde ein *fkꜣ.w*-Kuchen auf ihn gegeben.

Das ist ein Nichtzulassen, daß die Weihe raubt (*ẖnp*)[5].

Eb 849 (98,6–9)

Ein anderes (Mittel)[1] für das Nichtzulassen, daß die *kk.t*-Tiere Gerste im Speicher fressen (*wnm*).

Kot der Gazelle; werde auf Feuer gegeben im Speicher, werde bestrichen seine Wände, sein Fußboden an ihren Löchern (*ỉtn.w*)[2] mit Wasser.

Das es ist ein Nichtzulassen, daß Gerste gefressen wird (*wnm*).

Eb 850 (98,9–10)[1]

Ein anderes (Heilmittel), was man macht, um die *smr*[2]-Tiere zu töten.

eine Eidechse; werde auf Feuer gegeben, so daß sie sterben.

Eb 851 (98,10–11)[1]

Was man macht, um eine Eidechse zu töten.

smr-Tiere; werden auf Feuer gegeben, so daß sie stirbt.

XIII. Von der Verwendung der Rizinuspflanze (*dgm*)

Eb 251 (47,15–48,3)

Die Kenntnis von dem, was man macht aus der Rizinuspflanze (*dgm*), als etwas, das gefunden ist in Schriften alter Zeit[1], als etwas für die Menschen Nützliches.

a) Man zerschlägt ihre Wurzeln in Wasser; werde gegeben an den Kopf, der krank ist[2]; dann ist er sofort gesund wie einer, der nicht krank ist.

b) Es[3] wird auch ein Weniges von ihrer Frucht mit Bier gekaut von dem Manne mit *whj*-Krankheitserscheinung[4] im Kot.

Das ist ein Beseitigen von Leiden (*ẖꜣj.t*) im Bauche des Mannes[5].

c) Es wird auch wachsen gelassen das Haar einer Frau durch ihre Frucht: werde zerrieben, werde zu einer Masse gemacht, werde gegeben in Öl (*mrḥ.t*)[6]; dann soll die Frau ihren Kopf damit salben (*gs*).

d) Es wird auch ihr Öl (*mrḥ.t*) gemacht aus ihrer Frucht, um zu salben (*gs*) ⟨den Mann⟩, welcher ⟨hat⟩ *wḥꜣ.w*-Hautkrankheit ⟨und⟩ behaftet ist mit *iṯṯ.t* ⟨und⟩ *ḥwꜣw*, indem es schlimm ist. Es kommen die *rjwm.w* zum Stillstand wie bei einem, an dem nicht irgend etwas geschehen ist.

Er werde aber behandelt (*ẖnm*) durch salben (*wrḥ*) entsprechend den zehn Tagen, indem man salbt sehr früh, so daß sie beseitigt werden[7].

Wirklich vorzüglich, millionenmal.

XIV. Allgemeine Begleitsprüche

A. Anwendung der Mittel

1. Auflegen und Abnehmen der Verbände

Eb 1 (1,1–11) = H 78 (6,5–11)

Anfang vom Spruch für das Auflegen eines Heilmittels auf irgendeine Körperstelle des Mannes[1].

Ich bin herausgekommen aus Heliopolis zusammen mit den Großen (*wr.w*) des großen Hauses (*ḥ.t ꜥꜣ.t*), den Herren des Schutzes, den Herrschern der Ewigkeit. Und auch (*nḥm n*)[2] bin ich herausgekommen aus Sais zusammen mit der Mutter[3] der Götter. Sie haben mir ihren Schutz gegeben. Es sind mir[4] ⟨zu eigen⟩ Sprüche, die der Allherr gemacht hat, um zu beseitigen die Einwirkung eines Gottes, einer Göttin, eines Toten, einer Toten – beliebig fortzusetzen – die sind in diesem meinem Kopf, in diesen meinen Nacken(wirbeln)[5], in diesen meinen Schultern[6], in diesem meinem Fleisch[7], in diesen meinen Körperteilen; ⟨und⟩ um zu bestrafen[8] den Verleumder[9], den Obersten derer, die eintreten lassen Störung (*ẖnn*) in dieses mein Fleisch, Dumpfheit (?) (*bjbj*)[10] in diese meine Körperteile[11], als etwas, das eintritt in dieses mein Fleisch, in diesen meinen Kopf, in diese meine Schultern, in [diesen] meinen Körper, in diese meine Körperteile[11].

Ich gehöre dem Re; er hat gesagt[12]: Ich bin es, der ihn (den Kranken) schützen[13] wird vor seinen Feinden. Sein[14] Führer ist Thoth; er veranlaßt[15], daß die Schrift redet; er macht die Sammelhandschriften[16]; er gibt nützliche Kenntnis (*ꜣḫ*) den Sachkundigen[17], den Ärzten, die in seinem Gefolge sind, um ⟨von Krankheit⟩ zu lösen den ⟨Kranken⟩, von dem ein Gott[18] will, daß er (der Arzt) ihn am Leben erhält. Ich bin einer, von dem ein Gott will[18], daß er mich am Leben erhält.

Werde gesprochen während des Auflegens eines Heilmittels auf irgendeine Körperstelle des Mannes, die krank ist.

Wirklich vorzüglich, millionenmal.

Eb 2 (1,12–2,1)

Ein anderer[1] Spruch für das Lösen irgendeines Verbandes[2].

Gelöst wird einer, der gelöst wird durch Isis[3]; gelöst wird Horus durch Isis[3] von dem Schlechten, das gegen ihn gemacht ist durch seinen Bruder Seth, als er seinen Vater Osiris[4] tötete[5].

O Isis[3], Große an Zauber(-Kraft), mögest du mich lösen (*wḥ*ʿ), mögest du mich lösen (*sfḫ*) von allen bösen, schlechten, roten[6] Dingen, von der Einwirkung eines Gottes, der Einwirkung einer Göttin, von einem Toten, einer Toten, von einem Widersacher, einer Widersacherin, der sich in mir als Widersacher betätigen wird[7]; ebenso wie du gelöst wurdest (*wḥ*ʿ), ebenso wie du gelöst wurdest (*sfḫ*) von deinem Sohne Horus[8].

Denn: ich bin eingetreten in das Feuer, ich bin herausgekommen aus dem Wasser[9]; nicht werde ich hineingeraten (*ḥ*ꜣ*j*) in die Falle dieses Tages. Ich sprach, als ich noch ein Kind (*ḫ*) war ⟨und⟩ als ich klein (*ḫ*ꜣ) war[10]: O Re, rede über deinen Leib (*ḏ.t*)[11]; Osiris[4], klage über das, was aus dir herausgekommen ist[12]. Es redet[13] Re über seinen Leib (*ḏ.t*)[11], es klagt[13] Osiris über das, was aus ihm herausgekommen ist[12].

Du hast mich ja (*isk*) gerettet[14] vor allen bösen, schlechten, roten[6] Dingen, vor der Einwirkung eines Gottes, der Einwirkung einer Göttin, vor einem Toten, einer Toten – beliebig fortzusetzen[15].

Wirklich vorzüglich, millionenmal.

L 22 (7,1–8)

Spruch für das Geben eines Heilmittels an die beiden Augen·
siehe bei II B 6 (Seite 60).

XIV A 2. Einnehmen der Heilmittel

Eb 3 (2,1–6)

Spruch für das Trinken eines Heilmittels.

Es kommt das Heilmittel; es kommt das, was beseitigt die Dinge[1] in diesem meinem Herzen (*ib*), in diesen meinen Körperteilen. Stark ist der Zauber in Verbindung mit (*ḥr*) dem Heilmittel – und umgekehrt[2].

Erinnerst[3] du dich denn daran, daß Horus zusammen mit Seth zu dem großen Palast von Heliopolis gebracht wurde, als man über die beiden Hoden[4] des Seth mit Horus verhandelte? Dann war er[5] frisch wie ⟨er⟩ auf Erden war; er macht ⟨nun wieder⟩ alles, was er will, wie diese Götter, die dort sind[6].

Werde gesprochen während des Trinkens eines Heilmittels. Wirklich vorzüglich, millionenmal.

Bln 189 (20,9–21,3)

Spruch für das Trinken eines Heilmittels
siehe bei IV L 2a (Seite 153).

XIV B. Bereitung der Mittel

1. Drogen

H 214 (14,4–7)

Spruch für das Öl/Fett bei jedem beliebigen Heilmittel.

Gegrüßt seist du, Horusauge, Rennutet-Schlangengöttin oben auf ⟨dem Gott⟩ *ḥḏ-ḥtp*[1]. Es hat ihr Re Glanz (*ḫʿw*) gegeben vor der Neunheit der Götter. Isis, die Göttin, kam heraus; ihr ist Jubel gegeben vor Geb. Hüte dich vor ihr![2] – beliebig fortzusetzen[3]. Rettet[4] ihn vor dem Schatten eines Toten, einer Toten.

Ich bin dieser Thoth, dieser Arzt des Auges des Horus, der kämpfte [für seinen] Vater Osiris vor der Neith, der Herrin des Lebens, und ihren Dienerinnen. Wir haben nun (*ỉsṯ*) gerettet – beliebig fortzusetzen[5].

H 215 (14,7–10)

Spruch für den Honig.

Es kommt der Honig, ⟨er⟩ kommt zum Überfahren für die Heuschrecken[1]. Übergefahren wird das Schiff, indem er (der Honig) wohlbehalten ist. „Honig" war es, was sagten[2] die Götter, in deren Herzen (*ỉb*) ja die Bitternis[3] ist. Ihr[4] rechtes Horn zur Rechten, das linke zur Linken gegen die Müden (*nnj.w*)[5], gegen die Bösen (*ẖmj.w*), die angreifen (*ẖmj*) werden[6] – beliebig fortzusetzen[7].

O ihr zum Himmel Gehörigen: zu den Sternen! O ihr zur Erde Gehörigen: zu den Göttern! O ihr zum Unwetter Gehörigen, o ihr zum Himmel Gehörigen: zu den ⟨weiblichen⟩ Müden, den ⟨weiblichen⟩ Bösen, die angreifen werden – beliebig fortzusetzen[7].

Schutz hinten, Schutz, es kommt Schutz.

H 216 (14,10–13)

Spruch für das Bier.

Dieses *ḏsr.t*-Bier des Horus[1] von Chemmis (?)[2], durchgepreßt in ⟨der Stadt⟩ Pe, gemaischt in ⟨der Stadt⟩ Buto, du hast es getrunken, indem es (?) *ḥbꜣ* ist. Es steht der Sem-Priester da bei seiner Pflicht . . . . .[3]. Werde erbrochen[4] *ỉns.t*-Pflanze; Ladanum; Lotusbl̦att. Trinke du doch das Bier; ich habe es gebracht, um zu beseitigen die Einwirkung eines Toten, einer Toten, der in diesem meinem Bauch ist – beliebig fortzusetzen.

XIV B 2. Maße

H 212 (13,17–14,2)

Spruch für das *dbḥ*-Maß, während es ergriffen wird, um die Heilmittel[1] zu messen.

Was anbetrifft: dieses *dbḥ*-Maß, mit dem ich dieses Heilmittel messe, das ist das *dbḥ*-Maß, mit dem Horus sein Auge[2] mißt. Es[3] wurde geprüft, es wurde heil befunden[4]. Man mißt dieses Heilmittel mit diesem *dbḥ*-Maß, um mit ihm alle Krankheiten abgehen zu lassen, die in diesem Bauche sind – beliebig fortzusetzen.

H 213 (14,2–4)

Spruch für das *ḥḳ3.t*-Maß.

Was anbetrifft: dieses *ḥḳ3.t*-Maß, das ist das Auge des Horus, gemessen, geprüft[1]. Isis brachte es[2] ihrem Sohne Horus, um seinen Bauch zu öffnen, um abgehen zu lassen das Schlechte, das in seinem Bauche war.

XV. Nicht einzugliedernde Texte

A. Rezeptfolgen

1. Bln 21—28[1]

Bln 21 (2,7–8)

Ein anderes ⸢Heilmittel . . . .⸣.

⸢. . . .⸣; *ḥ*ᶜᶜ*.w* (𓈒) der *psḏn*-Tenne; werde gemischt mit Gärungsprodukt des Honigs; Öl/Fett; ᶜ*m*ᶜᶜ-Teil der Gerste(?); werde gemacht zu ⸢. . . .⸣; werde die Einwirkung(-Stelle) damit verbunden.

Bln 22 (2,8–9)

Ein anderes (Heilmittel).

Mehl (*skj*) von . . . . (𓈒); . . . . der *psḏn*-Tenne; werde gemischt mit Wasser von ⸢. . . .⸣[1]; ⸢werde verbunden⸣ jede schmerzende Stelle damit.

Bln 23 (2,9–10)

Ein anderes (Heilmittel).

Samenkorn des Emmer (*mjmj*)[1]; werde gemischt mit Gärungsprodukt des Honigs; werde verbunden ⸢. . . . .⸣ damit.

Bln 24 (2,10–3,1)

Ein anderes (Heilmittel).

⸢. . . . .⸣ . . . .[1] 7; Gerste 7; Schwein(?) ⸢. . . .⸣ $\frac{1}{4}$; ⸢. . . . .⸣[2]; werde gemischt Wasser mit Salz(?) ⸢. . . .⸣; werde fein zerrieben; werde jede Fraß(-Stelle)[3], jede Einwirkung(-Stelle) damit verbunden.

Bln 25 (3,1)

Ein anderes (Heilmittel).

Kerne (*inj.t*) von Datteln; werde fein zerrieben, werde gemischt mit Datteln im *mšš*-Zustand[1]; werde jede schmerzende Stelle damit verbunden.

Bln 26 (3,1–2)

Ein anderes (Heilmittel).

Eidechse, werde gespalten, werde jede Einwirkung(-Stelle), jede schmerzende Stelle damit verbunden.

Werde danach gekocht[1] in Fett (*mrḥ.t*) eines weiblichen Schweins; werde damit verbunden.

Bln 27 (3,2–3)

Ein anderes (Heilmittel).
Eidechse, deren Bauch gefüllt ist mit Föhrenöl (*sfṯ*); werde bestreut mit unterägyptischem Salz; werde der Kopf damit verbunden, ebenso jede schlimme[1] Einwirkung(-Stelle) an irgendeinem Körperteil.

Bln 28 (3,3–4)

Ein anderes (Heilmittel).
psḏ (𓇳𓏥); Koloquinthe (*ḏꜣr.t*); *ṯwn*-Pflanze; werde fein zerrieben in Honig; werde jede Einwirkung(-Stelle) damit verbunden.

XV A 2. H 5 und H 6

H 5 (1,5)

⸢.....⸣
⸢.....⸣ werde damit verbunden, so daß es verfault[1], an vier Tagen.

H 6 (1,5–6)

Ein anderes (Heilmittel).
Mehl von Koloquinthe (*ḏꜣr.t*); werde gemischt mit Honig; werde gemacht zu ⸢.....⸣.

XV A 3. H 256—259[1]

H 256 (17,9–10)

⸢.....⸣
⸢.....⸣ werde damit eingerieben.

H 257 (17,10–12)

Ein anderes (Heilmittel).
frische *ꜥḥ*-Pflanze ⸢.....⸣ zusammen mit Abfall[1] von Haar; werde eingetaucht ⸢....⸣ an diesen Abfall[1] und geben ⸢.....⸣.

H 258 (17,12–14)

Heilmittel ⸢.....⸣.
⸢.....⸣ frisches Behen-Öl; Föhrenöl (*sfṯ*); *sꜣ-wr*-Harz; ⸢.....⸣; Öl/Fett; ebenso.

H 259 (17,14–16)

Ein anderes (Heilmittel).
Föhrenöl (*sft*); *ʿntjw*-Harz; ⸢. . . . .⸣; ⸢Früchte⸣ des Wacholder (*wʿn*); Kümmel; Salz; ⸢. . . . .⸣; *bsbs*-Pflanze; ⸢. . . . .⸣.

XV A 4. Pap Louvre E 4864 Rs 1,4—2,1

1,4–5

Heilmittel [für] das Töten [ ][1] im Bauch.
Natron ⸢. . . . .⸣ Schwein[2]; *pr.t-šnj*-Frucht; (Rinder-)Fett; Wachs; werde damit verbunden.

1,6–7

⸢. . . . .⸣.
⸢. . . . .⸣; Honig 1; weißes Öl(?) 1; Terebinthenharz (*snṯr*) 1; Sägemehl von ⸢. . . .⸣; Öl/Fett; werde gekocht, werde damit verbunden.

1,7–8

Ein anderes (Heilmittel) für das Kühlen der Gefäße.
⸢. . . . .⸣ der Dornakazie[1].

1,8–9

Ein anderes gutes (Heilmittel).
Bleiglanz (*msdm.t*) 1; Honig 1; Öl/Fett ⸢. . . . .⸣; *pr.t-šnj*-Frucht; Erbse (*tḫwj*); trocknes *ʿntjw*-Harz; werde damit verbunden an vier Tagen.

1,9–10

Ein anderes (Heilmittel).
⸢. . . . .⸣ Dornakazie; werde damit verbunden an vier(?) Tagen.

1,10–12

Ein anderes (Heilmittel).
ʿḥm.w (Blätterzweige) des *šb.t*-Baumes 1; *ḫꜣsj.t* (Bryonia) ⸢. . . . .⸣ Natron(?); unterägyptisches Salz; werde zerrieben in Honig ⸢. . . .⸣.

1,12–2,1

⸢. . . . .⸣.
⸢. . . . .⸣ Honig; *pr.t*⸢*-šnj*⸣-Frucht(?); ⸢. . . . .⸣ werde zerrieben(?), werde verbunden ⸢. . . . .⸣.

XV A 5. Ostrakon Berlin 5570[1]

⌜. . . . .⌝.

⌜. . . . .⌝ *tbt.t* (?)-Pflanze; Wasser; Leber (?) ⌜. . . . .⌝; Dill (*ỉms.t*); *š3ms*-Pflanze; ⌜. . . .⌝ damit.

Ein anderes (Heilmittel).
Terebinthenharz (*snṯr*)[2]; *nḥḥ*-Öl; Dickmilch ⌜. . . .⌝; Blatt der Tamariske 5 ro[3]; Schminke[4]; ⌜. . . .⌝ an vier[5] Tagen; wirklich vorzüglich.

Ein anderes (Heilmittel).
(Rinder-)Fett[2]; ⌜. . . . .⌝.

Ein anderes (Heilmittel).
Dickmilch[2]; *nj3j3*-Pflanze; werde gesalbt (*gs*) ⌜. . . . .⌝.

⌜Ein anderes (Heilmittel)⌝.
⌜. . . .⌝ Terebinthenharz (*snṯr*); *ẖt-ds*-Baum[6]; *nj3j3*-Pflanze; ebenso.

Ein anderes (Heilmittel)⌝.
Terebinthenharz (*snṯr*)[2]; *nj3j3*-Pflanze; ⌜. . . .⌝; *g3š*[7]; ⌜. . . . .⌝.

XV A 6. Ram IV C 10—11 und 11—12

Ram IV C 10–11

Nichtzulassen, daß sich teilt ⌜. . . . .⌝.
⌜. . . . .⌝ jede feuchte Stelle (?)[1] des Mannes damit ⟨und⟩ mit Öl/Fett, werde gegeben auf *bddw-k3*-Pflanze.

Ram IV C 11–12

Nichtzulassen, daß ⌜. . . . .⌝.
⌜. . . . .⌝ werde der Mann ⌜gesalbt (*gs*)⌝ ganz und gar mit Öl/Fett; Behen-Öl.

XV A 7. L 11 und L 12

L 11 (4,5–7)[1]

(unverständlicher Spruch, darin): friß nicht in [meinem] Fleisch (*ḥʿw*). Es werde dieser Spruch gesagt über ⌜. . . . .⌝; ⌜werde veranlaßt⌝, daß ⟨die Droge⟩ kauend im Munde bewegt wird; werde ausgespieen[2].

L 12 (4,7–8)

Eine andere (Beschwörung).
⌜. . . . .⌝; es werde dieser Spruch gesagt über ⌜. . . . .⌝ mal.
Wirklich vorzüglich. Ich habe ⟨den Erfolg⟩ ⌜gesehen⌝; es ist ⌜durch mich⌝ geschehen.

XV B. Einzeltexte

H 246 (16,10–11)

Ein anderes Heilmittel für ⌜. . . . .⌝[1].
Mehl von Koloquinthe (*ḏꜣr.t*) 1; Natron 1; Dattelsaft (?) ⌜. . . .⌝; werde damit verbunden an vier Tagen.

H 248 (16,12–13)

⌜. . . . .⌝[1].
weißes ⌜. . . .⌝[2] 1; Honig 1; werde damit verbunden an ⌜vier Tagen⌝.

Ram IV E 2–3

Beseitigen von *spj.w*-Gewürm[1] (?) ⌜. . . .⌝.
⌜. . . . . des⌝[2] Windhundes[3]; werde zerkocht[4], werde zerrieben[4] in Öl/Fett und (*ḥr*) Honig; werde gegeben ⌜. . . . .⌝.

Ram IV E 1–2

⌜. . . . .⌝.
⌜. . . . .⌝; werde der Phallus des Mannes damit gesalbt (*gs*)[1].

Ram III B 5–6

⌜. . . . .⌝[1].
⌜. . . .⌝ ein wenig von[2] Binse[3]; werde auf der Hand angezündet, bis die Asche (*ss*) davon herabfällt ⌜. . . . .⌝.

Ram III B 3–4

⌜. . . . .⌝[1].
Zwiebeln, zerkleinert; Erbse (*tḥwj*); . . . .[2]; Rizinus[3]; ⌜. . . . .⌝.

Pap. Leiden Verso XIX

⌜. . . . .⌝[1].
tjꜥm-Pflanze 1; *pr.t-šnj*-Frucht 1; werde zerrieben in Wein 1; werde daran gegeben.

XVI. Anhang:

Tierheilkunde (Veterinärpapyrus Kahun)

Kah. Veter. Fragm. A

Heilkunde des Betrachtens einer Gans ⌜. . . . .⌝[1].
⌜. . . . .⌝.

Kah. Veter. Fragm. B[1]

Heilkunde des Betrachtens eines Fisches.
⌜. . . . .⌝.

Kah. Veter. Fragm. C + H (5–10)

⌜. . . . .⌝.
⌜. . . . .⌝ seine beiden Augen sind geöffnet ⌜. . . . .⌝[1]; sein Bein[2] ⌜. . . . .⌝ sein Bein[3], ohne daß eine schmerzende Stelle an ihnen ist. Der Geruch seiner Ausdünstung (*ẖnm.w*) ist wie ⟨vom⟩ *ꜥmꜥm.w*-Tier[4] . . . . ⌜. . . . .⌝[5].

Kah. Veter. Fragm. H (11)[1]

⌜. . . . .⌝.
⌜. . . . .⌝ Fressen[2] ⌜. . . . .⌝.

Kah. Veter. Fragm. D (12–15)[1]

⌜. . . . .⌝.
⌜. . . . .⌝ seiner Zähne[2] ⌜. . . . .⌝[3] . . . .[4] ⌜. . . . .⌝[5] er(?) ist müde ⌜. . . . .⌝ Hund ⌜. . . . .⌝[6].

Kah. Veter. (17–33)[1]

⌜. . . . .⌝ Nest eines Gerinnsels[2].
⌜. . . . .⌝ eines Gerinnsels ⌜. . . . .⌝ benommen (*dgm*) . . . . .[3]. Wenn er danach schnaubend(?) (*iṯn*) zu Boden geht, dann fällt er dabei.

Man sagt dazu: Seltsames Niederbeugen[4].

Es werde für ihn ⟨ein Zauberspruch⟩ rezitiert[5].

Dann soll ich meine Hand ausstrecken zum Innern seines *ḥm.w*-Körperteils[6], indem ein *hnw*-Gefäß mit Wasser neben mir ist. Es kommt die Hand[7] des Mannes[8] beim Abstreichen des Rückgrats seines Rückens. Dann ⌜soll⌝ der Mann[8] seine Hand abstreichen in diesem *hnw*-Gefäß mit Wasser bei jedem Mal. Es macht *ḳmj*ꜣ (?)[9] an der Hand, bis du daraus holst gebackenes Blut, Dinge da[10] oder Schleim.

Du erkennst, daß er gesund wird, daran, daß Schleim kommt. Und sei behutsam[11] mit deinen Fingern beim ⌜. . . . .⌝[12].

Kah. Veter. (34–56)

Heilkunde des Betrachtens eines ⟨männlichen⟩ Rindes mit der *nf.t*-Krankheit[1].

Wenn ich betrachte ⌜. . . . .⌝[2]. Es sind[3] seine beiden Augen triefend (?) (*sṯp*); seine beiden Schläfen sind belastet; die Wurzeln seiner Zähne sind gerötet; sein Nacken ist beim Stoßen (*ṯwn*).

Es werde für es ⟨ein Zauberspruch⟩ rezitiert[4].

Dann soll es gegeben werden auf seine eine Seite; dann soll man es ⟨ständig⟩[5] besprengen mit kühlem Wasser; dann soll man abreiben seine beiden Augen und seine Seiten (*ḏrw.w*) und alle seine Körperstellen mit *ẖnš*-Kraut oder *šww*-Kraut ⌜. . . .⌝; es werde geräuchert bis zur Ausdünstung[6] durch ⌜. . . .⌝[7] Hirt ⌜. . . . .⌝ Schwemme ⌜. . . . .⌝[8] Wasser (?), werde es herausgeholt aus der Schwemme ⌜. . . .⌝[9] es ist fern vom Wasser, werde es abgerieben mit *ẖnš*-Kraut der *ḳꜣd.t*-Pflanze. Dann sollst du ihm einen Schnitt beibringen (?) (*gꜣp*) auf seiner Nase und seinem Schwanz.

Dann sollst du dazu sagen: Das ist ein (Rind) mit einem Schnitt[10]. Es stirbt infolgedessen ⟨oder⟩ es lebt infolgedessen.

Wenn es nicht gesund wird, indem es belastet[11] ist unter deinen Fingern ⟨und⟩ indem seine beiden Augen *tmtm*[12] sind: Dann sollst du seine beiden Augen umgeben mit einer Scherbe[13], die im Feuer erwärmt (*stꜣ*) ist, um die Verschleierung (*ḥꜣtj*)[14] zu beseitigen.

Kah. Veter. (57–69)

Heilkunde[1] des Betrachtens eines ⟨männlichen⟩ Rindes mit ⟨der Krankheit⟩ Fressen (*wšꜥ.w*)[2] im Winter.

a) Wenn ich betrachte ein ⟨männliches⟩ Rind mit ⌜Fressen (*wšꜥ.w*)⌝ im Winter; es ist aber benommen (*dgm*); seine beiden Augen sind fettig[3].

Dann sollst du einen Schnitt beibringen (?)(*gꜣp*) wie vorher[4].

b) Wenn ich betrachte ein ⟨männliches⟩ Rind mit Fressen (*wšꜥ.w*) im Winter infolge (?)[5] der Kühle, seit ⟨die Krankheit⟩ zu ihm gekommen ist im Sommer[6]; es sind[7] seine beiden Schläfen belastet[8]; seine beiden Augen sind triefend(?) (*stp*)[8]; sein Herz (*ib*) ist langsam und kann nicht gehen[9] ⌜. . . . .⌝[10]:

Dann mußt du alle seine Körperstellen *hbhb*-behandeln[11] mit ⌜. . . . .⌝ wie es gemacht wird gegen ein (Rind) mit der *sk.t*-Krankheit[12].

FSC
www.fsc.org
MIX
Papier | Fördert gute Waldnutzung
FSC® C083411

Kolibri 360 GmbH
Ferdinand-Jühlke-Straße 7
99095 Erfurt, Deutschland
produktsicherheit@kolibri360.de